郡山物語

未来を生きる世代よ！
震災後子どものケアプロジェクト

編者●菊池信太郎、柳田邦男、渡辺久子、鴇田夏子

福村出版

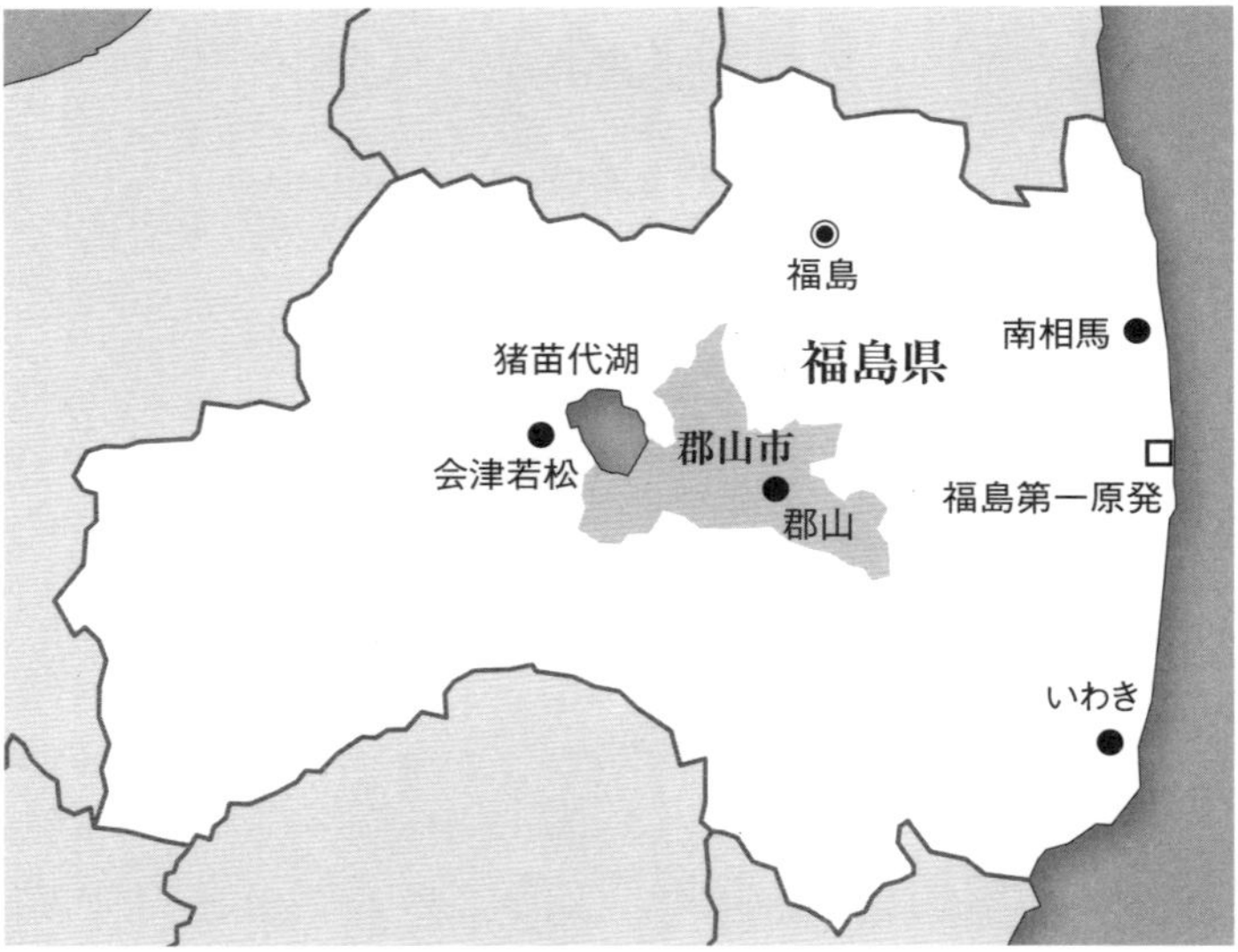
福島
南相馬
猪苗代湖
福島県
郡山市
会津若松
福島第一原発
郡山
いわき

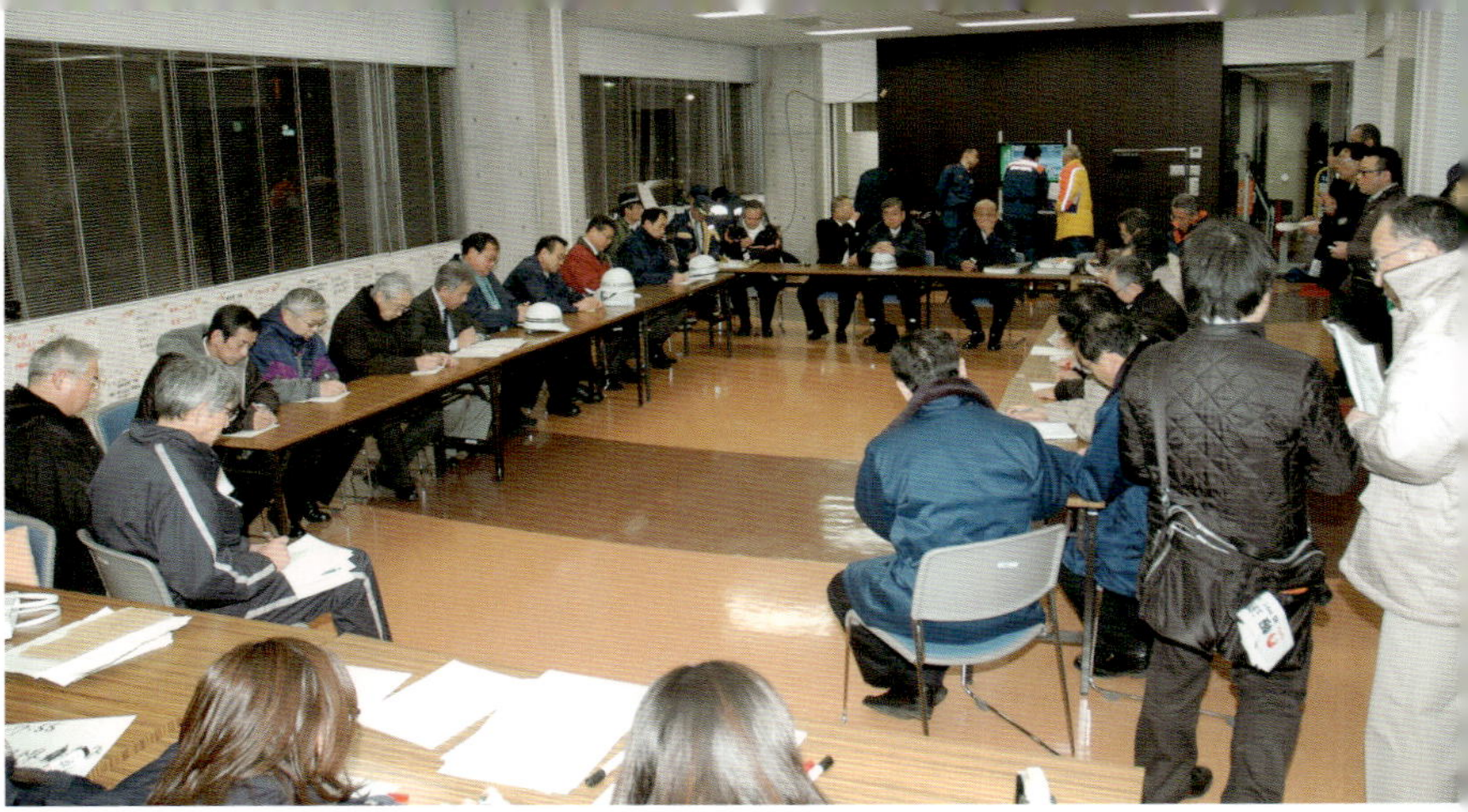

震災当日の郡山市災害対策本部。正面の机中央が原正夫郡山市長（当時）
（2011年3月11日午後6時の様子）

すべては2011（平成23）年3月11日
午後2時46分に始まった……

避難所となった開成山野球場（2011年3月12日の様子）

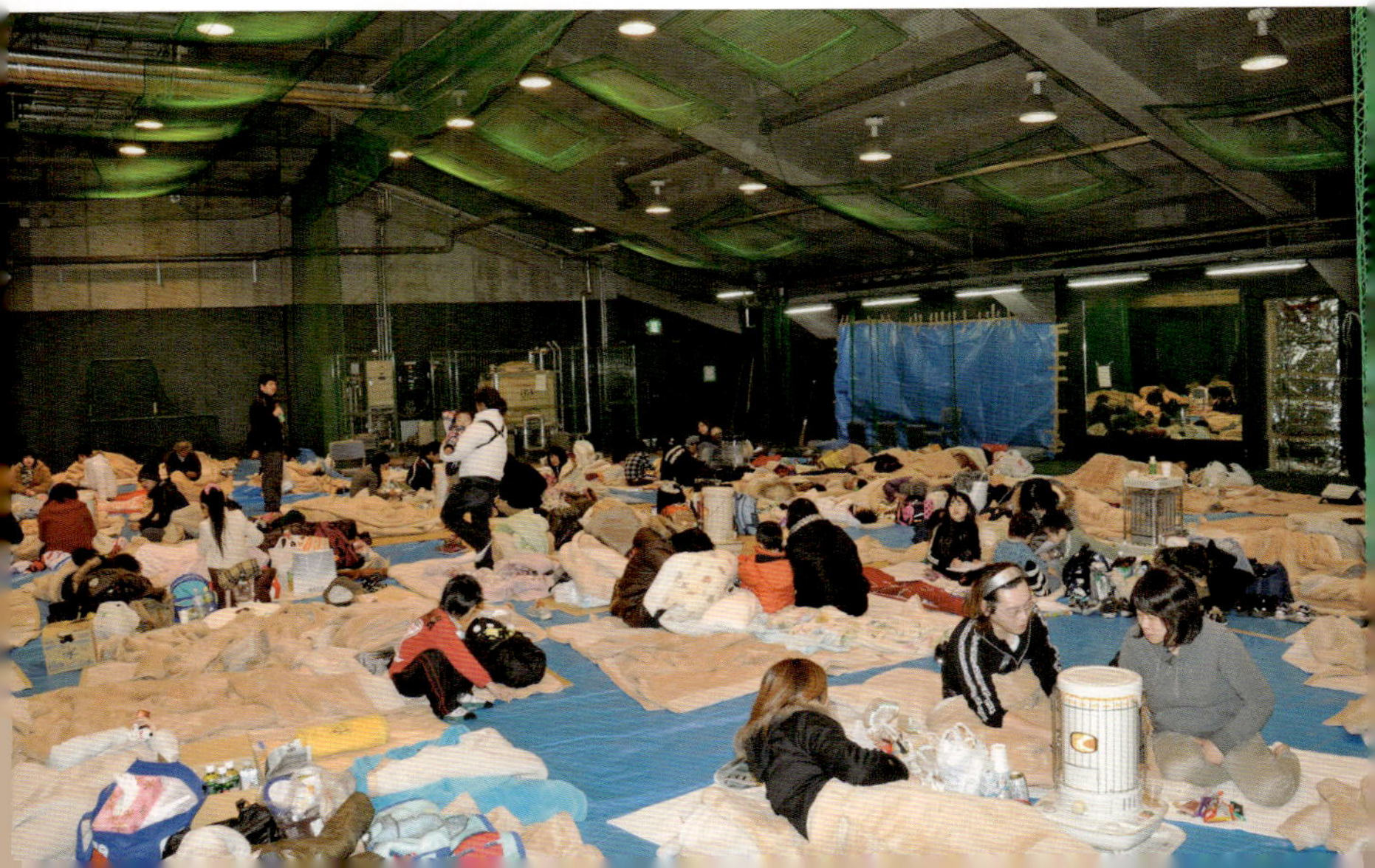

立ち上がった郡山市震災後 子どもの心のケアプロジェクト

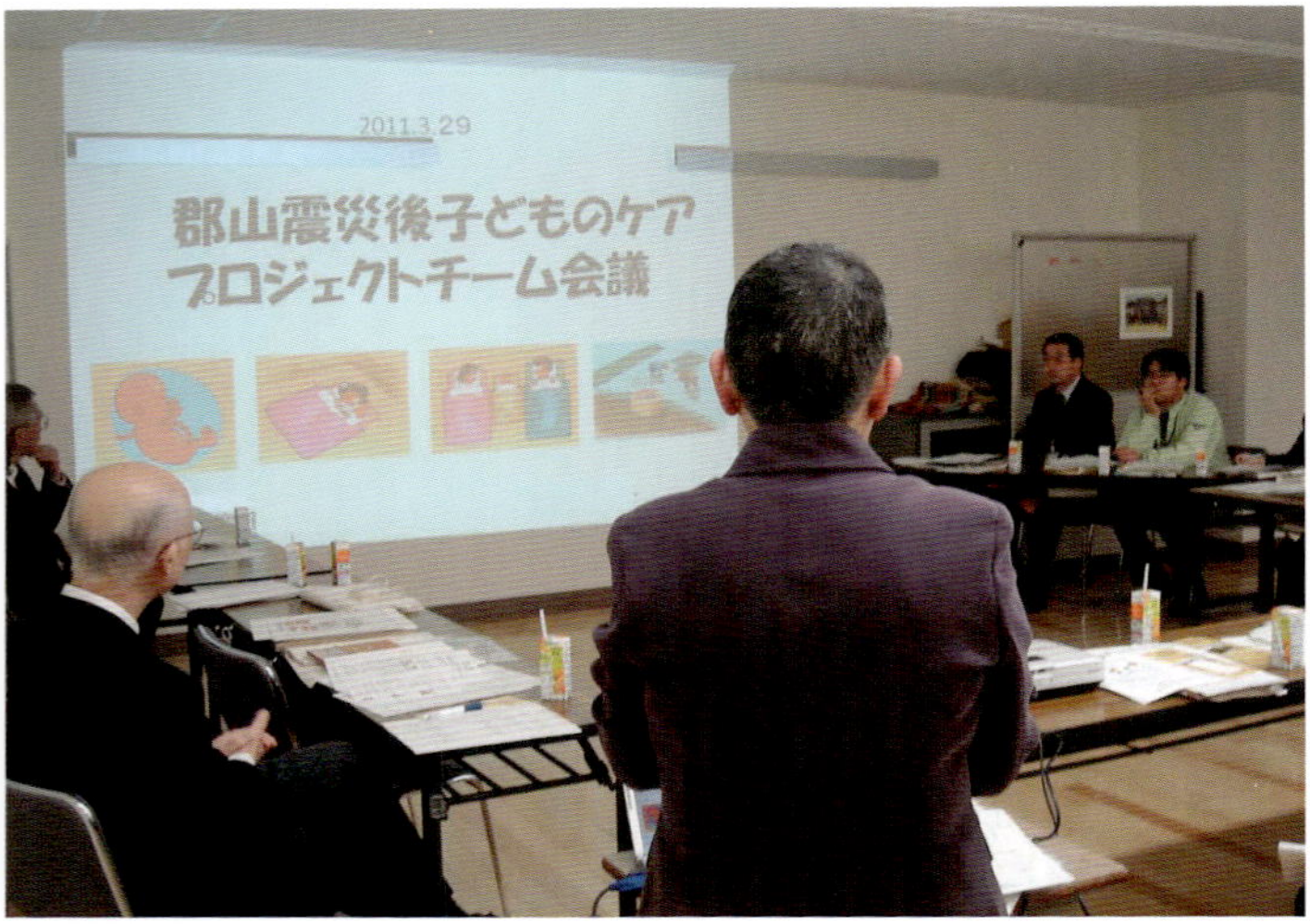

プロジェクト立ち上げ会議。パワーポイントの資料には「心の」文字がまだない。（2011年3月29日）

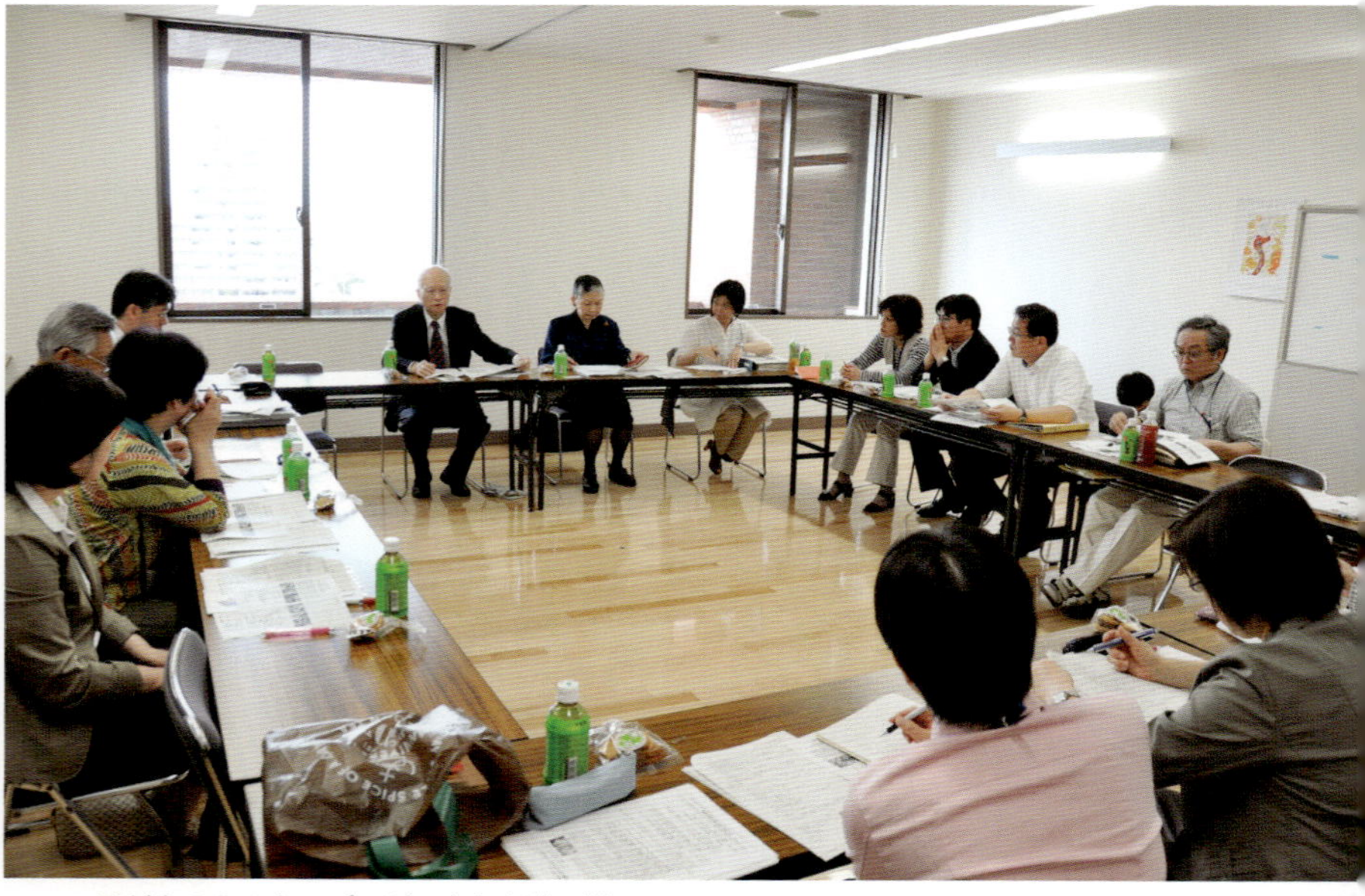

子どもの心のケアプロジェクト会議の様子。
窓側の机左から菊池辰夫郡山医師会長、渡辺久子先生、鴇田夏子先生（2011年6月）

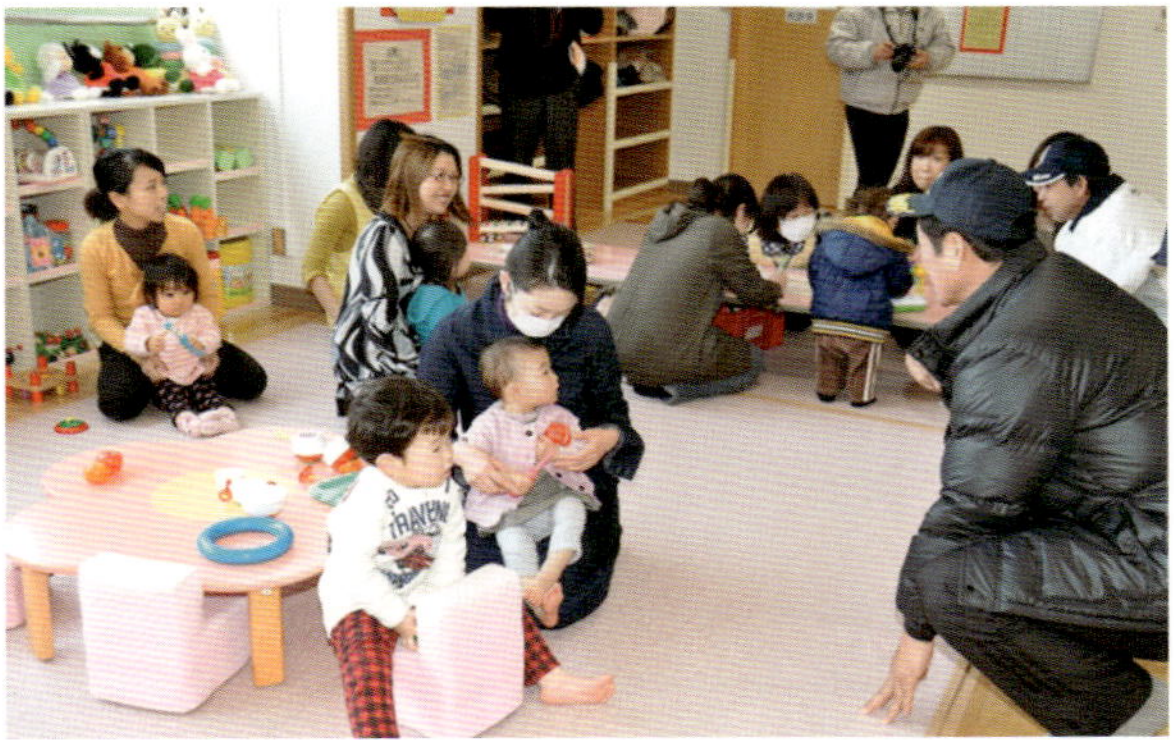

避難所として開放されたニコニコこども館のサロン（2011 年 3 月 30日の様子）

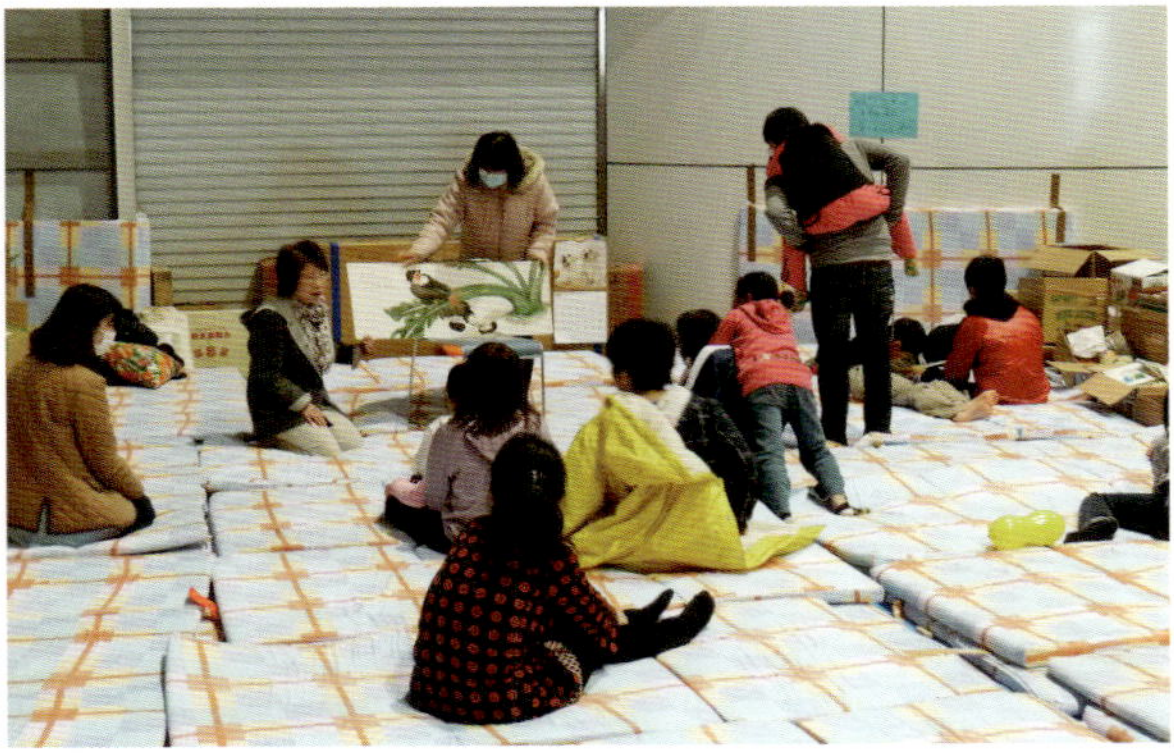

避難所（ビッグパレット）で中島京子さんらによる読み聞かせ（2011年4月）

読み聞かせが子どもの心のケアと発達に寄与する。読み聞かせが根づいている郡山の子育て地域支援

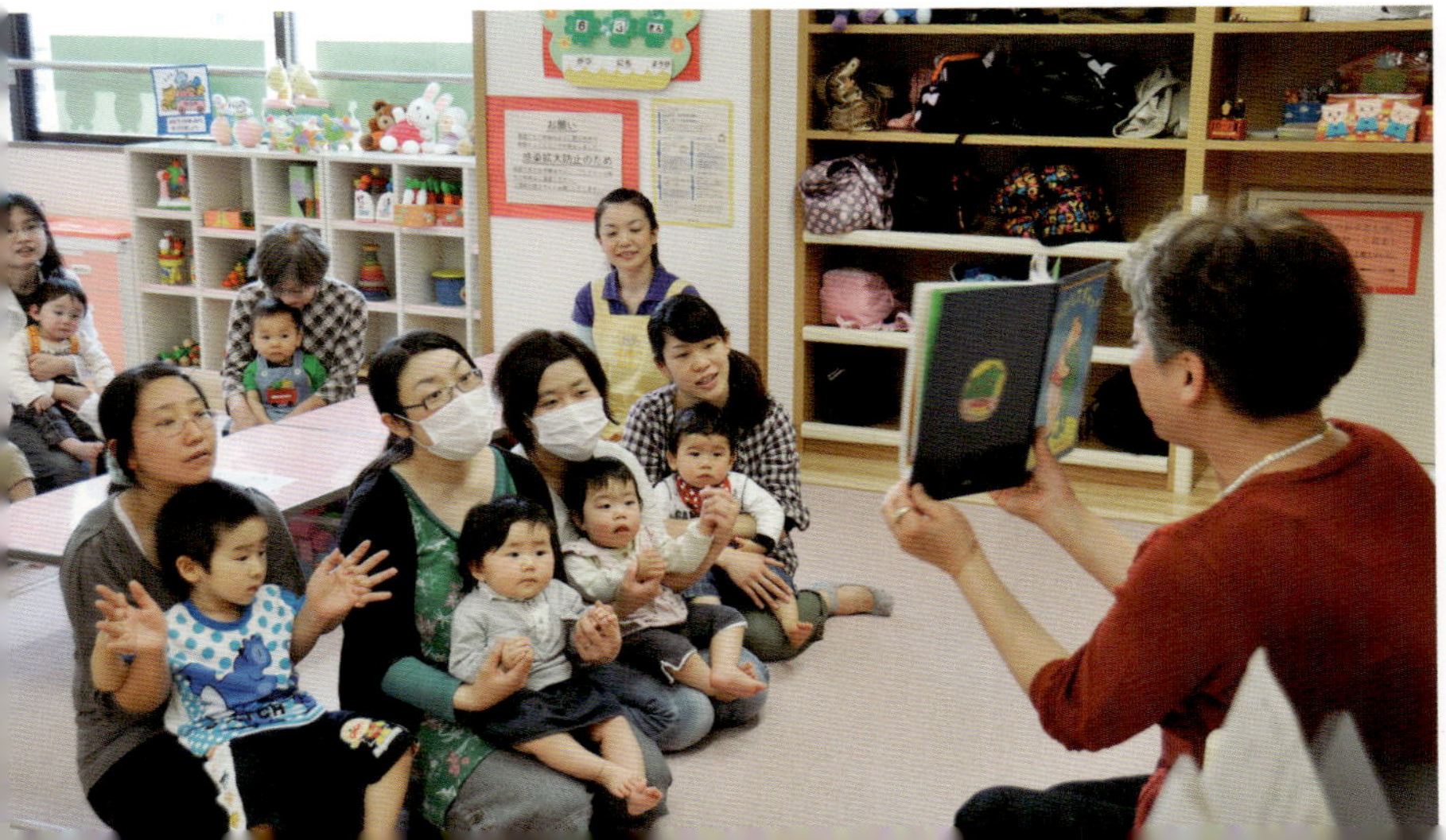

臨床心理士による支援者支援のための研修会（2011年5月）

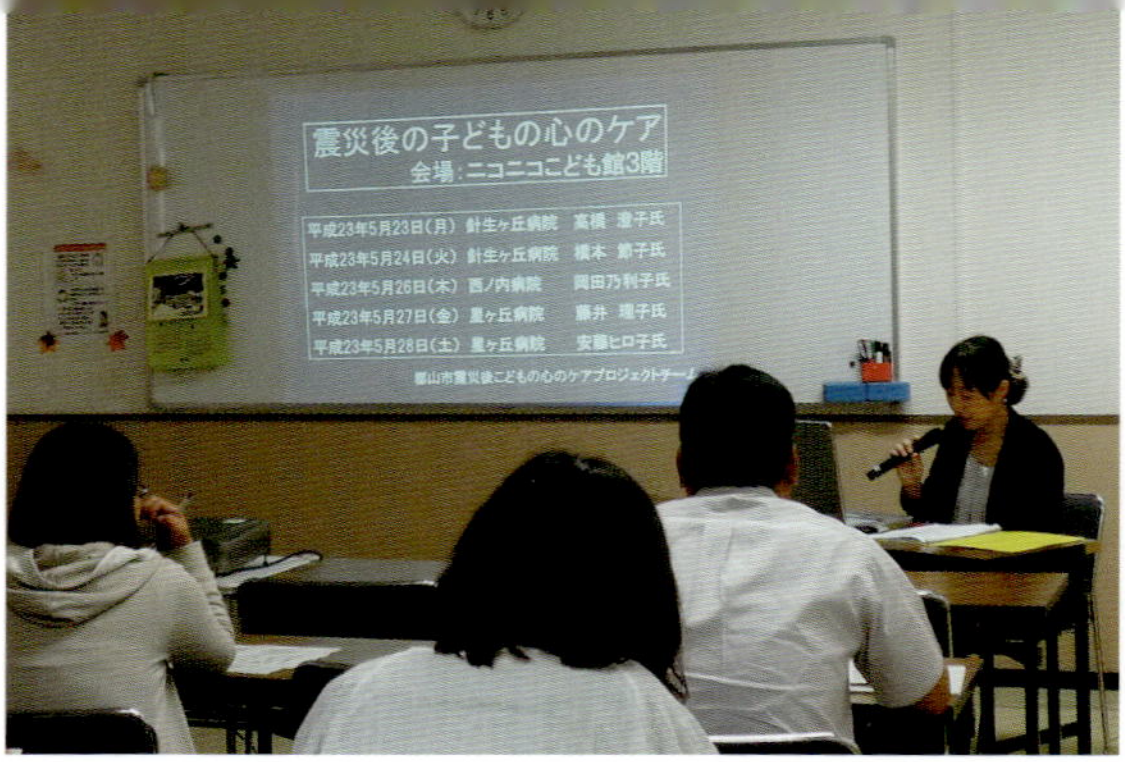

屋内遊び場設置準備委員会発足。前列左より清野眞孝氏、大髙善興ヨークベニマル社長、菊池信太郎氏、野口雅世子氏、佐藤伸一氏。後列左より、太田善雄氏、阿部直樹氏、菊池亮介氏、今泉壮規氏、佐藤祐子氏、小林宇志氏、伊藤清郷氏（2011年9月12日）

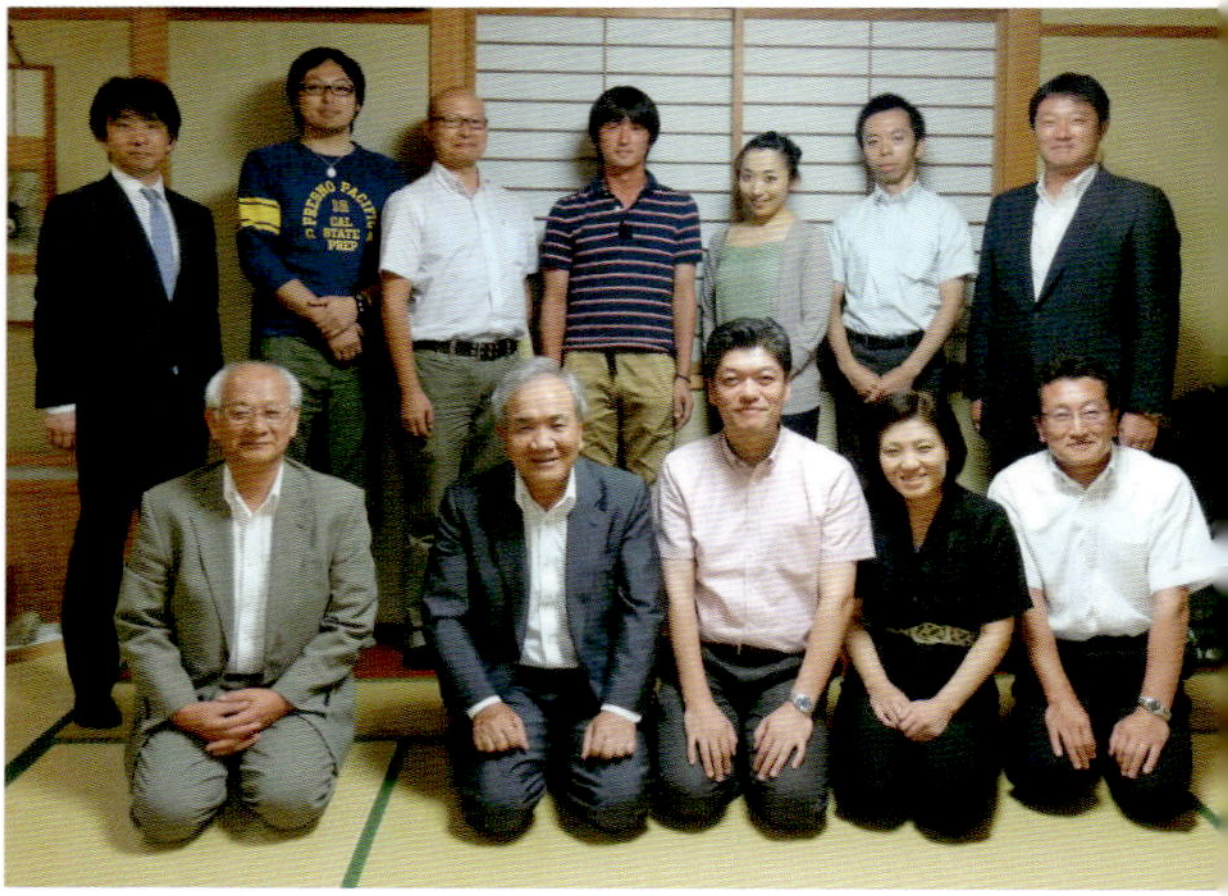

平成23年度運動実技講演と研修会。講師（右）は武田千恵子先生（2011年10月16日第1回の様子）

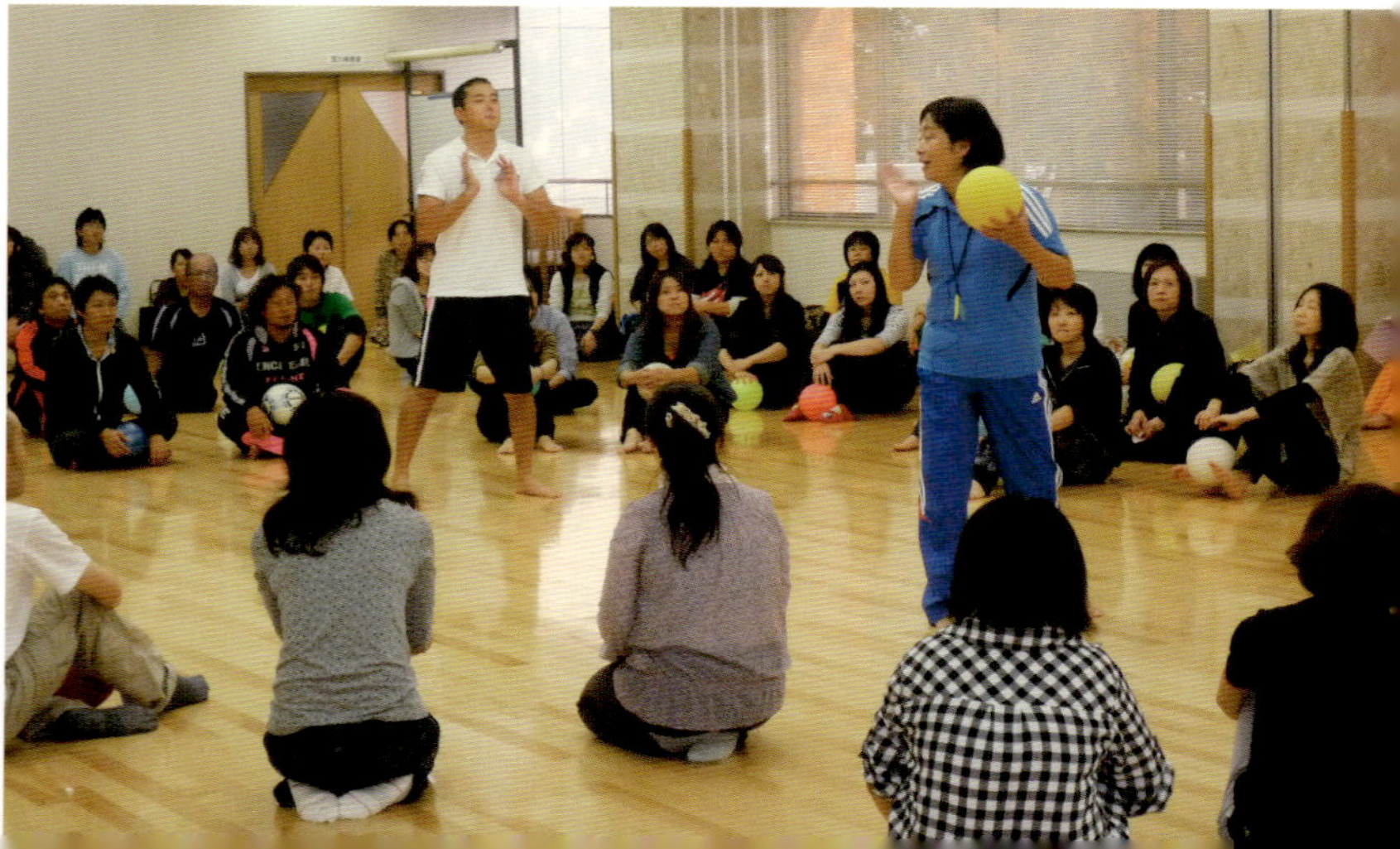

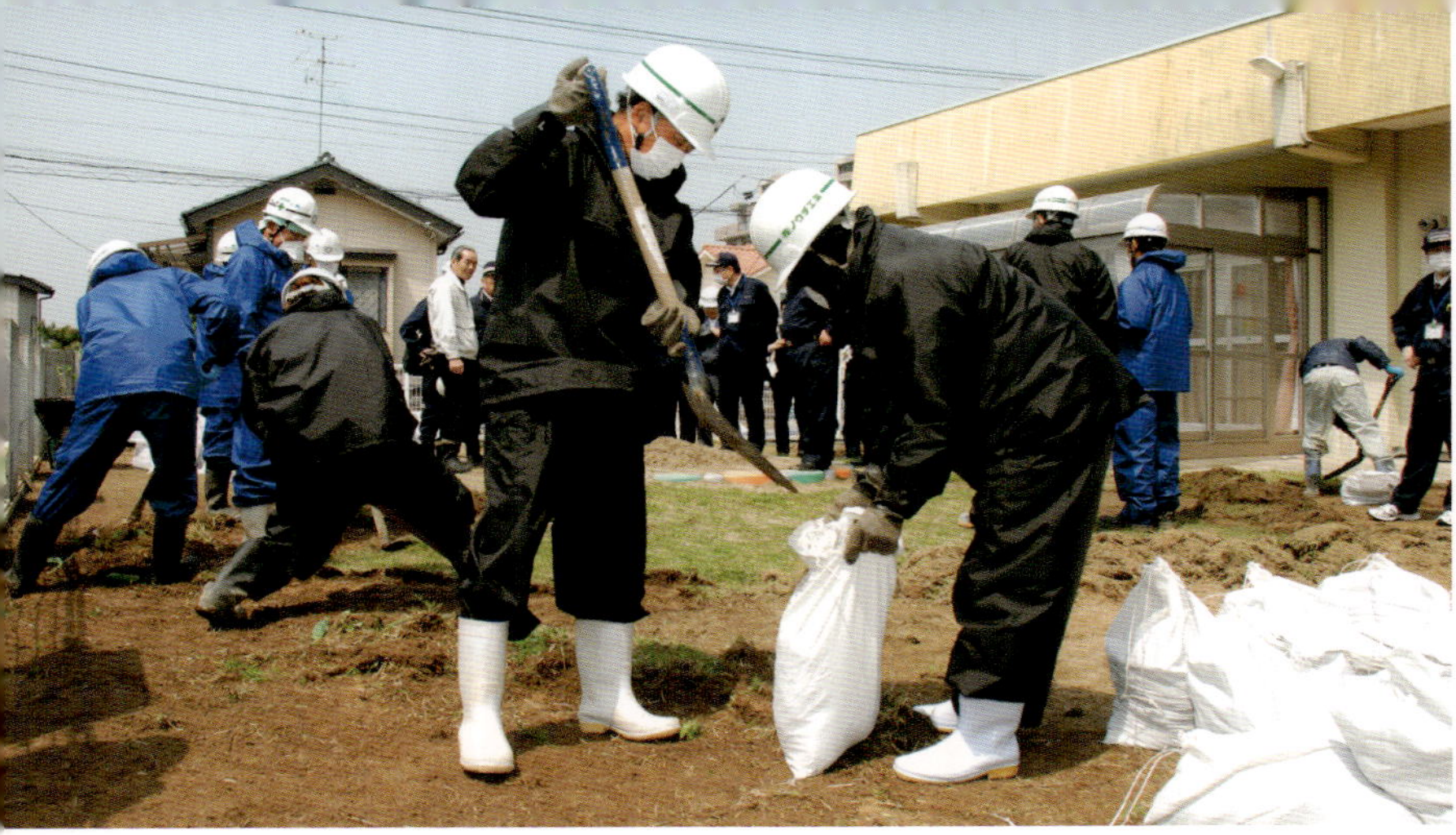

校庭の表土除去作業（2011年４月）

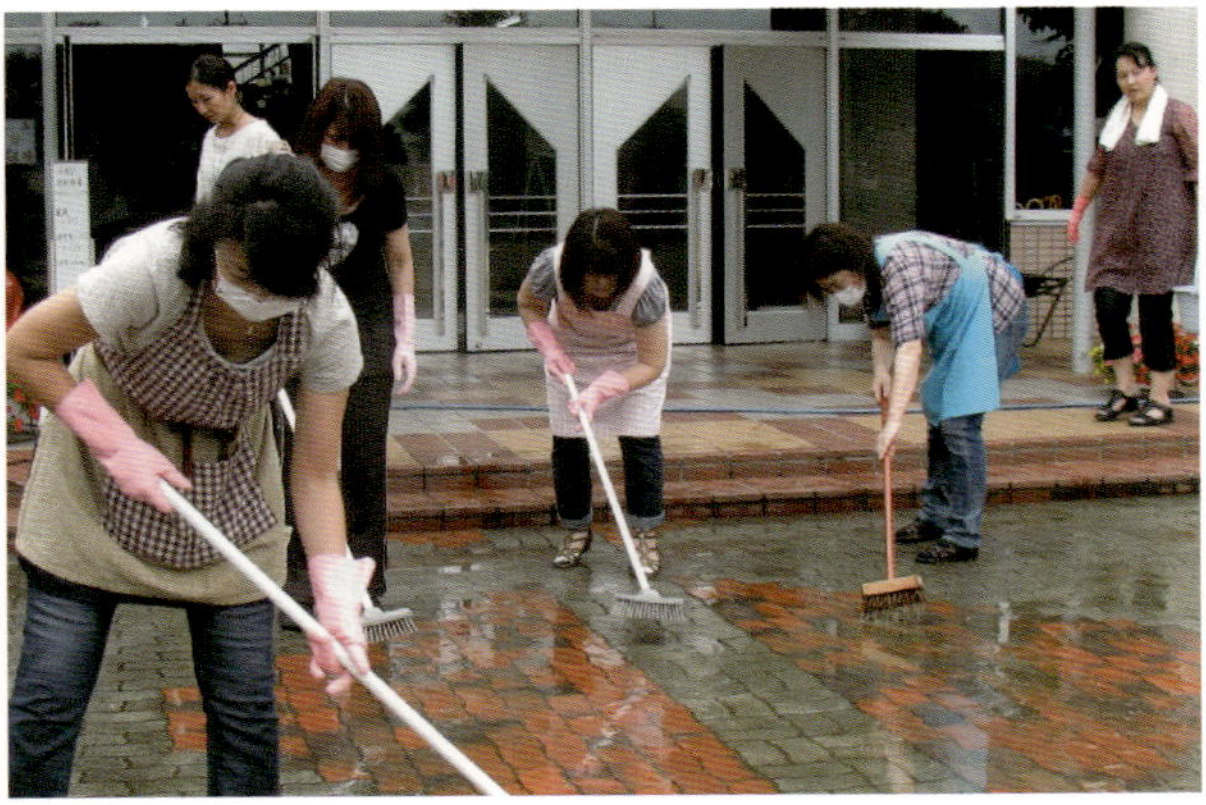

幼稚園の職員による玄関の除染作業

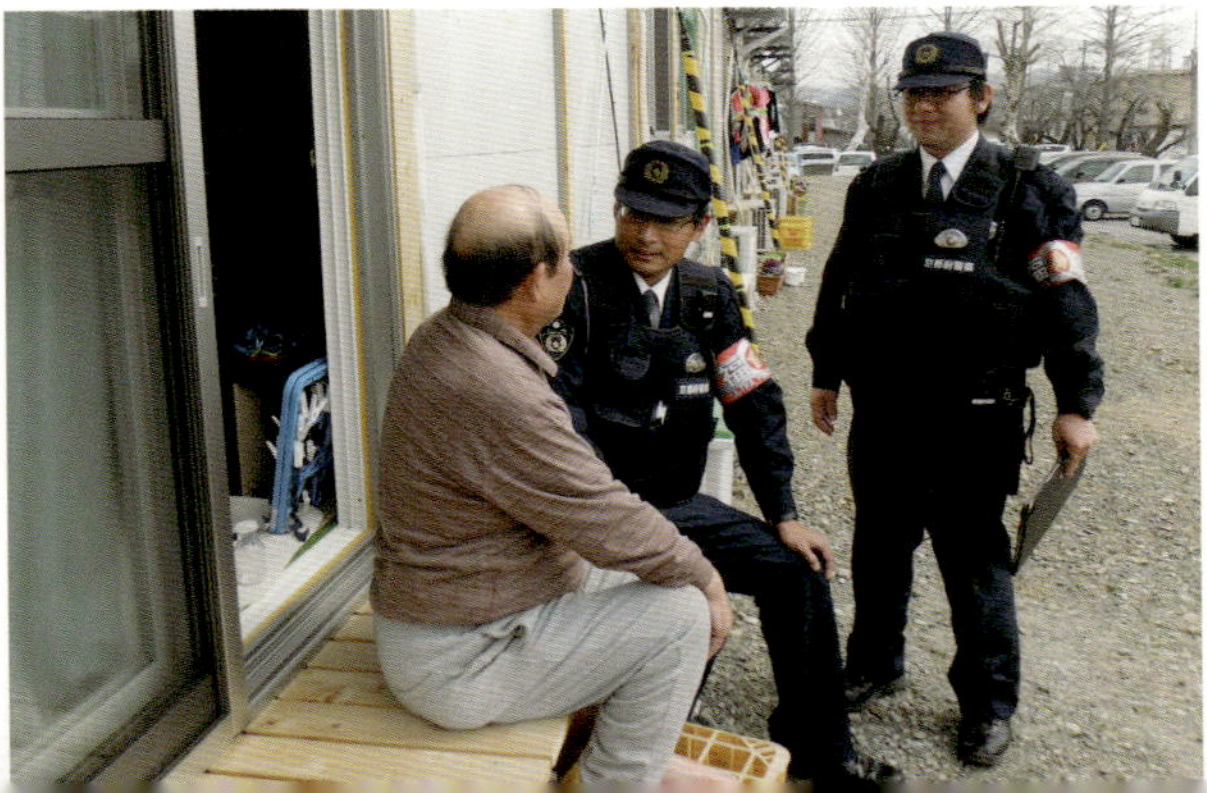

全国の警察から福島の被災地を守るためにやって来たウルトラ警察隊。写真は仮設住宅を巡回する京都府警の警察官。赤と銀のウルトラマンカラーの腕章には「福島」の文字。

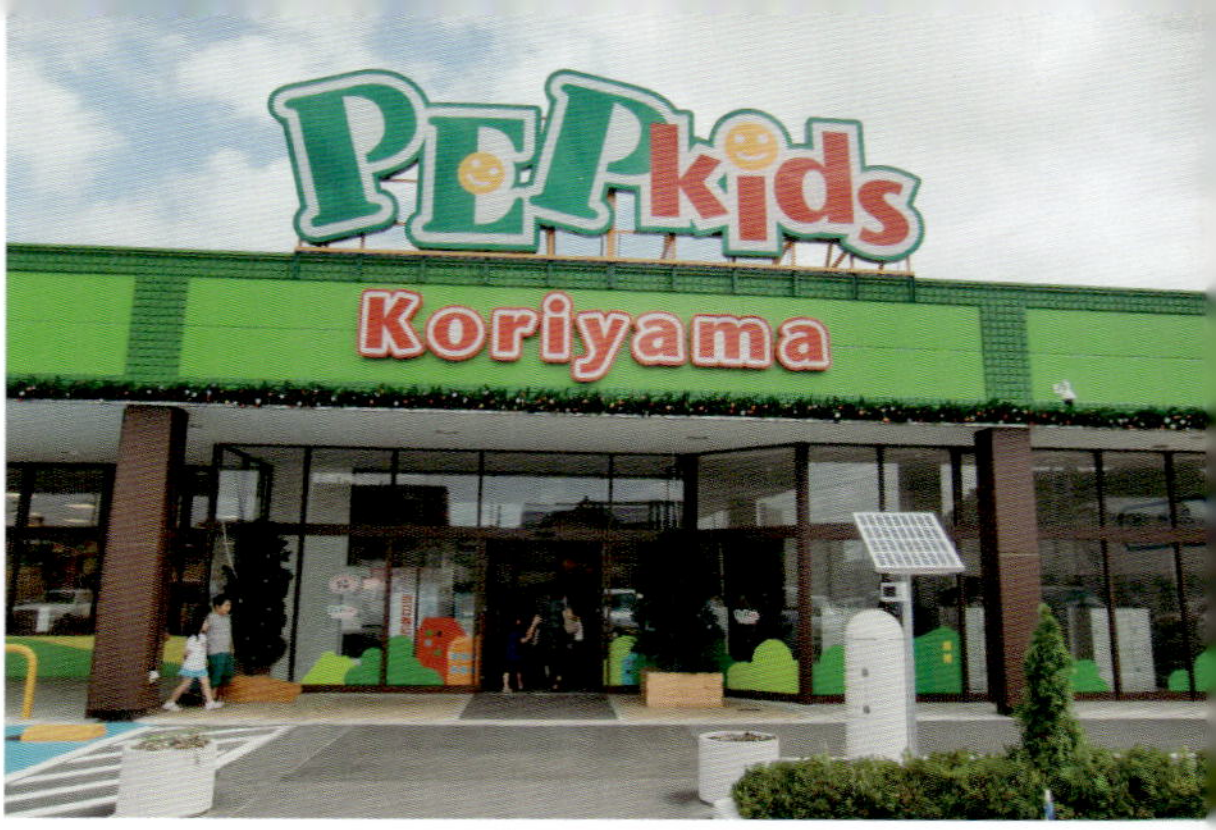

正面玄関。右手の白いパネル装置は太陽光発電によるデジタル表示付き空間放射線線量計

PEP Kids Koriyama

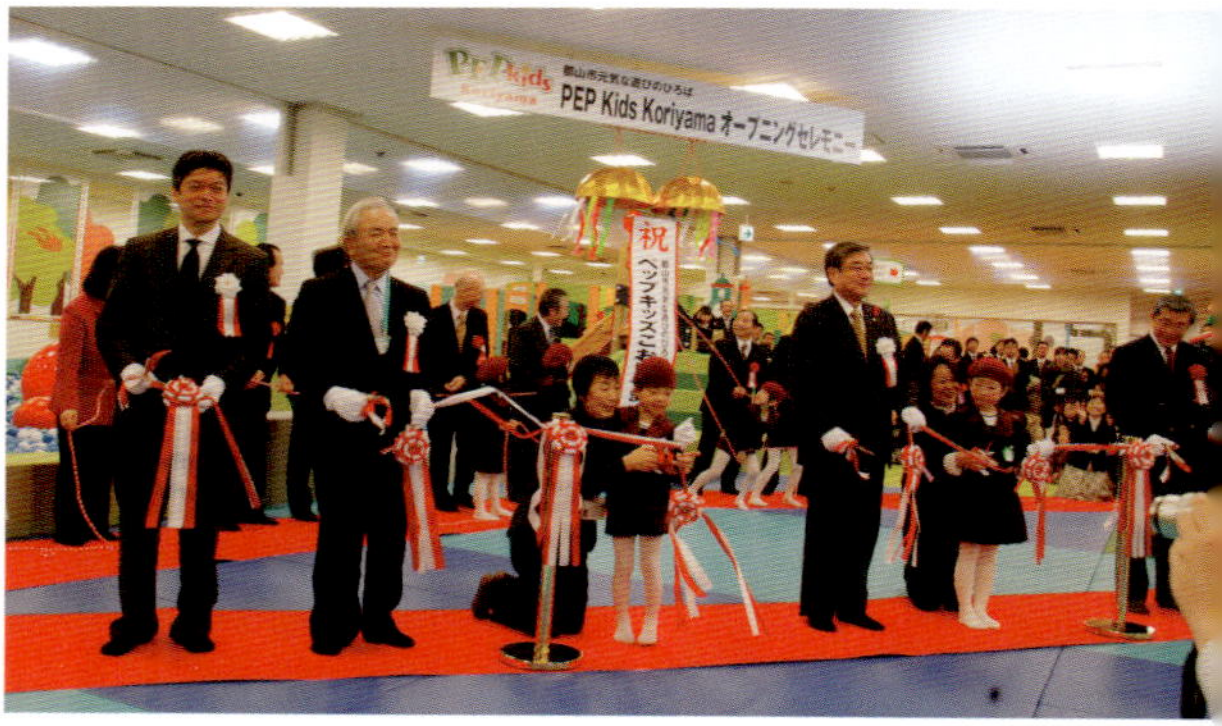

2011年12月23日オープニングセレモニーのテープカット。左より菊池信太郎氏、大髙善興ヨークベニマル社長、原正夫郡山市長

入場して右手にある水も使える屋内砂場。衛生管理もしっかりとされていて、子どもたちが安心して思い切り遊べる。おとなだって童心にかえって砂まみれ

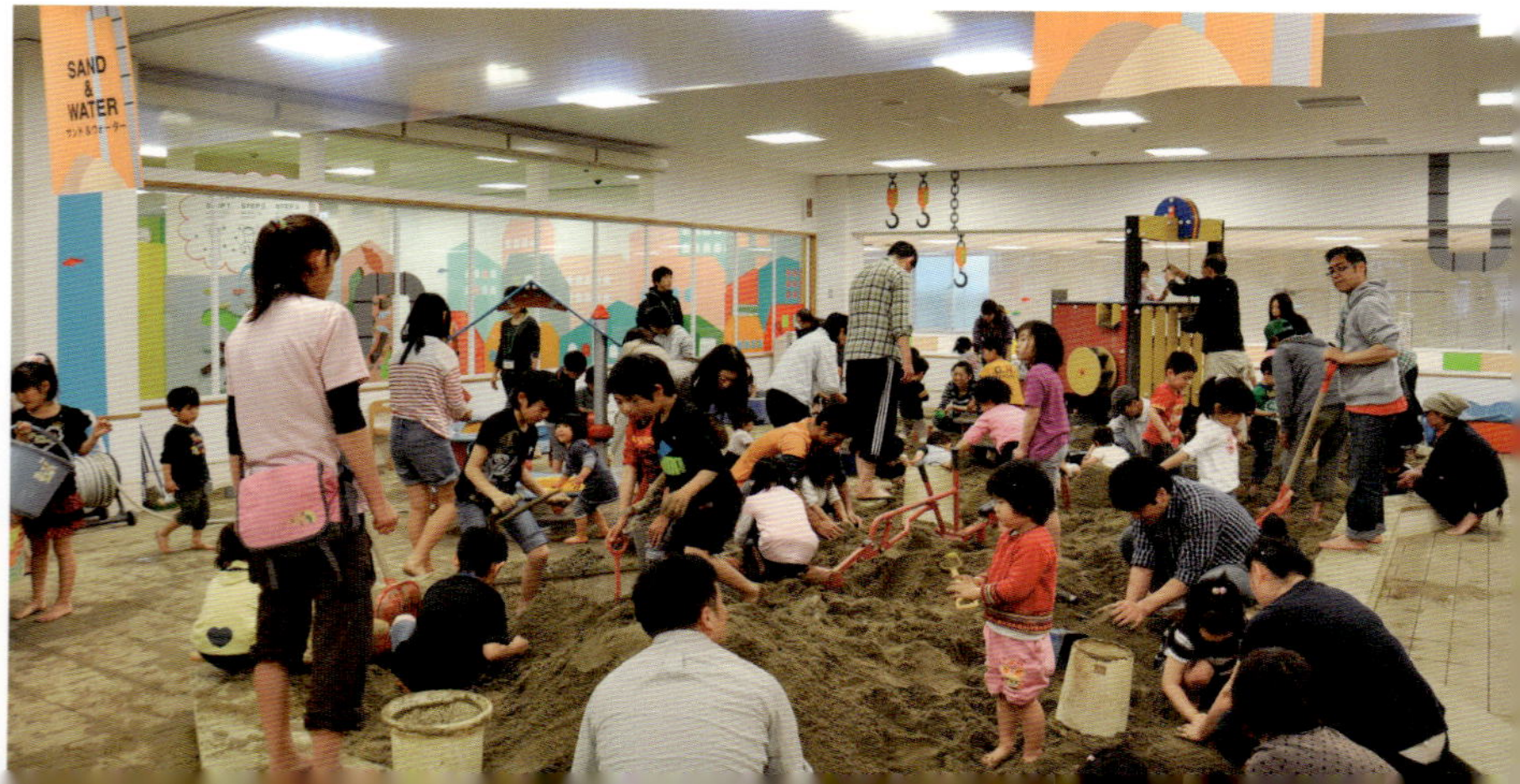

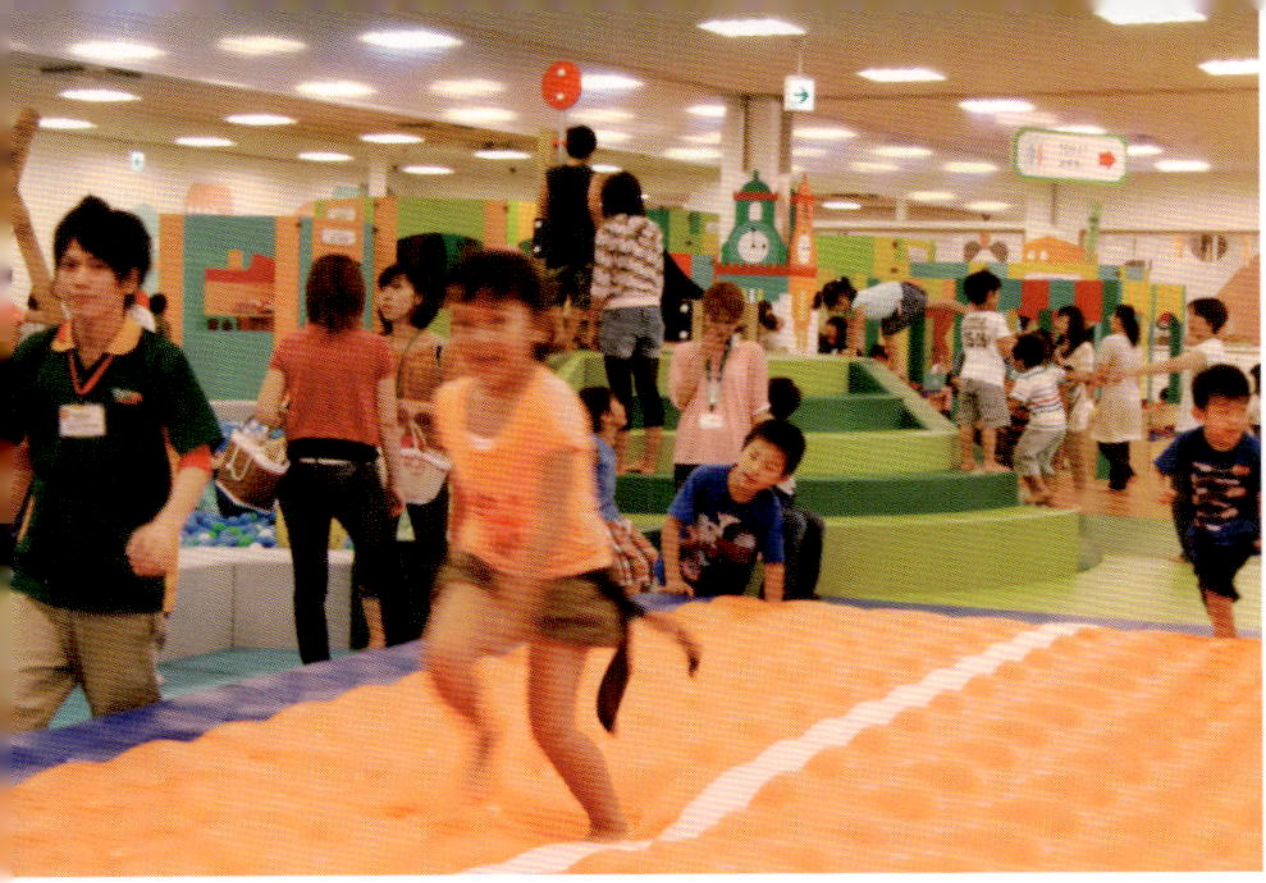

思い切りかけてはね
てエアトラック

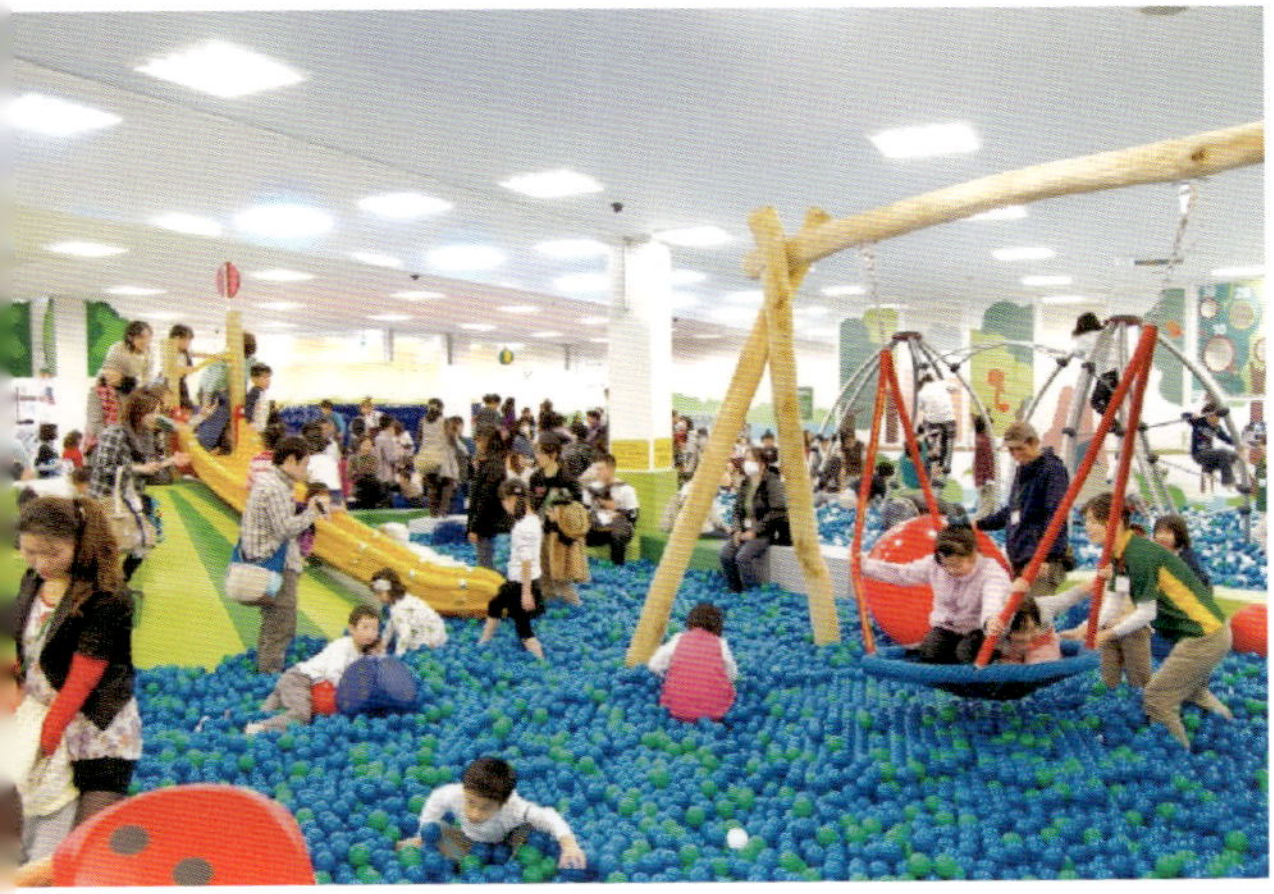

10 万個のカラーボー
ルの感触が堪らない
ボールプール

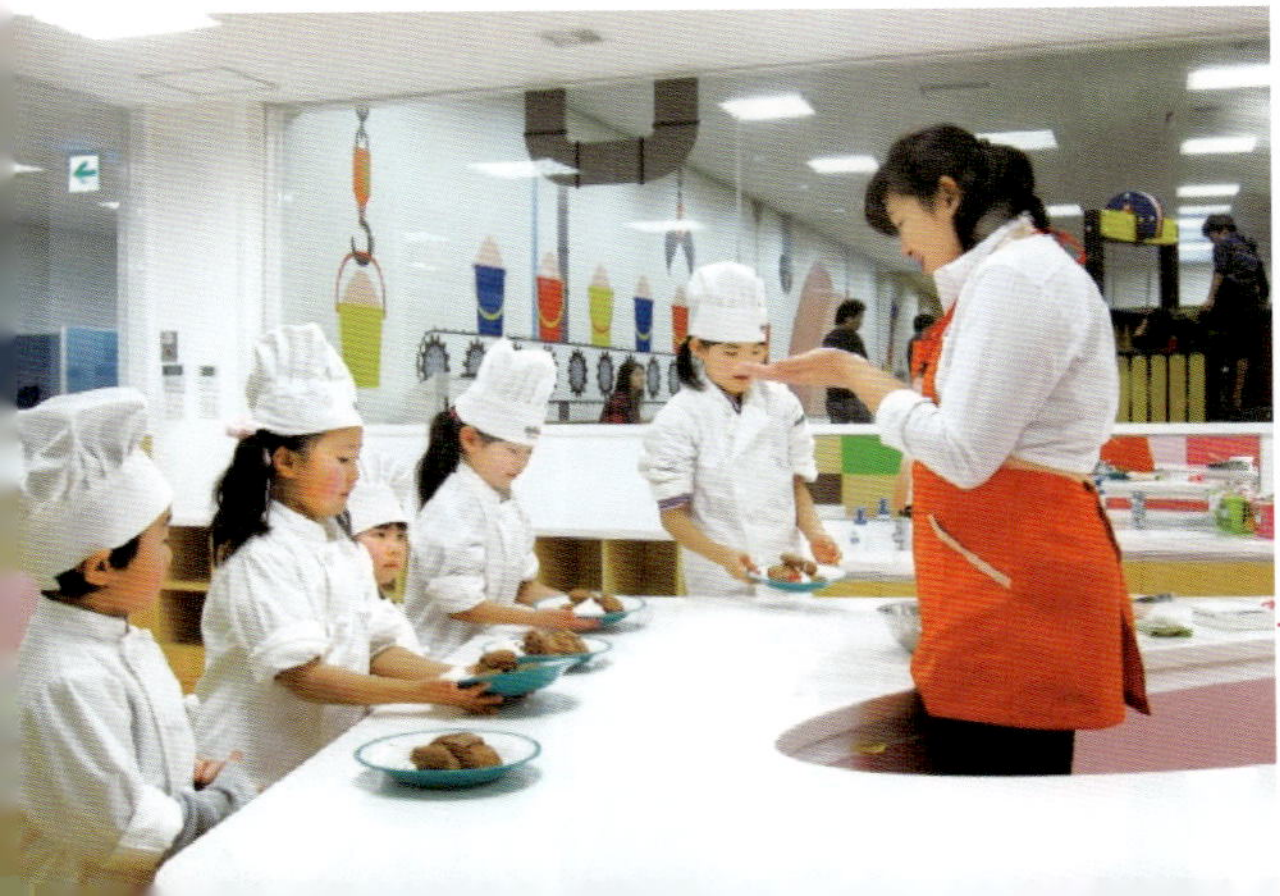

年齢別に様々な料理
体験を楽しめる夢の
ようなPEP キッチン。
今日もかわいい見習
いコックさんが一杯

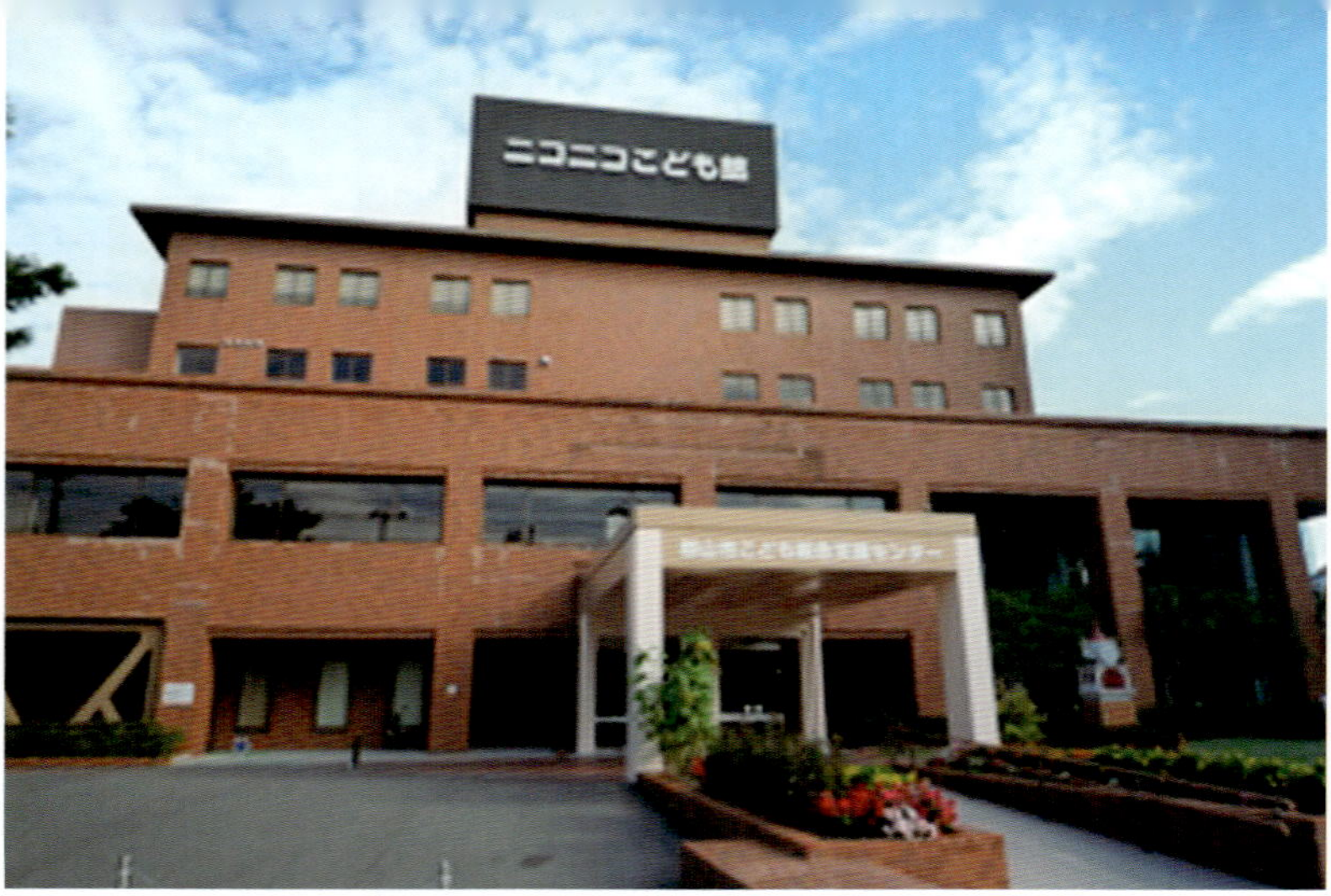

郡山の子どもを守る子育て支援の本丸（拠点）ニコニコこども館

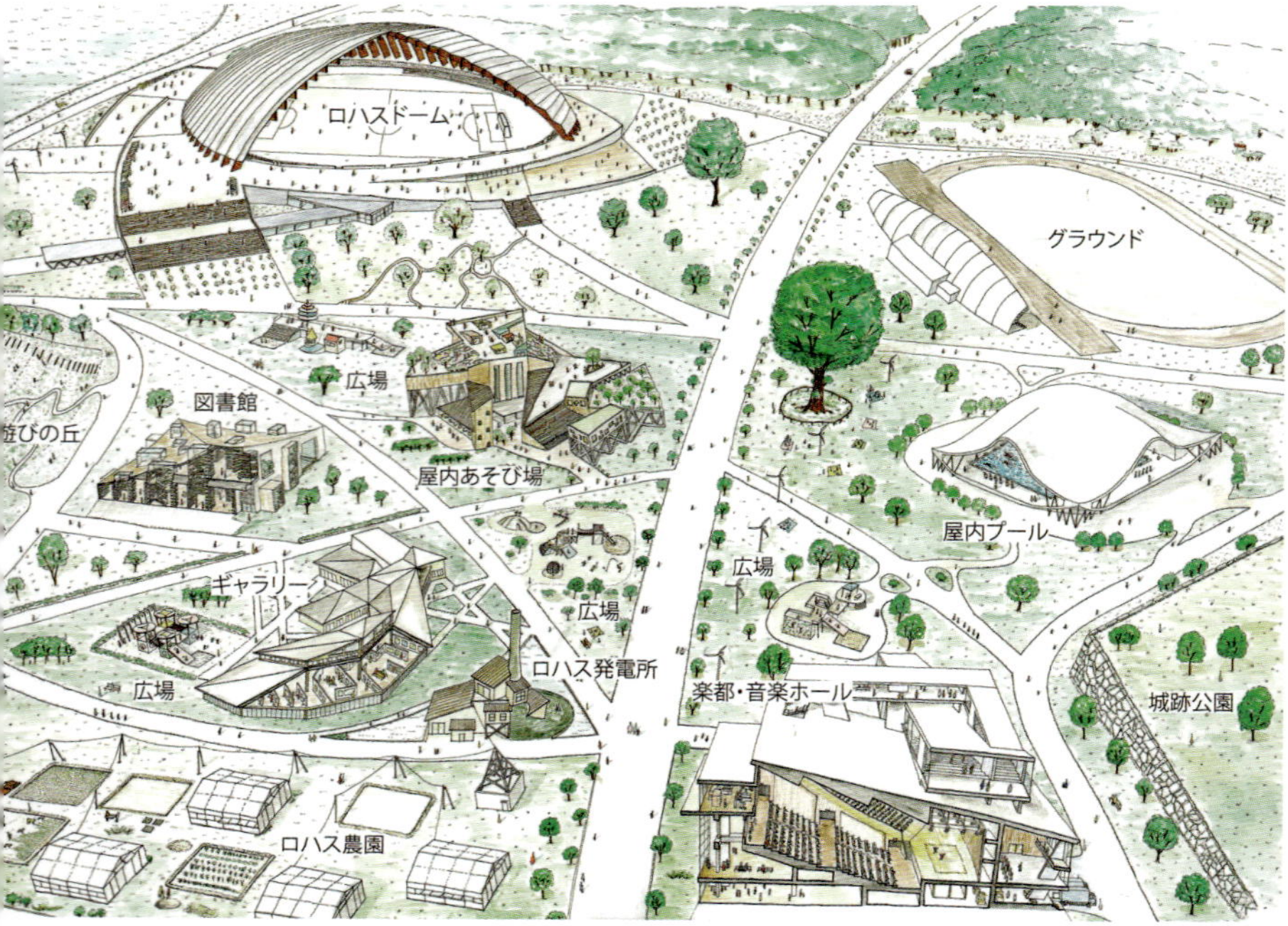

郡山の子どもたちが日本一元気になるように！ 子どもたちに夢と希望を込めた「PEP Park Koriyama」構想完成予想図
（図提供：日大工学部ふるさと創生支援センター／制作：日本大学工学部浦部智義研究室）

郡山物語

未来を生きる世代よ！震災後子どものケアプロジェクト

この物語を福島の子どもたちに捧げる
おとなから子どもへ
いつかおとなになったあなたから、あなたの子どもへ
そして、まだ見ぬ未来の子どもたちへ
つづく、つづく
物語がつづく
明日がつづく
未来へつづく

刊行に寄せて

根本 匠◉復興大臣
福島原発事故再生総括担当

震災から2年が経過しましたが、福島県民の皆様には、原発事故による災害により、健康、仕事、暮らしなど、あらゆる面で困難な状況に直面され、未だに多くの方々がご不便や精神的不安を抱えて生活を送られていることに、あらためて心からお見舞い申し上げます。

私は、震災直後に郡山市の防災対策アドバイザーを拝命し、農業者、商工業者、子どもを持つ母親の皆さんなど、たくさんの被災者の方と日々お話をしてきました。こうした現場の声を踏まえ15弾にわたる政策提言をとりまとめ、自民党や政府に要請してきました。災害時には「解は現場にある」との思いのもと、現場から積極的に提言し、現場から国を動かしていくことの重要性を肌で感じており、国とも直接議論し、郡山市の大槻町針生地区ののり面復旧事業や、全量検査で安全を担保されている米の早期出荷など、多くの具体的な課題を解決してきました。

災害からの復旧・復興から、農産物・観光の風評被害対策、原子力事故対策に至るまで、さまざまな課題がありますが、とりわけ私が関心を持ってきたのは子どもの心と体の問題でした。郡山の子どもたちは放射能への不安から屋外での遊びを制限されており、運動不足やストレスから子どもたちの成長や心身の健康に影響を与えるのではないか、子どもたちの心と体の危機に早急に対応しなければならないのではないか、そう考えていました。ちょうどそのころ、菊池信太郎医師を中心に、ＰＴＳＤ（心的外傷後ストレス障害）の予防と早期発見をめざし「郡山市震災後子どもの心のケアプロジェクト」が立ち上がり、絵本の読み聞かせ活動や心のケアに関する各種講演会等を通じた子どもたちの心のサポートの取り組みが始まりました。その後、保護者が安心できる環境の中で、子どもたちが思いっきり体を使って遊べる遊び場を作ろうと「ペップキッズこおりやま」を開設するなど、その取り組みを広げています。私は、こうした活動に早くから注目しており、郡山の未来を担う子どもたちの安全、安心のための取り組みとして高く評価しています。

もともと私が子どもの心と体の問題に正面から取り組むようになったのは、10年以上前にさかのぼります。厚生政務次官に就任した私あてに、ギリシアから一通の手紙が届きました。差出人は、昭和大学医学部の故飯倉洋治教授でした。「大学病院で小児救急医療を行おうにも、激務を嫌い小児科医のなり手がいない。過労死した医師もいるのです」、「母親たちは、最初の育児に苦労すると、次の子を産みたがらない」、「この危機的な状況を打開するために、政治家もぜひ、この問題に真剣に取り組んでいただきたい」。久しぶりにお会いした飯倉先生から、小児医療の危機的状況と少子化の問題点を鋭く指摘されました。そのことをきっかけに、平成11年3月に「子どものこころとからだ危機突破研究会（通称・子どものこころとからだ議連）」を立ち上げ、飯倉先生と自治医科大学の桃井真理子教授に政策ブレーンとして議論に加わっていただき、議連の幹事長として政治家の立場から子どもの心と体の問題に取り組みました。その成果として政策提言をまとめましたが、その内容は診療報酬改定で小児医療分野について充実が図られるなど小児医療の改善に貢献し、少子化対策関連の施策にも反映されています。

このように子どもの心と体の問題への取り組みに意欲を燃やしてきた中で、郡山の子どもたちのおかれた生活環境は、私にとって解決しなければならない最優先の課題と考えています。成長期の子どもにとって、運動は成長発達、精神的な安定に非常に大きな役割を果たしています。子どもたち、その保護者にとって「安心」「安全」な居場所、すなわち全天候型の運動場、遊び場を整備していくことが必要です。また、そこで、子どもの年齢にあった質の高い運動や遊びができるような遊具や運動メニューなどを用意し、郡山の将来を担っていく子どもたちが健やかに成長できる環境を整備していくことが必要です。本プロジェクトにもあるようなこうした取り組みを総合的に推進していくため、平成25年度の予算において、新たな福島復活プロジェクトの3本柱の一つとして、「子ども元気復活交付金」を打ち出しました。菊池信太郎先生のお考えにもあるように、郡山そして福島の子どもたちが日本一に元気になることをめざし、われわれも施策を強力に推進していきたいと思います。

復興は現内閣の最重要課題の一つであり、復興大臣としての私の使命は、震災による甚大な被害からの復興をスピードアップさせることです。そして、単なる復旧にとどまらない、新しい東北を創造していきます。郡山で生まれ、郡山で育った私が、復興大臣として、ふるさと郡山そして福島の再生に取り組む、これはまさに天命だと思っています。復興の司令塔として、強いリーダーシップを発揮し、魅力あるこの地域が一日も早く活力あふれる地域として再生していくよう、全精力を注いでまいります。

最後に、本プロジェクトの活動にご尽力されている関係者の皆様に感謝と敬意の念を表するとともに、皆様のますますのご発展を心からお祈りいたします。

平成25年3月

はじめに

郡山市震災後子どものケアプロジェクトマネージャー
菊池信太郎◉医療法人仁寿会 菊池医院副院長（小児科）
ＮＰＯ法人郡山ペップ子育てネットワーク理事長

西暦８６９（貞観11）年、三陸沖を震源とするマグニチュード8以上の巨大地震があったという。平安時代の当時、一体どれくらいの被害が発生したのかわからないが、専門家によると、かなり大きな津波が襲ってきたことが推定されている。そして、その貞観地震から１１４２年後の平成23年3月11日に発生した東日本大震災は、東北地方の沿岸部を中心に1万５８８０人の死者、２７００人の行方不明者を出し、建物の全壊12万８９１３戸、半壊26万８８８３戸を数える被害を残した（平成25年1月23日、警察庁緊急災害警備本部発表資料）。また、その後に引き続いた福島第一原子力発電所事故による放射線拡散により、周辺地域住民が避難し、放射線汚染の懸念によって、いまだに6万人以上の人々が福島県外への避難を続けている。

過去の大きな災害の例では、その後の人々の心にさまざまな影響を及ぼすことがわかっている。その一つがＰＴＳＤ（心的外傷後ストレス障害：posttraumatic stress disorders）である。ＰＴＳＤは直接災害の現場に居合わせたり、被害を受けたりして生じることは当然であるが、間接的に災害の写真や話を見たり聞いたり、または自分にとって大切な人や物、環境の喪失体験によっても引き起こされる。日本では１９９５年の阪神淡路大震災以降、災害時における心のケアの体制の整備が進んだ。一方、２００１年の大阪教育大学附属池田小学校事件と、米国での９・11同時多発テロ事件などにより、事件や事故によるトラウマへの関心も高まった。一般的には、ＰＴＳＤ発症のリスクは自然災害に比べ人的災害の方がより高いことが知られている。

今回の震災は、地震・津波による自然災害と、その後の放射線拡散事故による人的災害との複合災害である。前例のない事態である以上、多くの困難が予想された。特に福島県は特殊な状況に置かれ、放射線拡散の状況により各地にホットスポットと呼ばれる、局地的な高濃度放射線汚染地域が広がっている。放射線汚染による影響は、見えない敵にじわじわ襲われる恐怖感と同じであり、小さな子どもを持つ家庭においてはより顕著に現れている。

震災から間もなくの平成23年3月19日、1本の電話からこの物語は始まった。私の慶應義塾大学医学部小児科での同期、鴇田夏子先生からの電話であった。郡山の現状やこれから起こりうることなどを話した。2日後、恩師である渡辺久子先生が鴇田先生と交通不便の中を来てくださった。全く先が見えない、それこそ真っ暗やみの状況の中で右往左往していた、父である郡山医師会長の菊池辰夫と私たちに、小さな明かりがともった。

「たとえ暗闇に包まれた長いトンネルであれ、信念と希望を持って歩いていれば、きっと明かりを灯してくれる人が現れる。きっと一緒に歩んでくれる人が現れる」と柳田邦男さんが私にくださった言葉通り、その後多くの人々が大きな力を携え、共に歩んでくださった。皆の共通の思いは、郡山の子どもたちを守りたい、子どもの育ちを見守りたいという強い信念である。この物語は、ほんの小さな明かりが、いかに多くの人に守られ、支えられ、どのようにしっかりとした明かりに育っていったか、かかわった人々のそれぞれの視点から綴った親心の結集である。

この物語には多くの人物が登場する。それぞれの立場や仕事の内容は違えど、それぞれが問題意識を共有し、一つのモデルとなるように組織化し、そして何年も継続することを共通の理念として活動してきた。できればかかわった全ての人を紹介したいが、紙幅の関係で各部の代表の方々に登場願った。どのようなかかわりであったか簡単に紹介する。

行政では原正夫郡山市長のもと、箭内研一こども部長、野口雅世子課長、助川由紀江係長、安司美代子係長をはじめ、こども部、保健所の職員の方々によりプロジェクトが市政の一環として活動しやすいように配慮いただいた。さらに大型屋内運動場の設置にご尽力いただいた。

学校、児童生徒との連携に教育委員会と各学校の先生の協力。

私立幼稚園協会・市内各保育園との連携、特にザベリオ学園の橋本光子先生には研究の支援。

医療面では、郡山医師会員の先生、地域の中核病院を担う宗形初枝、遠藤利子両看護部長、そして医師会事務局。ジョン高山一郎先生、進藤考洋先生には何度も郡山に足を運んでいただき、研究のご助言をいただいた。

心のケア活動の中心である臨床心理士のまとめ役として、成井香苗先生、大森洋亮先生、そして阪神淡路大震災を経験した大上律子先生。

地域の絵本の読みきかせ活動のまとめ役として中島京子氏。

運動や遊び面での学術指導を、中村和彦教授率いる山梨大学チームと東京動きの研究会の武田千恵子、眞砂野裕両先生、および同志社女子大の笠間浩幸教授から。

企業の支援では、大型屋内遊び場をヨークベニマルの大高善興社長のご厚意のもと提供いただいた。遊び場のイベント~遊び場設置にはボーネルンドの中西弘子社長のご理解のもと、池上貴久氏に尽力いただいた。市内全児童生徒の体力テストの実施を学研教育出版の髙島俊文氏から。

子どもとのかかわりについて森田倫代氏。

地域の安全を死守した警察の小笠原和美氏との連携は、同窓の縁からである。

沖縄との連携を実現するにあたり、町田宗正氏、瀬底幸江氏。

健康を見守る際に避けて通れない甲状腺の問題については、百渓尚子先生、横澤保先生から指導を受けた。

そして地元の絶大なる信頼のおける仲間、伊藤清郷氏、阿部直樹氏。

その他多くの方々のなかなか表に出ることのない尽力と気持ちがあって、このプロジェクトが進んできた。渡辺久子先生のご発案をいただき、私たちにはこの事実を正確に残さなくてはならない責任がある。今の子どもたちが将来大きくなったときに、自分たちは地域に守られてきたということを実感できることが、その後の彼らの心の支えになるであろう。またいつか同じ過ちを犯す未来に対してメッセージを残すことも必要である。

戊辰戦争（１８６８年）から１４３年後に起きた東北地方のこの厳しい現状は、このままいくと一地方の問題として片付けられるかもしれない。それは68年前から続く沖縄の抱える問題を彷彿させる。福島は現在進行形である。しかし、10年後、福島の子どもたちは「日本一元気」な子どもになっていることを信じている。

郡山物語

未来を生きる世代よ！
震災後子どものケアプロジェクト

目次

V章　心のケアから子どものケアへ

Ⅵ章　新しい日常《New Normal》へ向けて

＊本書に収録されている原稿は一部を除き、２０１２（平成24）年10月から２０１３（平成25）年８月にかけて執筆されたものです。本文中の執筆者の所属（肩書）、その他の名称や資料（データ）は当時のままにしてあります。

序章　これからに伝えていくべきこと

大震災・子どもの心とこの国の未来

柳田邦男◉ノンフィクション作家

震災10日後の立ち上げ

郡山市で立ち上げられた震災後子どもの心のケアプロジェクトで、これからに伝えていくべき初期の大事な事柄について書いておきたい。それはプロジェクトのスピーディな立ち上げ方と専門家による的確な方向性の提示についてである。

3・11大震災直後の混乱の中で、私は主として福島の原発事故の問題を取材者として追っていた。そんな中で、子どもの心のケアの問題に対して、いちはやくプロジェクトが立ち上げられたことを知らせる会議メモを読んだ時の感銘と、ほぼ1カ月後の4月9日になって東京から支援の専門家たちと一緒に郡山市に向かった東北新幹線の車中での緊迫感は、今でも鮮明に記憶が甦る。

会議メモを持ってきてくれたのは、被災地への支援活動を始めていた写真家の私の娘・石井麻木だった。麻木は支援者たちのコーディネート役をしていた永寿総合病院小児科の医師だった鴇田《ときた》夏子先生とつき合いがあり、鴇田医師から私にも応援団に参加してほしいという伝言を頼まれたのだという。

その時のメモを読むと、プロジェクトの中心は郡山医師会で、震災から10日経った3月21日には、はやくも会合を開き、直面する課題を洗い出している。その主なものとして、郡山市内でも放射能汚染のために屋外で遊ぶこともスポーツをすることもできなくなっている子どもたちのために、どのようにして屋内遊戯施設を確保するか、ＰＴＳＤの発症に備えて、どのような予防対策の態勢を整えるか、事故を起こした福島第一原発の周辺地域から郡山市内に避難して来ている家族の子どもたちにどう対応するかといった問題などが、しっかりと挙げられていた。

また、郡山市の状況については、放射能の線量は福島第一原発から30キロ以上離れているのに、2マイクロシーベルト（通常時の50倍）と高く、保育園、幼稚園、小学校はすべて休園、休校していること、市内の医療機関はどこも入院病床はいっぱいで、医療スタッフがかなり県外に避難しているため、残って診療をしている人たちは疲れ切っていること、子どもの心のケアについては組織だった取り組みができていないことなど、子どもたちを取り巻く環境が危機的であることが記されていた。

さらに8日後の3月29日に開かれた第一回会議のメモによると、関係機関はほとんど参加していた。市のこども部各課、総合教育センター、保健所、病院看護部、医師会、小児科医院、子ども図書館、などのメンバーが、それぞれの取り組み状況を報告しているが、原発周辺地域からの避難者

2千数百人が入っている多目的イベント施設のビッグパレットは、ひどい状況で、子どもたちの中には、赤ちゃん返りをしたり、ストレスで心が不安定になっていたりしている子が少なくなく、保護者からの相談が発生しているという。

プロジェクトの推進役は、市内で小児科医院を開いている菊池辰夫（郡山医師会長）・菊池信太郎父子が引き受けていて、菊池医師会長は、「子どもたちの心のケアを早くから行い、子どもの未来につなげていく取り組みにして、その郡山の光を全国に発信していきたい」と、方向づけを語っている。また、実際にプロモーターになっている息子さんの菊池信太郎医師が、ＰＴＳＤ予防のために早急に取り組むべき課題として、一つは、子どもたちに放射線被ばくのおそれのない安全な遊び場を確保することと、保健師や教育現場の人たちが母子の状態を観察して、ＰＴＳＤに陥るおそれのあるケースを早期に見つけて対応することの2点を強調するとともに、直面する問題点と心得について説明していた。しかし、たくさんいる子どもたちのために、どこに安全な遊び場を見つけるのかとなると、すぐにはないという苦悩も打ち明けた。また、ＰＴＳＤの予防と言っても、安易なアンケート調査でスクリーニングをしようとすると、親子を傷つけるおそれがあるので、まずは現場での慎重な取り組みが必要だと注意をうながしていることも記されていた。

まず母親に希望と自信を

第二回の会議では、この後、東京からの応援団の代表で、母子精神保健・乳幼児精神医学の専門家・渡辺久子先生（慶應義塾大学医学部小児科専任講師）が、子どもの心のケアに携わる関係者に対する注意とアドバイスとして、きめ細かなレクチャーをしていた。その要点は、幼い子どもを守る母親が自信を持てるようにかかわり支えていくことにあり、子どもが不安な状態にある時には、母親に対し、「あなたのせいですよ」などと責めるのでなく、「あなたが包んであげましょう」といった対応をするのが大事。「いい子だねー、お母さんが守っているから、笑っていられるんだよねー」といった言葉かけをすることによって、《親が包むことで子どもを救えるんだ》という希望と自信を持てるようにしてあげましょう。子どもの目を見つめ、手を握ってあげるようにしよう。読み聞かせの場でも、やって来た子どもに対し、手を握って、「よく来たね」「あったためてあげようか」と、包むような迎え入れ方をして、安心感を抱くのを待ってから読み聞かせを始めるようにしましょう。――といったぐあいに、会議メモなのに、渡辺先生の肉声が聞こえるようだった。

私はかねてから、絵本の読み聞かせが、子どもの言葉と感性を豊かにし、心の発達に大きく寄与することを、親たちに語りかけてきたけれど、渡辺先生のレクチャーは愛着理論をベースにした、聴く者の心を揺さぶるような説得力を感じるものだった。私が郡山市子どもの心の支援プロジェクトの応援団に参加することになったのは、私の絵本活動に共鳴してくださった渡辺先生の呼びかけによるものだった。

大震災から1カ月になろうとする4月9日午前9時過ぎ、私は連れ合いの絵本作家・いせひでこと一緒に東京駅発の東北新幹線で渡辺、鴇田両医師ら5人の応援団に加わって郡山に向かった。渡辺先生がなぜ郡山市でプロジェクトを立ち上げたかについて車内で説明してくださる。津波による被災地や原発事故による避難地域は、長期にわたる拠点作りをするには、いまだ混乱の真只中にあり、多くの住民たちの避難先すら流動的なので、そういう地域の人々に対する心の支援は、当面地元やボランティア活動の専門家に委ねることにしよう。しかし、子どもたちの心身の発達支援やPTSDの予防などに地域の関係機関がじっくりと取り組む体制作りも重要だ。そのためには地域全体が避難を免れ、自治体の機能も維持されている場所で、モデルとなり得るような支援体制を構築して、効果のある活動を展開し、その成果を被災各地に広めていくのがよい。郡山市には、慶應義塾大学病院小児科の渡辺先生の下で学んだ菊池信太郎医師がいて、積極的に子どもたちのケアに取り組む組織作りを始めているので、その体制作りの支援をすることにした――というのだ。

私は渡辺先生が会長を務めるFOUR WINDS乳幼児精神保健学会で、絵本の読み聞かせが子どもの心の発達にいかに大きな役割を果たすか、また絵本が親子のスキンシップのあるあたたかい時間と物語の空間を共有する最高のメディアであることについて、実践例を通して語りかける講演を2回もしていたので、渡辺先生は震災によって疲れ切った親たちにこそ、そういう語りかけをしてほしいと言ってくださった。

そんなことを車内で会話していた中で、私がはっとさせられたのは、渡辺先生の幾分憤慨の感情をこめた次の言葉だった。

「震災からひと月経とうとしているけれど、『ＰＴＳＤを発症した子どもの報告はまだ1件もありませんよ。そんなに心配する必要はないのではありませんか』という医師が、結構多いのです。一般の医師は、心の問題になると、意外なほど知らないんです。ＰＴＳＤが表面に出てくるのは、恐怖体験直後の不眠、フラッシュバック、食欲不振などの症状がおさまってしばらくしてからで、大体5カ月以上経ってからなんですね。そういう基本的なことすら知らないのです」

一般の人々は、医師ならそれくらいのことは十分認識しているだろうと思いがちだが、小児科の領域、とりわけ乳幼児の精神科の領域になると、大人の患者を診ている医師には判断できないことが多いというのだ。

津波災害や原発事故で恐怖体験や故郷を離れての避難生活を余儀なくされた子どもたちは、何万人という数に上る。それだけ多くの子どもたちの壊れやすい心のケアに取り組むことの大変さが、ひしひしと感じられた。

巨大避難所の子どもたち

この日は、東北新幹線はまだ那須塩原駅までしか運転されていなかったので、那須塩原からは夕クシー2台に分乗して郡山市に向かった。現地で待っていた菊池信太郎医師と合流したのは、福島第一原発に近い富岡町と川内村からの避難者2千数百人が入っている巨大なイベント会場のビッグパレットでだった。郡山市は放射能を含んでいるに違いない雨がしとしとと降っていた。菊池医師に案内されて屋内に入ると、1階、2階、3階の各層に広がる床には、見渡す限り布団やマットが敷かれ、各階とも800人くらいの人々が、家族ごとの間仕切りもほとんどない状態で、座ったり寝ころがったりして休んでいた。人々の表情には疲労の色が濃く、身をもてあましてか横になりじっと目を閉じたままの50代、60代の男性も少なくなかった。

乳幼児は家族ごとにもっと遠方の落ち着けるところに避難したのか、意外に少なく、小中学生くらいの子どもたちが、あちらに3人、こちらに4～5人ずつ集まって、言葉数も少なく、ゲーム機で黙々と時間をつぶしたり、トランプ遊びをしたりしていた。郡山市内の放射線量は高めなので、屋外で遊ぶことができない。ましてこの日は雨だから、屋内にいなければならない。子どもたちの心身の発達を考えると、《これは深刻だ》と痛感した。富岡町から住民と一緒に避難してきている医師に聞くと、「みなさん、とても疲れていて、子どもたちの心のケアまで考えるゆとりもないですね」と言う。

このあと、一同郡山医師会の施設ビッグハートに移動して、子どもの心の支援プロジェクトにかかわる教育・保育・医療などの関係者やボランティアグループの人々約200人を対象に、郡山市こども部や郡山医師会の代表による、子どもたちの現状と課題についての報告と、渡辺医師と私による講演を行った。

この中で郡山医師会長でもある小児科医院の菊池辰夫医師は、家の中に幽閉されたに等しい子どもたちに現れている精神症状や心身症的症状について具体的に報告し、問題は避難所の中だけでなく、市内の一般家庭の中でも生じているので、いかにして子どもたちの心の中に灯りを灯し、その火を大きくしていくかが問われていると訴えた。

また、菊池信太郎医師は、広域にわたる放射能汚染による長期の屋内待避が子どもたちの心にどのような問題を引き起こすのか、前代未聞の事態の中で、子どもたちがＰＴＳＤに陥るのを防ぐために何をなすべきか、今こそ専門家は問われていると警鐘を鳴らした。そして、具体的な提案として第一に挙げたのが、子どもの遊び場の確保だった。子どもは安全で安心できる遊び場で思いっ切り遊ぶことによって、おなかがすいて食事もすすむし、子どもが笑顔を取り戻せば、親たちにもいい影響を与えるというのだ。全くその通りだ。

少年時代に感動体験を

その安全で安心できる遊び場をという提言は、４カ月後の８月に東北地方各地にスーパー店舗を展開しているヨークベニマルの大高善興社長が、郡山駅近くの倉庫にあてていた１９００平方メートルの建屋を「屋内遊戯場に使ってほしい」と無償で提供することを申し出たことで、一気にはずみをつける。その経過は、本書の中で詳しく報告されているので、ここでは省くが、私は大髙社長のその決断の背景にあった少年時代のエピソードについて触れておきたい。

大髙社長は、小学生の頃、よく父親と映画を観に行ったが、その中で強く胸を打たれたのは、黒澤明監督の名画の一つ『生きる』だったという。がんで余命いくばくもなくなった役所の課長をしていた男が、はじめは自暴自棄になり酒に溺れていたが、そのうちに俺は俺の人生を生きたのかと自問するようになる。そして、せめて一つくらいは世のため人のために何かを成し遂げてから旅立ちたいと思い、戦争で荒れた町の一角に児童公園を作ろうと奔走する。そして、ついに児童公園がいよいよ明日オープンという日、彼は小雪のちらつく中、児童公園のブランコに乗って、「いのち短し恋せよ乙女」の歌（「ゴンドラの唄」）を口ずさみつつコト切れる。

大髙少年は、いつの日か自分もこの映画の主人公のように、世のため人のために役立つようなことをしたいと思ったという。それから半世紀以上経ち、東北地方が未曾有の災害に襲われた中で、自分が生まれ育った福島県内では、原発事故による放射能汚染のため、子どもたちが屋外で遊ぶことができず、笑顔も失われている。このため、何とか屋内の遊び場を設けようとしている活動があるという。大髙社長はそのことを知るや、大型スーパー一店舗分に相当する建屋を提供することを思い立ったのだという。

　このエピソードが教えてくれるのは、子ども時代の本や映画や舞台やスポーツなどによる感動体験というものは人生を生きる核となり、必ずや何十年か後にその核から花が開き、その人の人生を大きく膨らませることになるということだ。

　子どもの心を育てるということは、まさに未来を膨らみのあるものにしていくことなのだ。大災害の危機的状況の中で、子どもたちの未来を壊さないようにするには、どのような取り組みが求められるのか、本書に編集された様々な職種や様々な立場の人々の報告は、多くの示唆を与えてくれるだろう。

Ⅰ章　東日本大震災発生

地震発生直後の郡山市の様子

菊池信太郎

忘れもしない平成23年3月11日は、いつもとかわらない比較的暖かい朝から始まった。実は、その2日前から比較的大きな地震があり、それは後に予兆であることが分かったが、現在まで続く事態になろうとは、誰一人予想していなかったに違いない。

私は福島県郡山市内で開業する小児科医である。郡山市は福島県の中心に位置する県内最大の中核都市。震災前の市内の人口は33万8000人（福島県は202万4000人）だったが、放射線汚染の影響か震災後徐々に減少し、平成24年10月現在32万8000人（同196万2000人）である。交通の要所であり、経済の中心である。また「東北のウィーン〝楽都《がくと》〟郡山」と称して合唱、合奏などの音楽活動が盛んだ。過去の全国的な合唱、合奏コンクールで入賞した学校は少なくない。

午後2時46分、私はいつも通りに外来診療を行っていた。最初の揺れを感じたとき、やや大きな地震だなと思ったが、間もなく激しい揺れが襲い、建物がぎしぎしうなり声をあげた。すぐに診察中の患児を机の下に潜らせたが、しばらくはただ呆然とするだけであった。おそらく数秒間であったのだろうが、非常に長い時間揺れ続けていたように思った。いつの間にか非常ベルが鳴り始め、隣のビルでは貯水槽から漏れ出した水が滝のように流れて落ちていた。院内は白煙が立ちこめ、視界も遮られた。本来であれば危険かもしれない屋外へとひとまず出てみた。相次ぐ大きな余震に電柱がしなり、あちらこちらから緊急車両のサイレンが聞こえた。

当院は入院ベッドを持つ全国的に非常に珍しい有床診療所である。当時、院内にはそれぞれ数名の入院および外来の患者さんがいた。点滴をしていたり、病後児保育中の子どもたちもいた。私も、スタッフも、患児も、その家族も皆パニック状態に陥った。当院の建物も損傷が目立ったため、ひとまず全員を駐車場に集合させた。これからどうするかを考えあぐねていると、突然空は曇り、冷気とともに大粒の雪が降ってきた。暖を取るために患者を職員の車に避難させた。携帯電話も通じず、カーナビゲーションのテレビ映像が唯一の情報源であった。しかし、そこから流れてくる映像は、想像を絶する津波の脅威であった。

その後の発表で、郡山市の震度は6弱であることがわかった。市内でも幾つかの建物の損傷があり、特に郡山市庁舎は半壊し使用できなくなった。私の自宅は食器棚、本棚等、倒れるものは全てが転倒し、室内は足の踏む場所もない有様であった。とてもとても片付ける気力が出ず、片付くまでには2カ月以上の時間を要した。ライフラインの途絶、その直後に極端なガソリン不足と食料品、日用品の不足が始まった。そして同時に、まさに想定外の福島第一原子力発電所事故による、放射線汚染との戦いが水面下で始まっていた。

3月15日、私は郡山駅前まで歩いてみた。街中を歩いている人はほとんどなく、車の交通も閑散とし、店は全てシャッターを閉めていた。まるで映画でみたゴーストタウンのような光景に、不気味で恐ろしい印象を受けた。東北新幹線、在来線共に不通、高速道路は通行止め、バスの運行はごくわずか、加えてガソリン不足というまさに陸の孤島状態であり、直感的に幼い子どもたちがいるべき環境ではないと悟った。

何とか再開した外来にやってくる数少ない子どもたちは、一様におびえた表情をし、赤ちゃん返りや母子分離不安などの様子も見られた。余震とガソリンや生活物資の不足に加え、放射線被ばくの恐怖にさいなまれ、保護者の表情も引きつり能面のようであった。

未曾有の災害に直面して
――33万人の命を預かる市長として

原　正夫◉郡山市前市長

――まず震災当日の様子からお話しいただけますか。

あの日は市民文化センターで催された、郡山市あさかの学園大学の卒業式に出席していました。式の真っ最中に、大地震が発生しました。「何だこれは！」と思わず声が出たほどの揺れです。あさかの学園大学は高齢者の方々が学ぶ場で、式には７００人くらいが出席されていました。揺れが収まり、まず皆さんの安全、そして全員がセンターから出られたのを確認し、市役所に戻りました。外は吹雪のような状態でした。職員は庁舎から全員外に出ていました。庁舎は損傷のため危険でしたので、市役所の南側にある開成山野球場に災害対策本部を設置しました。電話が通じないため、職員には自転車と徒歩で状況を確認するよう指示し、被害状況の把握に努めました。その後は、ずっと対策本部に缶詰です。

会議の最初に職員に話をしたのは「できるだけ情報を上げるように。状況を分析し、協議をして、

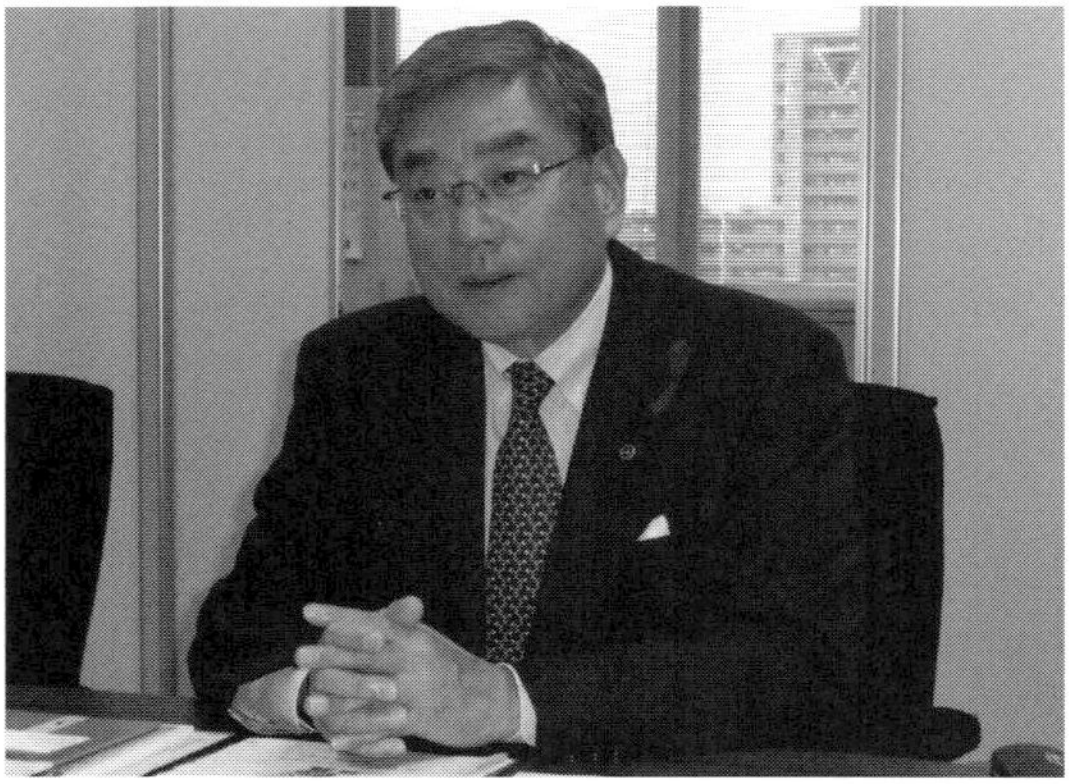

最終的には私が責任をもって決定するので」ということ。ですから、震災後3日間ぐらいは、1時間おきに会議をしていました。市民の皆さんにけががなかったか、病気になった人がいなかったか、道路は、水道は、下水道はどうなのか、郡山で起きていることをできるだけつぶさに把握したかったからです。

市内は幸いにも停電にはなりませんでしたが、断水している地域がありましたので、水の供給を第一に考えました。郡山はこれまで地震災害がほとんどなく、一番大きいのは水害でした。市民が公共施設に自主的に避難してきたのは、これまでの水害に対する避難訓練が生かされたからだと思います。

原発事故で相双地方からの避難者が田村市でも三春町でもいっぱいになりました。ルールからいえば、避難先の調整は県の役割なんです。でも三春町長から「ルール違反だけれど、もううちは何ともしようがない。県に連絡が取れないし、避難してくる人たちをそのままにしてはおけない。原さん、何とか600人受け入れてくれないか」と直接、電話がありました。それで県が対応できるまで、市の施設・郡山ユラックス熱海で受け入れました。

これだけ困っている状況の中で、東北電力から計画停電の説明を聞いてほしいという話がありましたが、停電前提の話は聞けないと断りました。今回の大震災・原発事故では、専門的な知識を有する人と相談をして、決断は自分でする。そういう方向で対応しました。

――原発事故について、国や県からの連絡は？

最初の情報はテレビです。「原発が爆発したらしい」と報道で知りましたが、国や県からの連絡はまったくありませんでした。

――原発事故が起きた時の対策はありましたか。

原発では絶対に事故が起こらないというのが国の前提ですから、国としての対策はまったくありませんでした。対策会議には市職員、自衛隊、警察、消防、医師会、市議会議員などが出席しましたが、簡易の放射線計測器を持っていたのは自衛隊と環境保全センターだけ。ところが、会議のたびに「数値に異常はありません」と報告していた自衛隊員が会議に出てこなくなったんですよ。上司から屋内退避の指示が出ていたのです。それで、再度出席の指示をしたわけです。そうしたら、ヘルメットにゴーグル、防毒マスクの完全装備で出てきました。そのころ、私たちは何の装備もしていない。それで「上司の命令かもしれないけど、国民を守る立場の人が完全な装備をして、私たちにはそうしないといけないという情報も指示もない。私に言わせれば、とんでもない話だ。上司にきちっと話をしてほしい」と言いました。出席した自衛官もなるほどと思ったんでしょう、次の会議には普段通りの格好で出てきました。県職員も対策会議に出ていましたが、われわれには残念ながら原発事故関連の情報が入る術がなかったわけです。

――災害弱者といわれるのは高齢者と子どもですが、地震が起きた時、子どもたちにこれからどういうことが起きてくるのか、考えられたことはありますか。

地震の際には、まず市民の皆さんの安全と無事を第一に確認しました。精神的にどういう影響が出てくるかは、その時には思いも及ばなかったです。

――その後、原発事故が起きたと聞いた時、子どもたちへの影響を考えられましたか。

マスコミ、学者、医者などの方々が話されている情報を収集しました。大変な影響を与えるという人とそれほどでもないという情報とが錯綜していましたが、われわれ以上に子どもや妊婦に与える影響が高いと認識したわけです。ごく少数で検討したのですが、もし再爆発が起きたら6万人の子どもたちの全員避難も……と考えた時期はありました。

――国や県からの情報がないまま、市長が決断をしなければならない状況が多かった中、４月には子どもたちの新学期が始まります。いろいろな意見があったと思いますが。

私は3月19日、廃炉を前提として事故の収束を図るべきだと記者会見で述べました。当初、国と東京電力は廃炉を前提としない収束方法をとっていました。ところが廃炉を前提とする場合としない場合では対応の仕方が全然違うし、廃炉を前提としたほうが時間的にも早く対応できるわけですよ。今回の原発事故は子どもたちに影響があるかもしれないという前提で、表土除去を含め、できるだけ影響を少なくするという考え方で対応すべきと判断したのは3月末でした。

――子どもたちのＰＴＳＤを防ぐには、いつも通りの生活を送らせるのが一番の方法です。保育所は震災の10日目から再開しました。

子どもたちのいる時間は、家庭や保育所、学校が多いわけですよね。ですから保育所に限らず、学校にしても放射線の影響を少なくすることが大事と考えました。放射線の対応で一番疑問をもったのは規制値です。事故前は年間1ミリシーベルトが一つの基準だったのに、事故後に年間20ミリシーベルト、毎時3・8マイクロシーベルトまでは暫定規制値だから大丈夫と国が言うわけですよ。1ミリシーベルトそのものは現実的に不可能な数字ですから。大人も子どもも規制値としては理解しますが、子どものほうが影響を受ける可能性が高いにもかかわらず、大人と一緒の20ミリシーベルトはおかしい。

放射線量をできるだけ下げるために、公共施設の除染、表土除去を行いました。他がやらないのに郡山だけが実施すると、郡山が危険と思われる可能性もあると考えましたが、そう思われても表土除去をすることで線量が下がるという確信がありましたから、決断をしたわけです。その時は、国は必要ないと言ってきました。3・8マイクロシーベルトが基準ですから、それ以下は大丈夫ですよ、というのが国の判断です。けれどわれわれの立場からすると、子どもにも大人にも同じ数値を当てはめて、大丈夫ですというのはおかしい。そこが出発点だったのです。

——周辺の市町村も相次いで表土除去を始め、文科省も補助金を出すようになりました。

チェルノブイリ事故の報告書があって、四つのうち一つが除染に関するものなんです。震災から半年後に日本原子力学会の田中知会長（当時）が郡山に来られた時にいただいたのですが、その報告書を読んでみると、表土除去は早ければ早いほどいいと書いてあって、郡山が率先してやってよかったと思いました。郡山市が大変お世話になった前復興大臣の平野達男先生が、後に「正直なところ、私もあの時はやらなくたっていいと思っていました。だけど、やって正解でしたね」と言われた時は正直うれしかったです。どれだけの効果があるかわからないけど、子どもたちのことを考えれば、少しでもわれわれのできることをする、という考え方が基本ですから。

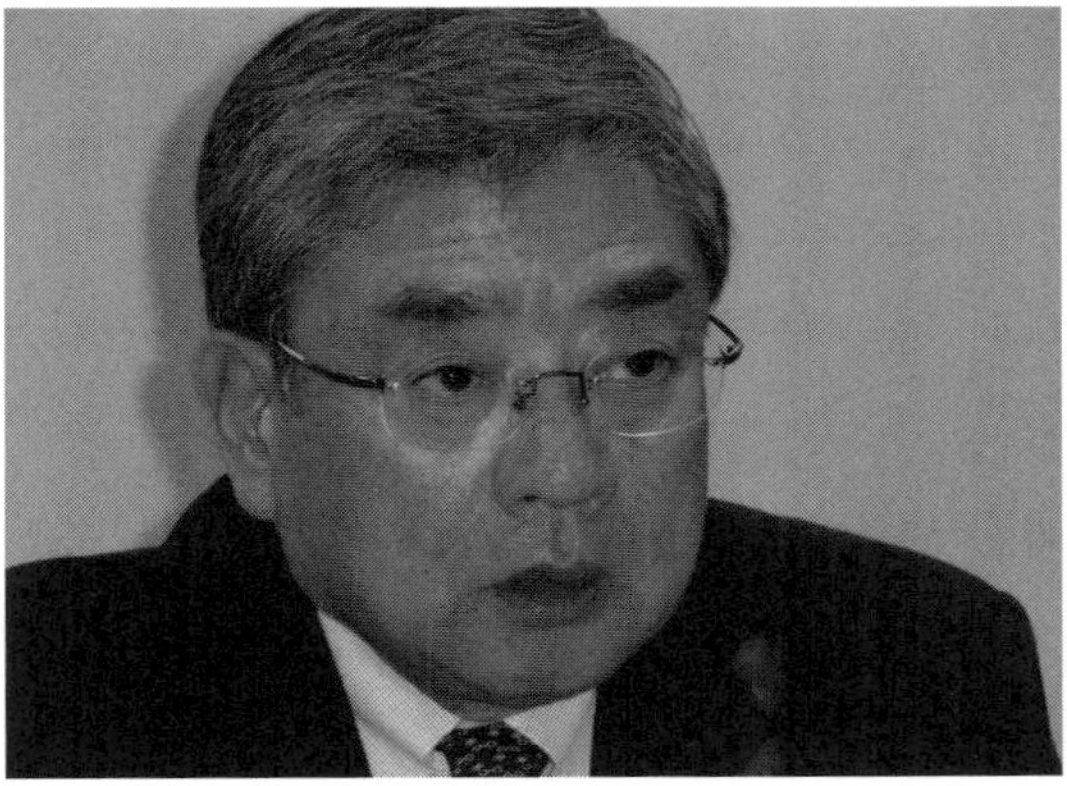

国には国の考えがあるでしょうが、われわれは市民の立場で、国や県に対して物申していきます。原子力災害に遭っている福島県民は200万人。そのうち、会津地方を除くと150万人。国民1億2000万人からすると1・2%なんです。気の毒だな、大変だな、できることならいろいろやってあげたいと、全国、全世界の方々もそう思ってくださいます。ただ現実問題となると温度差が出てくるわけです。われわれは「今できることをしっかりやっていくことが大事」と考えています。

チェルノブイリやスリーマイルの原発事故がありましたが、東京電力のこの原発事故は似て非なるものなんですね。表土除去について、私の素人考えでしたが、除去した表土を集めたら線量が上がると推測しました。いろいろな専門家は上がらないと言う。でも実際にやってみると、上がったわけです。4月ごろにはニコニコこども館で除染の実験をしました。単に水やお湯で流すのではなく、洗剤を使って流すと線量が低くなるのが分かりました。チェルノブイリの報告書にも洗剤の記述があり、これがいいと洗剤の種類まで書かれています。この情報をいろいろな人に送りましたが、ほとんど見ていただけていないようです。開成山野球場でゼオライトによる除染の実験をしたこともあります。グラウンドの線量が高かったので、ゼオライトの会社から実験をさせてくださいと申し出がありました。水に溶けた放射線は吸収できますが、土についた放射線はゼオライトでは吸収できません。郡山では震災後4月の時点の実験で分かっていました。ゼオライトの会社も二度挑戦しましたが、駄目でした。報告書は国や県に送りましたが、全然見ずに、半年後に県が実験しています。結局駄目でしたが……。一事が万事そういうことですから、試行錯誤を繰り返しながら、自分たちのできることをスピード感を持ってあたることが放射能対策だと思います。

――私たちもできることから……と「心のケアプロジェクト」を始めました。突然降って湧いたペップキッズ（PEP Kids Koriyama〈ペップキッズこおりやま〉）の話は、最初「え?」と思われたのでは。

ええ。夏にハーモニーステーションで3日間開催したイベントが子どもたちにとても好評だったので、菊池信太郎先生と伊藤清郷さんから、子どもたちの健康のための恒久的施設を市として考えてほしいと要望をもらいました。スタートは2人の青年の発案でした。そういう中で、ヨークベニマルの大高善興社長が、自分のところの施設を提供しましょうと言ってくださいました。行政は

「じゃあ、やりましょう」と言ってから通常なら1、2年かかるのですが、今回のペップキッズは3カ月。このスピードは行政としても初めてではないでしょうか。あれだけのプロジェクトを立ち上げ、条例を新たにつくり、民間のヨークベニマルさんも業者の方々も物や人が足りない中、3カ月で施設をつくり上げました。われわれ行政も当時担当した箭内研一こども部長、野口雅世子こども支援課長をはじめ、職員が一丸となってがんばりました。議会もわれわれを信用して、しっかり支えてくれました。

――ペップキッズは来場者が30万人を超えました。市外の方もたくさん利用されています。

3割強が市外ですから、郡山の子どもだけではなく、子どもの健康に関して全県的に心配があるのです。規模は違えど、今では県内あちこちに屋内遊び場ができましたが、子どもたちが思い切り体を動かし、大声を出して遊べる施設を郡山につくり、運営してよかったと思います。

子どもというと18歳までですが、市町村が対応できるのは就学前と小中学生です。ペップキッズは就学前と小学校低学年が主な対象ですから、健康維持のため、小学校高学年と中学生が思い切り体を動かせるようにソフトもハードも整備していきたい。陸上競技場は、昨年再オープンしました。総合体育館も間もなく改修工事が竣工しますので、運動する場所は今までよりずっと身近になりますが、屋内の運動場も整備していきたいと考えています。

――復興のために、辛い立場にある子どもたちのために、今考えていることは？

今の幼児は、私たちの次の次の世代ですよね。子どもたちに対する大人の責任として、健康に育つために、やれることをやって次の世代に託していかねばなりません。次の世代にしっかり受け継いでもらい、子どもたちのためにできることを検証してもらうことも必要です。子どもたちの室内遊び場をつくりたいと、菊池先生と伊藤さんが発案してペップキッズができたように、行政でできることは最大限にやっていきます。一方、行政だけでは限界がありますから、市民の皆さんの協力と支援、連携が大事です。

――最後に震災、原発事故が起きた時に郡山を預かる市長として、タイミング的なところも含め、ご意見をお聞かせいただけますか。

私は乳児のころ、病弱だったそうです。おそらく日本で早い時点でペニシリンを使った1人だと思うのですが、そのおかげで元気になりました。34年前には心臓手術を受けました。まあ、自分で勝手に思っているのですが、いま健康な身体があるのは宿命的に今回の問題に取り組むために生かされているのかなと思います。天命みたいなもんかなと。

震災・原発事故から早い時点でフランスの記者が取材に来た際、私は「世界の知恵を借りたい」と訴えました。燃料棒を取り出すのに、この先10年かかるのか20年かかるのか分かりません。いろいろな技術がこれから急ピッチで開発されると思いますが、そういうものも世界の技術力・知恵を借りて進めていくべきでしょう。「世界の知恵を借りること」「郡山市民の協力をいただきながら対応すること」――まとめると、この二つです。究極は郡山を担う次世代の子どもの健康を守ることだと考えています。

２０１２年10月22日　郡山市長室にて

――聞き手　菊池信太郎

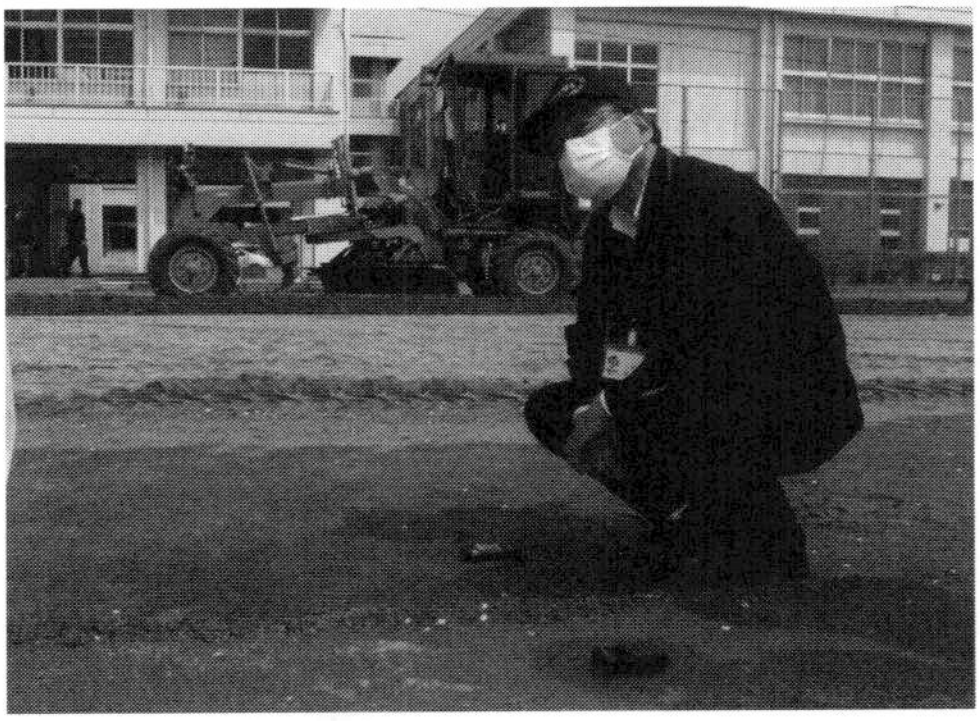

学校の表土除去を視察

東日本大震災と原発事故——郡山医師会の取り組み

菊池辰夫◉社団法人郡山医師会会長
医療法人仁寿会 菊池医院院長

はじめに

平和な日常生活を楽しんでいる人々に、忽然《こつぜん》として大きな恐怖をもたらした今回の原発事故と、それに伴う放射性物質の拡散による被害は、たとえ千年に一度の想定外の大地震と津波によるものであったとしても、ただその発生の理由を自然現象ということに押しつけることでは許されない。わが国は過去に原爆という悲惨な歴史的な背景を持ち、国内でも、世界からも原発事故は決して起こしてはならないもの、決して起きないものと信じられていたからである。

しかし、東日本大震災に伴い福島第一原子力発電所で事故が発生し、広範囲でかつ長期にわたって影響を及ぼすことが予想される放射性物質の拡散が引き起こされた。周辺地域に居住する人々は、自分たちに影響が及ぶかもしれない健康被害が、過去の不幸なさまざまな事例の経験から想定せざるを得ない現状であると同時に、現在も今後もしばらく低線量放射線環境下での生活を強いられるという、過去に例のない混沌とした日々であるだけに、人々の不安は非常に大きいものがある。

私は原発から60キロ西の福島県の中央に位置する郡山市に居住しているが、県内でも放射線汚染の状況は大きく異なることから、当地域で見られた状況と問題点を述べる。今、地域の医師一人ひとりに、この問題に真剣に取り組み、医療人として地域住民との真摯なかかわりが求められており、それは地域を越えて世界中の医師にも求められている課題でもある。

福島県の原子力発電所事故対策

福島県で行われていた原発事故対策は、事故は決して起こらないという前提のもとに立てられていた。もし事故が起こったとしても、それはあくまで発電所内での事故とされていた。たとえば、人間への放射線汚染に対する対策は、汚染者はオフサイトセンターで初期対応をうけ、必要があれば除染、さらに医療が必要であれば専門病院に移送するというものであった。郡山医師会は昭和55年2月16日に「放射線の人体に及ぼす影響」と題して、放射線医学総合研究所所長、熊取敏之先生の学術講演会を主催した。残念ながら、私はその講演を聴く機会が無かったが、郡山医師会の内部では、万が一原発事故が発生した場合、事故による放射線拡散の及ぼす影響とその対応について、危惧していたことは事実である。

東日本大震災と原発事故

平成23年3月11日午後2時46分、三陸沖を震源とするマグニチュード9・0の巨大地震が発生した。郡山市にも大地震は襲いかかった。私たちの3階建ての診療所は、旧館と新館をつなぐ連結部分が完全に破壊され、壁にはヒビが走り、全ての非常扉は閉まり、一部の扉は開かなくなってしまった。かつての宮城県沖地震（1978年）をはるかに上まわる被害を受けた。

院内には6人の患児が入院していたが、それぞれが個室で保護者に付き添われていたため、全員が医師または看護職員の誘導で隣接する駐車場に避難移動し無事であった。その後も大きな余震が次から次と押し寄せて来た。天変地異という言葉のとおり、明るかった空は一転して真っ黒な雲に覆われ、突然、大粒の雪が滝のように降り出し、気温は急激に下降し、寒さで体中がゾクゾク震えた。まさに「この世の終わり！」を想像させる戦慄の光景が広がっていた。

（1）大地震直後の市内状況

郡山市の市庁舎は半壊して使用不能に陥ったため、市行政は市庁舎前の開成山野球場に移転し、そこに災害対策本部が設けられた。本部には原正夫市長以下幹部職員が集合し、まさに野戦司令部の様相を呈していた。実は、開成山野球場は地震のちょうど1年前に改築されていたが、その際、大規模災害時には災害対策拠点となり、新型強毒性インフルエンザ流行時には「インフルエンザ発熱センター」になるよう設計されていた。これは郡山医師会の要望を取り入れた、原市長の決断で行われたことであったが、今回その真価を発揮することができたことはまさに不幸中の幸いであった。野球場は市民の災害避難指定場所にもなっており、近隣から多くの市民が避難して来た（写真1、写真2）。

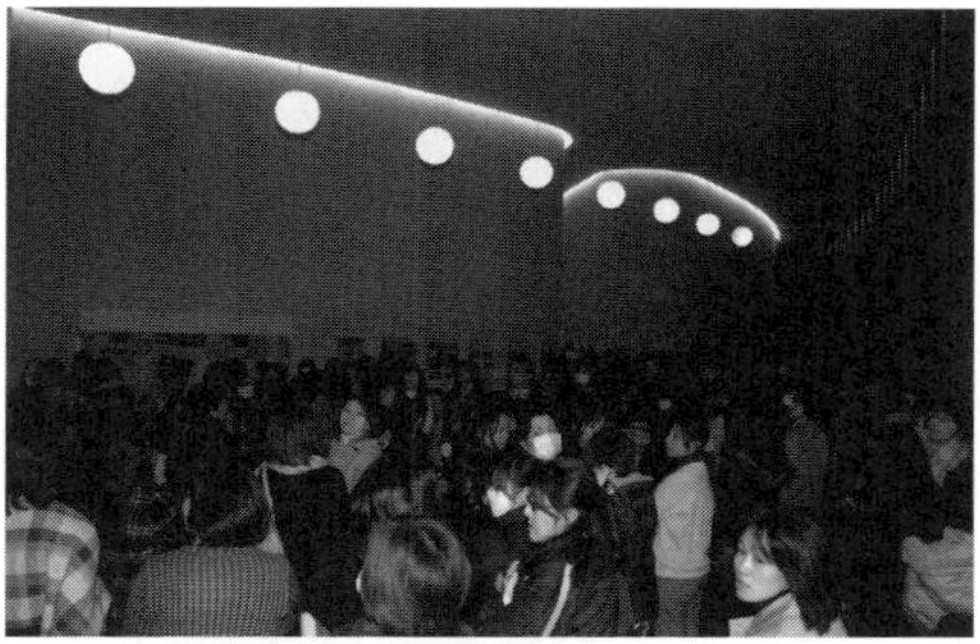

写真１　開成山野球場（入口）

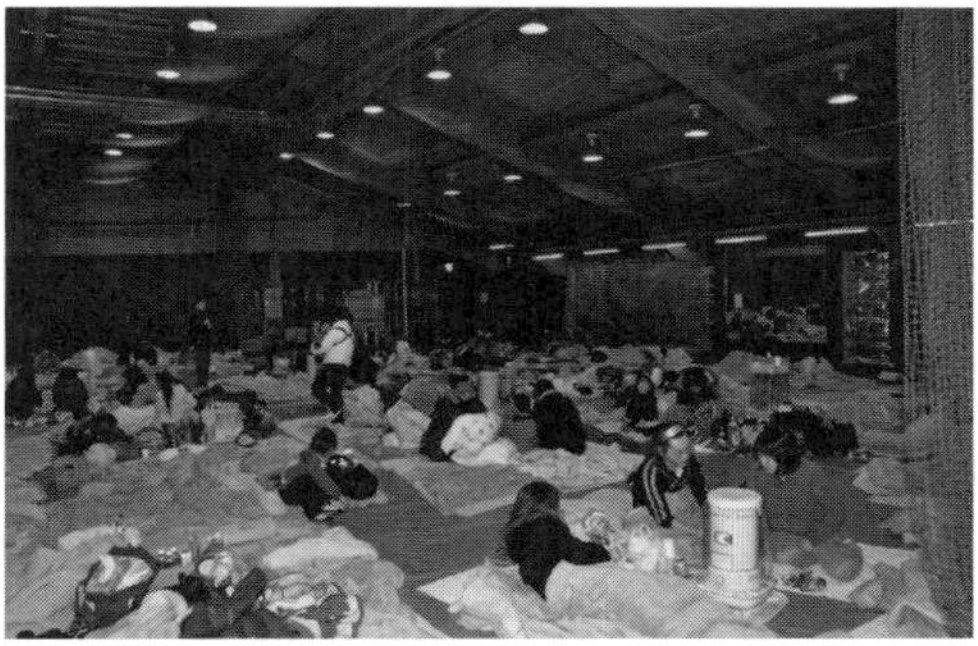

写真２　開成山野球場（ブルペン）

市内のライフラインは、携帯電話が全く使用できない状態で、電気、ガス、水道が途絶した。間もなくしてガソリン、さらに食料品、日用品の不足が始まった。そして大きな余震の連続と、放射線被ばくの恐怖は、子どもたちを含めた市民を家に閉じ込めさせ、人々の動きはほとんど止まる状況に陥った。

（2）市内の医療状況

郡山医師会は、地震後直ちに郡山市医療介護病院に郡山市医療災害対策本部を設置した（写真3）。同病院は郡山市が設立し、平成17

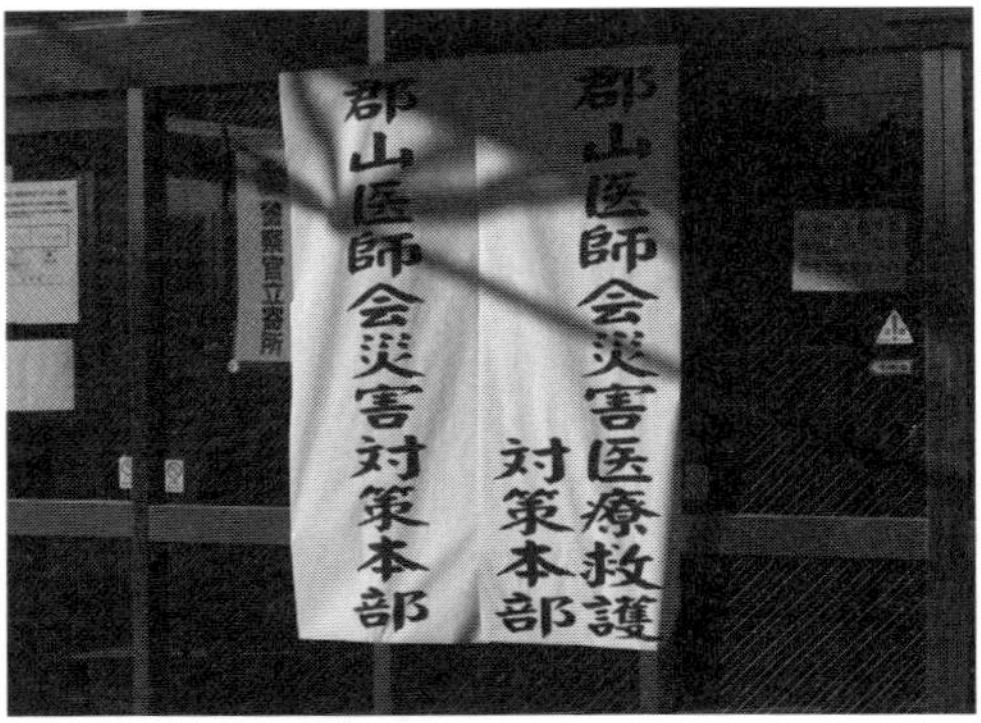

写真３　医師会医療対策本部

年から郡山医師会が指定管理者として運営をしている病院である。幸い今回の大地震による損傷はなく、その後も通常通りの業務を行うことができた。

一方、市内の医療機関については、ほとんどの病院、診療所が被害を受けた（写真４）。特に二次救急病院と中規模病院の二つの病院が完全に使用できなくなり、４００人ほどの入院患者を他の医療機関または老人保健施設等へ転院しなければならない状況になった。転院するといっても市内の救急車の数では到底間に合わず、重症者だけは救急車で、他はバスや運輸会社のトラックの支援を受けて搬送した。エレベーターは停止し、歩行ができない患者は職員が担いで階段を降りた。また、低出生体重児は小児科医師が自ら抱え、職員の車で近隣の医療機関に搬送した。大混乱の状況であったが、結果的に1件の事故もなく無事に患者搬送を完了できたことは、本当に奇跡に近いものであった。

開成山野球場に設置された医務室には、郡山市医療介護病院をはじめ、地域の医療機関の医師および看護師が常駐し、24時間体制で避難者の診療に当たった。災害本部のすぐ横に医務室が設けられたことは、十分な休息をとれない行政職員にとっても大きな安心材料であったと思われる。

（3）市内のライフラインの状況

今回の大震災での特徴的なことは、通信手段が途絶えてしまったことである。携帯電話はほとんど使用できず、固定回線がたまに通じる状況であった。災害対策本部または医療災害対策本部の電話は使用できたが、私たち個人の携帯電話からは全くアクセスできなかった。従って、確実な連絡方法は車、自転車、徒歩で直接行うしかなかった。

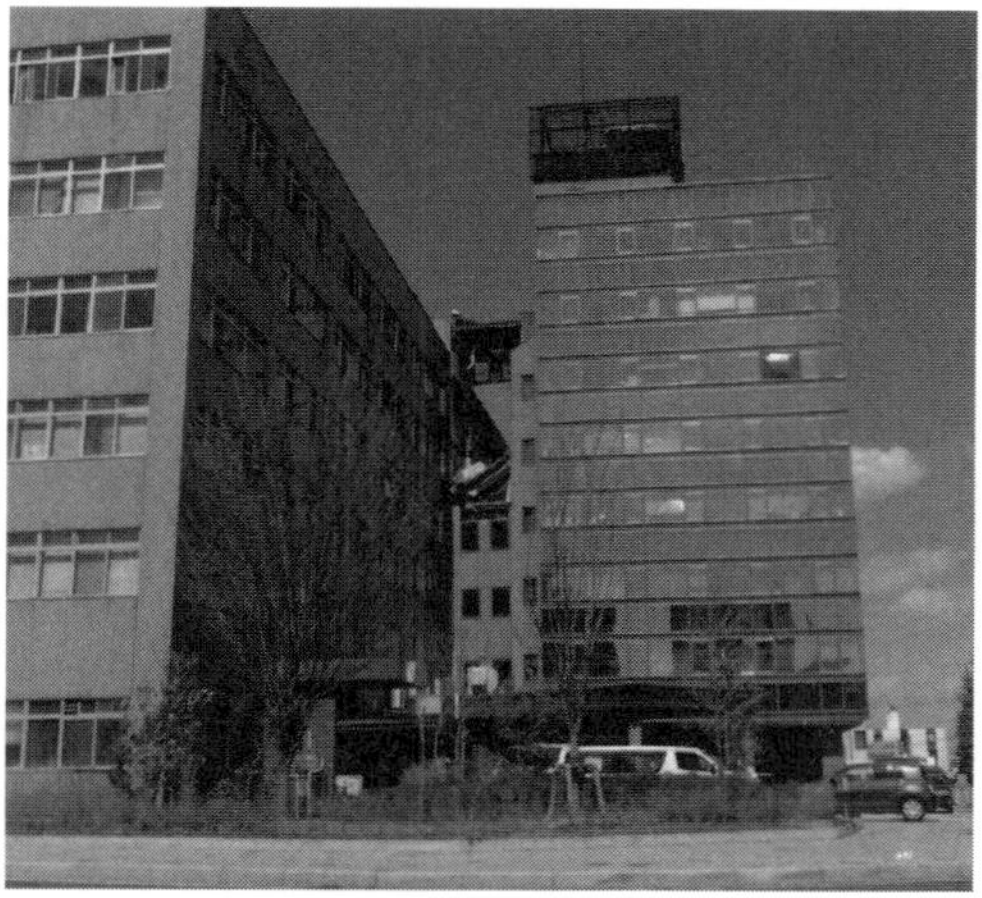

写真４　市内中核病院

震災後あっという間に市内ではガソリン不足に陥った。少ないガソリン供給は災害対策車両だけに限定された。一般人の車への給油はほとんどできなくなり、医療機関にとっては、医師または看護師等の勤務体制に大きな影響を及ぼした。医療機関を受診したい患者にとっても同様である。しかし、タクシーのみはＬＰガスのため、不自由しなかったことは特記すべきことである。その他、地域によっては電気、水道、ガスが止まり、断水は医療機関、特に人工透析を行う施設にとっては厳しさをました。当院でも、乳児に飲ませるミルクを溶くためのきれいな水の確保に苦労した。

（4）原発事故と放射線拡散

翌日の3月12日には、原発周辺地域からの避難者が開成山野球場に押し寄せた。急きょ開成山にある市営体育館に放射線汚染スクリーニング検査所を設置し、全ての避難者に放射線外部被ばくのチェックを行った（写真5）。検査場では規定以上の放射線量が測定されると直ちに除染が行われ、病院あるいは県指定の避難所への誘導をする必要があった。郡山市は中核市であり、このチェックは県の指示より早く保健所長と医師会の協議で実施され、郡山地域消防組合長も兼ねる原市長の決断で保健所職員と消防署職員が任務に当たった。避難指示から早い時期こそ、高濃度の外部被ばく（汚染を受けた）避難者が多いことを想定して決断した。

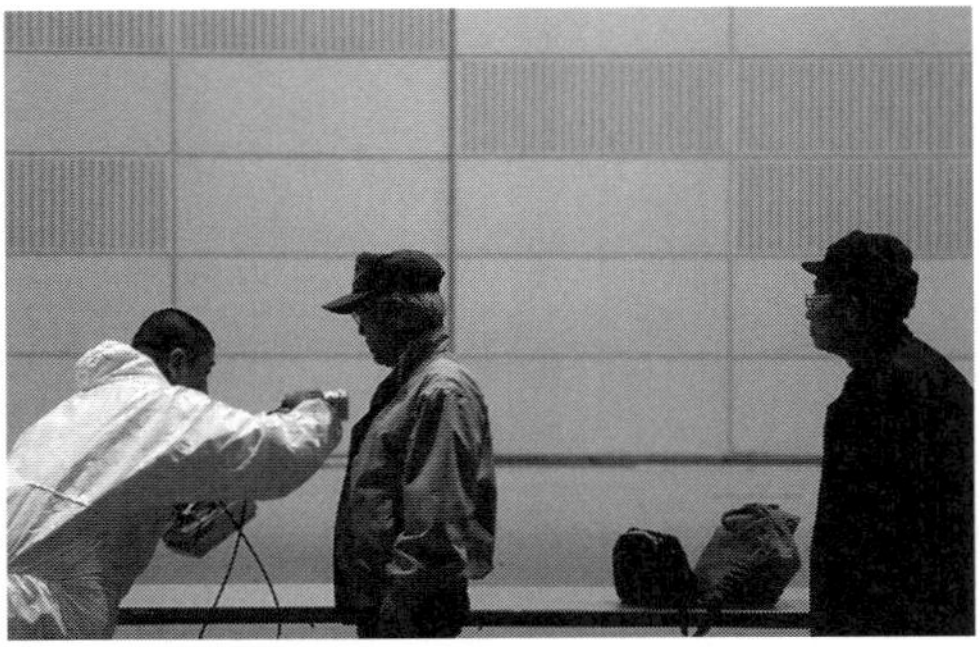
写真5　放射線汚染スクリーニング検査

開成山野球場前には自衛隊郡山駐屯地のキャンプが張られ、避難者や市民への飲料水を配給し、そしてボランティアの協力のもと避難者への食事が提供された（写真6、7）。

3月14日、自衛隊の特殊武装部隊が突如、災害対策本部を訪れ私たちは驚愕した。この時点から私たちは、原発事故の関連情報が市にも完全に公表されていないこと、そしてその真相が隠されていることを悟った。諸外国が避難命令を出した根拠となる放射性物質拡散の情報は、当時現地には全く知らされず、後になって当時の詳しい情報が次々に明らかにされるという事態は、日本がいかに国民の事を第一に考えた対策を取っていないかということの表れであり、唯々情けなく思うばか

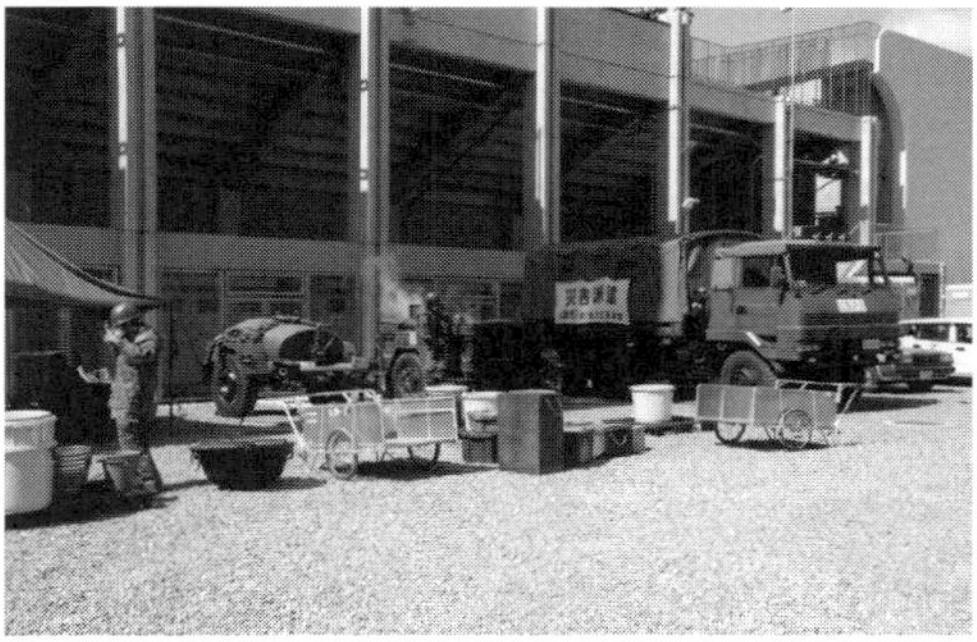

写真６　自衛隊の給水活動

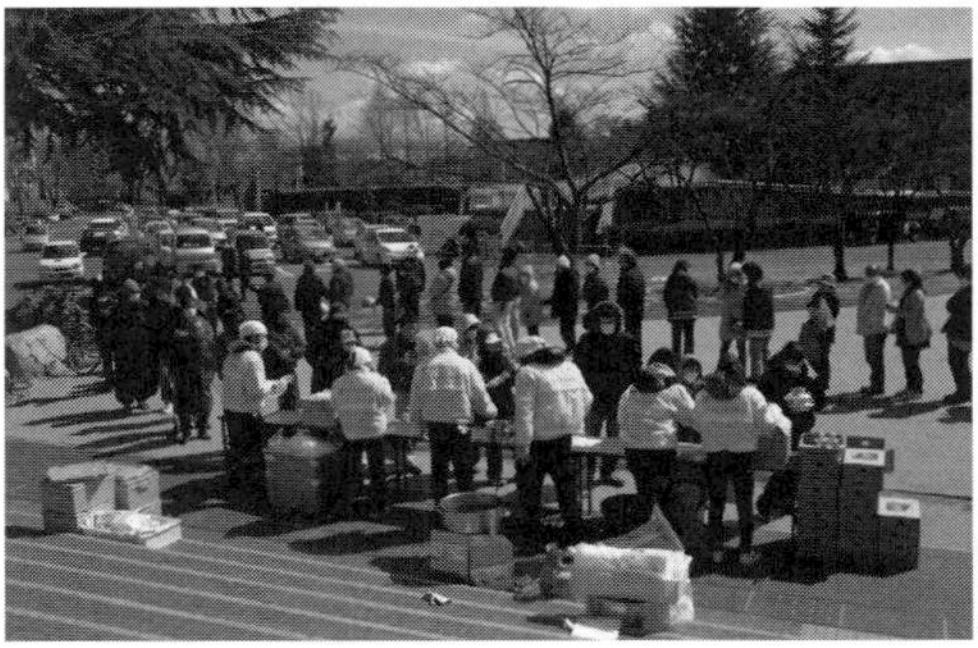

写真７　ボランティアの炊き出し

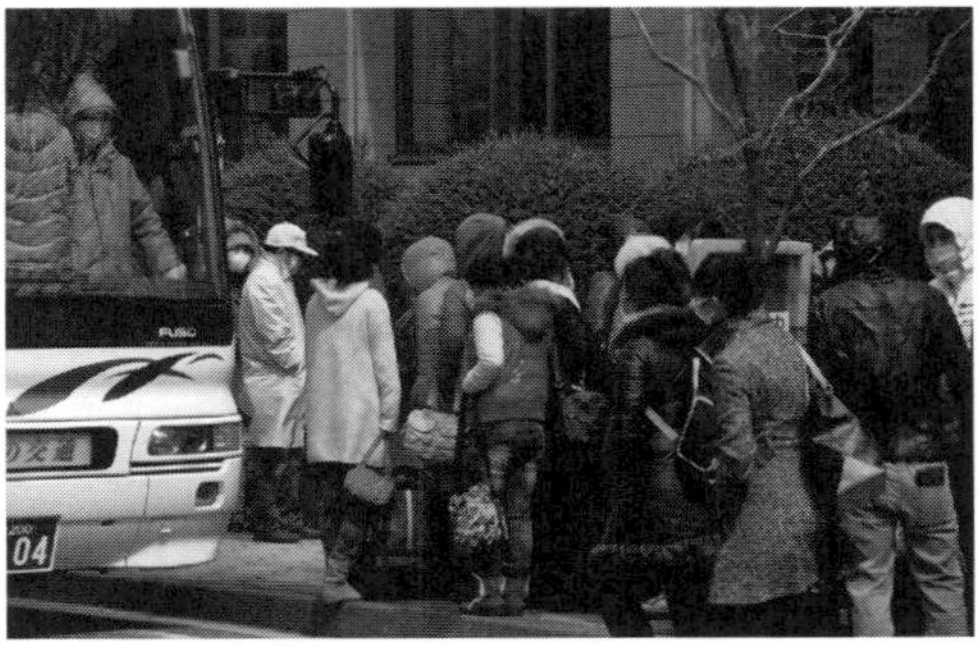

写真８　避難する外国人

りであった（写真8）。

（5）避難所における医師会医療活動

避難所の健康管理については、一部苦難を要した。市内には市管轄の市民用避難所と、県が管轄する放射線避難地域からの避難者用の避難所が混在し、市と県という行政管轄の違いが物事を複雑にしていたからである。縦割り行政は医師会活動にもさまざまな支障を来たし、特に県指定の避難所で支援にかかわった医療機関や医師は大変な苦労をした。

市の避難所への支援については、過去の災害の教訓から設定された郡山医師会方式を適用し、避難所近辺の開業医が避難所の見回り支援を担った。一方、一時2500人以上の避難者を抱えた県指定の避難所であるビッグパレットふくしまは、はじめは少人数の避難者であったために、近所の開業医の先生方に見回り支援をお願いした。しかし、間もなく避難者が急増したのに伴い、医療全般に関する支援活動と精神的サポートをそれぞれ市中基幹病院に依頼した。同避難所内に開設された診療室では、双葉郡医師会長以下3人の先生方が、ご自身も着のみ着のままの状態で避難されていたにもかかわらず、当初から医療活動に尽力されていた。郡山医師会は、双葉郡医師会の活動を支援する体制を整え協力した。特に専門医の派遣が求められ、医師会から精神科、内科（循環器、消化器）、眼科、皮膚科、小児科の先生方を派遣した。一部夜間診療も支援した。

もう一つ、高齢者で介護施設から移動された状態の避難者への特記すべき医療活動がある。それは、市が所有する温泉施設「郡山ユラックス熱海」に、一時１０００人近くの原発周辺地域からの避難者が収容された問題である。原発周辺地域からの無計画な避難という大混乱の中、郡山市が近隣地域からの要請を受け、人道的判断から独自に市の施設に避難者を受け入れた。しかし収容直後に、同施設が県指定の避難施設ではないという理由から、収容した避難者を別施設へ移動させる旨の指令が県から市へ出された。収容者の中には、老人保健施設に入所していた高齢者が１００人近くもおり、座位が不可能な高齢者、経管栄養を行っている高齢者も含まれていた。１日掛かりの遠方から、なおかつバスでの避難であるために、避難中に体調を崩した重症者もいた。その情報を聞いた近隣の市中病院長が真夜中に自ら同施設を訪れた。院長は危機的状況と判断して、直ちに自分の病院を例外的に避難所扱いにする申請を行い、収容者を搬送し重症者を入院させた。他地域では避難中に命を落とされた方々もいる中、不幸な事態を未然に防止したこのような行為は、表には出ない隠れた大きな医療活動である。

このような市内の医療機関または医師、看護師、医療従事者の地道で献身的な医療活動により、多数の避難者を一気に受け入れるという大混乱の厳しい状況の中でも、避難移動中に誰一人亡くなる方がいなかったことは、郡山医師会が地域の医療を守る砦として活動した、大きな成果であると安堵している。

（6）子どもたちへの医師会としての支援活動

甚大な自然災害と、続く放射線被ばくという想定外の人災は、子どもたちに多様な影響を及ぼすことが容易に想像できた。特に、災害による心的外傷後ストレス障害（ＰＴＳＤ）の発生が懸念されていた。市内に居住する６万人の子どもたちを守るために、医師のみの活動ではとうてい困難であり、行政をはじめ多くの専門家の協力が不可欠と判断した。当医師会では、行政、教育委員会と連携して「郡山市震災後子どもの心のケアプロジェクト」を立ち上げた。アドバイザーとして、児童精神を専門にしておられる慶應義塾大学医学部小児科、渡辺久子先生に支援を願った。震災後間もない３月21日に来郡していただき初めての打ち合わせを行い、３月29日に同プロジェクトの初の会合を持った。当医師会から小児科医である菊池信太郎医師を代表として派遣した。

低放射線量環境下における市民生活の問題と課題

持続する低放射線量環境下で、子育て中の若い保護者が感じる不安は、言葉に言い表せないほど厳しいものがある。健康管理の面では、県では県民２００万人の健康調査が国の指導を受けてスタートした。しかし、各自治体には住民からの早急な健康調査の希望と、子どもを守るための地域環境の改善を要求する声が多く寄せられている。

母と子どもが一時的または永続的に県外へ移住した家族、またこれから移住しようと考えている家族、県外から戻ろうと思っている家族も大勢いる。このような家族の離散が家族の絆を崩壊させ、また家族が地域との関連を断ち切ってしまいかねない状況に陥るのではないかと危惧している。

教育現場では、幼稚園、小中学校における校庭の低線量放射線の存在が、子どもたちが十分な運動や体育の授業を行えない状況を作り出し、体と心を養う最も大切な宝物を子どもたちから奪ってしまっている。

事故発生以来、1年半以上を過ぎても未だ収束が見られない長期にわたる原発事故の問題は、世界でも初めてのケースであるため、その対策に明快な解決法がないことも事実である。それだけにわが国は「低濃度放射線環境下に於ける子どもの保健衛生活動事業」を設立し、放射線専門家だけに頼りきっている現在の状況から、医学専門部門に加えて保健体育部門などの英知を集めた、子どもの健康保健衛生活動を創造して活動する体制が必要であると考えている。

世界はFUKUSHIMAを見ている

原発事故直後の3月17日、フランスの通信社の報道写真記者2人が郡山市に入り、私はその取材に協力した。記者は早速、市の災害対策本部を訪れ市長と会見した後、原発周辺地域から避難した大勢の老若男女の方々が、長蛇の列を成して秩序正しく長時間にわたりただ黙々と放射線の外部被ばくの検査を受けている現場を取材した。翌日、フランスの現地新聞に「郡山市長、世界の支援を要請」の記事と「超然として放射線測定検査を受けている現場」の写真が掲載された。彼らの話で

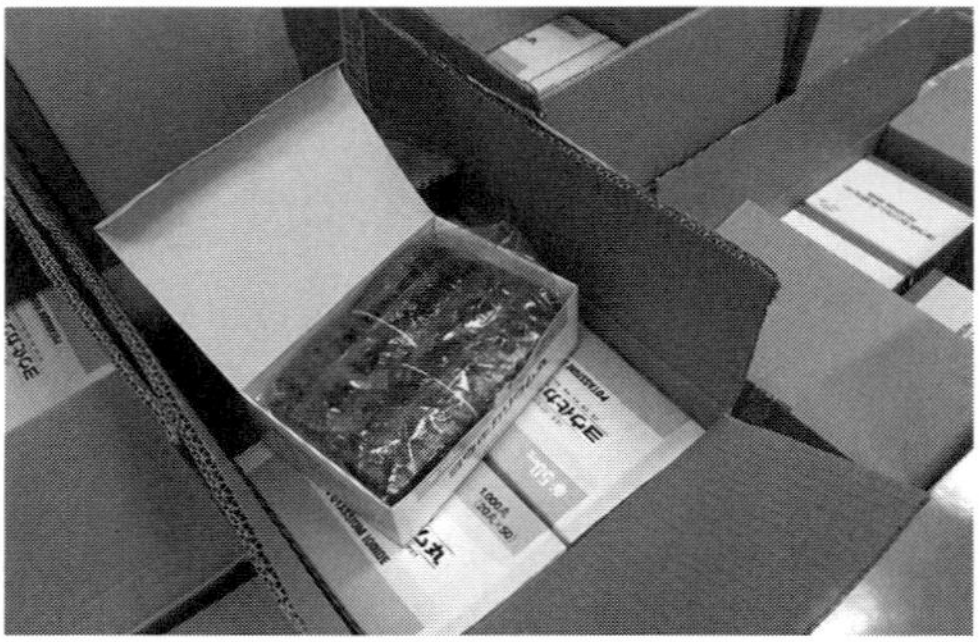

写真９　安定ヨウ素剤

は、世界中は福島県の放射線汚染の状況を、現地のわれわれよりはるかによく知っている様子であった。日本での国民に対する情報公開不足の現実を知らされ、暗澹たる思いであった。

また、彼らは原発立国のフランスでは常備薬として配布されているヨウ素剤（写真９）の動向を取材した。配布方法とその基準などについて準備が整っている郡山市保健所を取材し、同保健所の準備体制の周到さを報道していた。４日後、記者は宮城、岩手県の取材に向かった。津波の被害よりも、まず真っ先に原発事故の被害を取材するという世界の目は、まさに日本の事故対応の脆弱《ぜいじゃく》さを見据えるとともに、日本の復興を真に祈っていることを理解した。

おわりに

突然の大地震と想定外の原発事故により、私たちはそれまでとは全く違う環境に放り出されてしまった。地域の医師会の責務は、地域の住民を守ることにある。それぞれの医師会員は、誰もが初めての経験で、しかも自ら生きるか死ぬかのサバイバルな状況に立たされても、地域住民のために一丸となって対応してくださった。医師会の諸先生方、各医療機関の関係者に、この場を借りて深謝申し上げる。当医師会は「人の和は　わが医師会伝統の美風にして　その事績は蓋し天下の模範たるべし」をモットーに、会員の和を大事にしてきた。この未曾有の状況に立ち向かった医師会として、会員の先生方の献身的な活動を誇りに思う。

また、小児科医は保護者の次に子どもたちに寄り添う存在であると考える。全てを捧げて「子どもたちを守る！」という気概を持つことが必要であり、それは恩師である故中村文弥教授（元慶應義塾大学医学部小児科）からの「小児科医は暁に船出する子どもをみる医師である」という教えの賜である。

Ⅱ章　地域が子どもたちを守る

郡山市震災後子どもの心のケアプロジェクト発足

菊池信太郎

今回の震災と放射線拡散事故は、甚大な被害をもたらした天災の後に引き続いた人災である。過去に例のない環境下で、果たして小児科医として何をすべきか、何ができるか、非常に難しい問題に直面した。

大きな地震による恐怖、津波の映像、放射線被ばくの不安、生活物資の不足という状況は、人々を恐怖のどん底に落とした。特に災害弱者と言われる子どもたちの生活環境が、非常に劣悪であることは想像に難くなかった。特に、災害後のＰＴＳＤの発生が懸念されていたが、経験の無い私たちにとっては、何らかの大きな支えを必要としていた。ちょうどそのとき、渡辺久子先生が駆けつけてくださった。

まず一番大切なことは、子どもたちが安心していられる場所を確保することで、次にＰＴＳＤの発症を予防するための対策を講じることが必要との助言をいただいた。早速行政との連携が必要と判断し、郡山市こども部と協議を行った。対応したこども支援課の野口雅世子課長（現こども未来課長）の協力を得て、まず手始めに当時は市民の避難所となっていたニコニコこども館（郡山市こども総合支援センター）を、子どもたちに開放した。

その後、こども部の箭内研一部長（現総合政策部長）の調整により、郡山市、郡山市教育委員会、郡山医師会が協力して、地域の子どもたちを守る活動を始めた。3月29日、活動の中心となるコアなメンバーとして、医師、看護師、臨床心理士、保健師、保育士、そして教育委員会、行政の多岐にわたる職種から19人が集まり、「郡山市震災後子どもの心のケアプロジェクト」を立ち上げた（写真1）。

プロジェクトの基本的な活動として三つの方針を立てた。「子どもの居場所を作る」「ＰＴＳＤを早期に発見する」「地域が子どもを守る」である。

震災直後から、ライフラインの途絶や放射線の被ばくの不安から、子どもたちは屋内に閉じ込められ、子ども

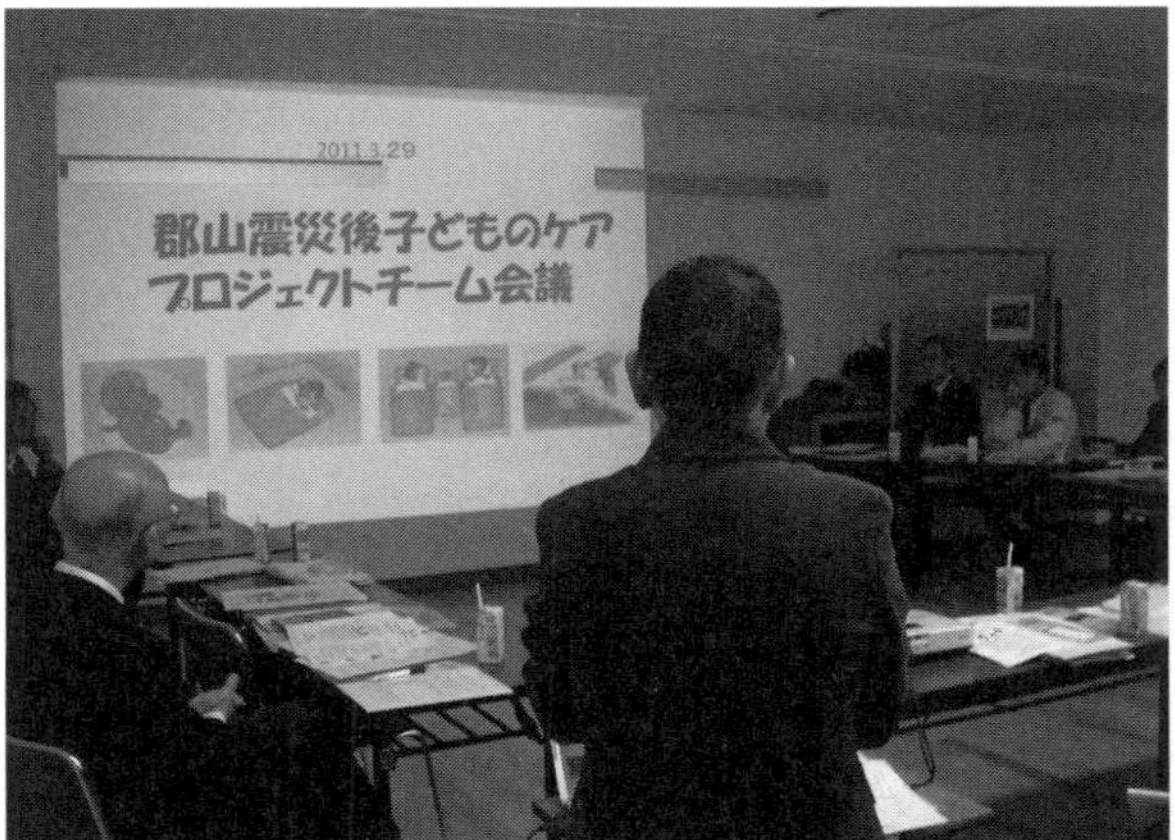

写真１　2011年３月29日に開かれたプロジェクトチーム会議

の自由な環境は完全に奪われてしまった。学校、幼稚園も休止していた。子どもたちと保護者が安心していられる屋内の環境が必要とされた。

また、ＰＴＳＤを早期に発見するには、子どもの周りにいる大人たちが、子どもの変化に気づくことが大切である。ちょっとした仕草、顔つきから、子どもの持っているストレスや恐怖を理解し、共有することが重要である。従来から、郡山市では絵本の〝読み聞かせ〟が活発であった。読み聞かせは、大人たちが子どもの世界に容易に入ることが可能で、なおかつ、子どもたちの表情や様子を間近に感じ取ることができる。特に普段から子どもたちと接している身近な大人たちとして、心身ともに多少の余裕のある読み聞かせボランティアの方々はまさに適任と考えた。そして、日ごろの読み聞かせや遊びを通した活動の中で、気づいた子どもたちの変化、気になったことがあれば、すぐに専門家による対応をとれる体

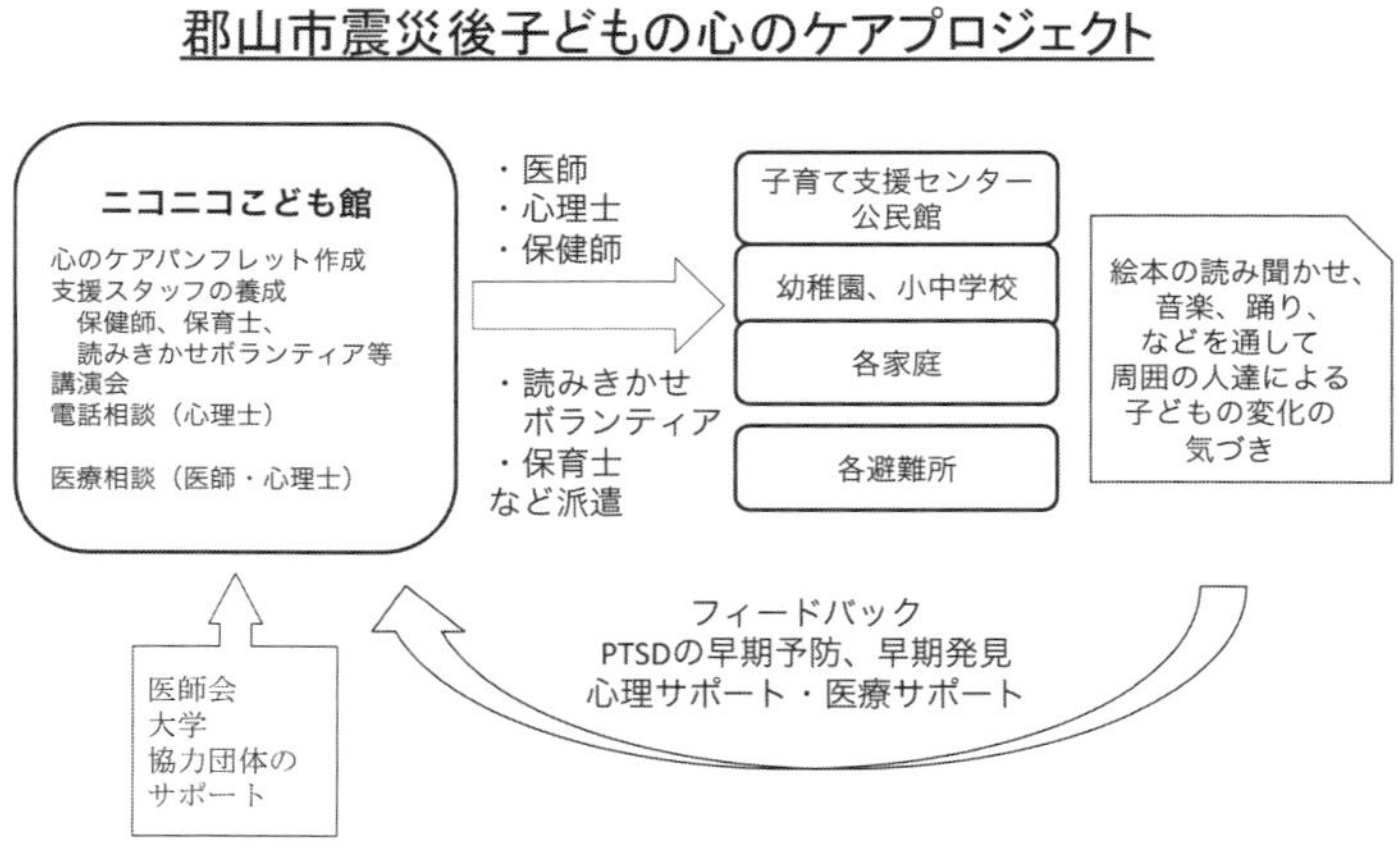

図１　プロジェクト概要図

制作りをめざした。

　プロジェクトの具体的な活動は、非常に多岐にわたった。医師による放射線や特殊環境下での子育て、健康についての講演会、子どもの手当ての具体例を示したリーフレットの作成配布（75頁）、地域での読み聞かせ活動の継続、避難所での子ども部屋の設置、教職員、保育士、ボランティアを対象にした講演会、臨床心理士による相談会、保育士、教員への室内運動講演会と研修会、こどもの日、夏の日のイベント（写真2）などを行った。

　こうして、日本全国からも多くの方々の協力を得て、子どもたちを地域が守るモデルとなるよう活動を開始した（図1）。一つひとつは地道な活動であるが、しかし着実に協力者を増やし、後に大きな結果を残すことに発展するのであった。

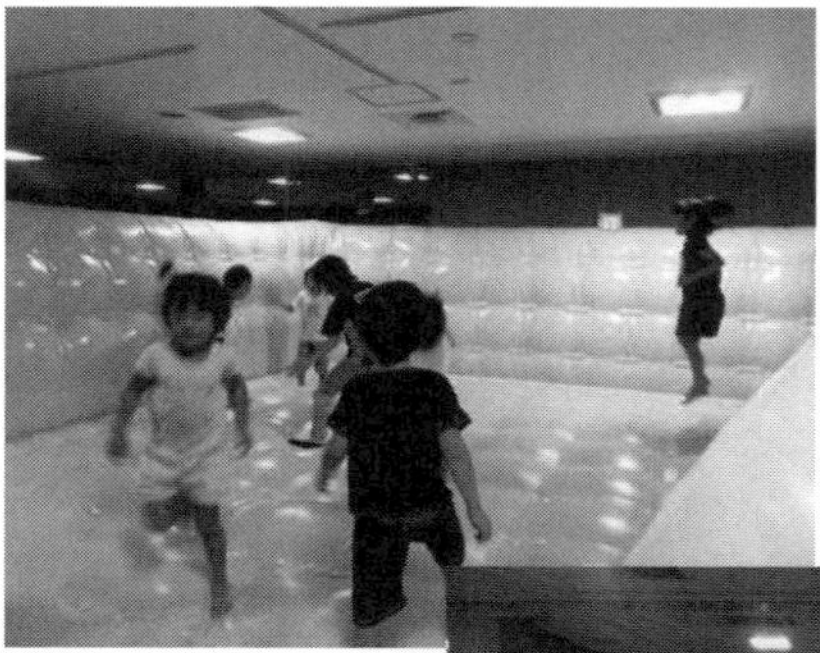

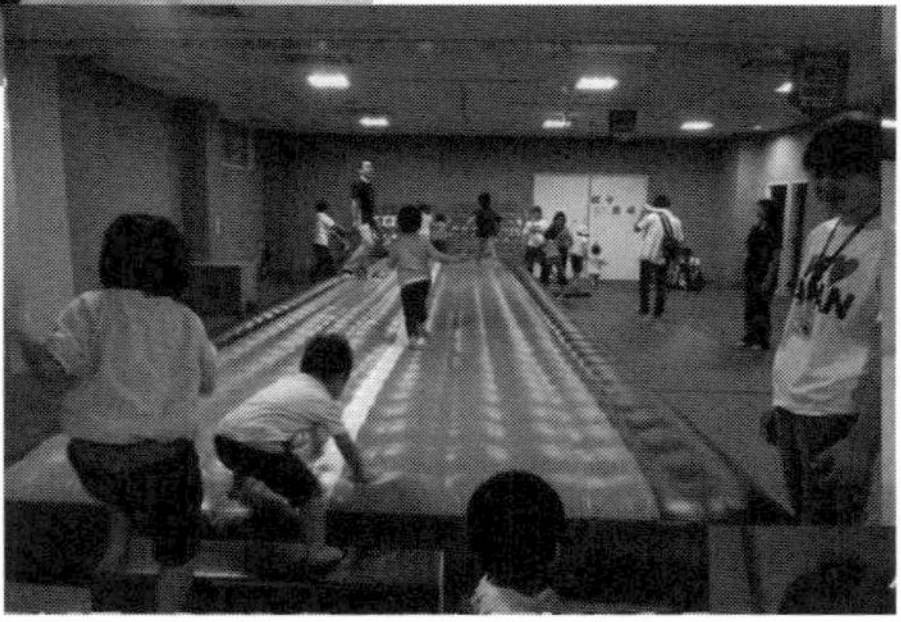

写真２　夏のキッズフェスタ

子どもに寄り添うということ

渡辺久子◉慶應義塾大学医学部小児科講師

子どもに寄り添うということはどういうことなのだろう？　東日本大震災の10日後の２０１１（平成23）年３月21日に、私は郡山市を訪れ、郡山の人々と共に、震災後の子どもたちに寄り添うことについて考えた。その日私が郡山市で目にした、三つの光景が、こころに焼き付いている。

子どもに寄り添う光景1――小児科医

福島第一原発から西方60キロの人口33万の郡山市は、世界で初めて震災と原発事故による放射線被害の複合災害をこうむった地域の一つである。そこには「このままでは子どもたちが危ない！郡山市からは一人も子どものＰＴＳＤ（心的外傷後ストレス障害）をだしてはならない！」と訴える小児科医、菊池信太郎先生がいた。

３月21日の朝、私は小児科医の鴇田《ときた》夏子先生と、新幹線の那須塩原駅からタクシーで郡山市に到着した。郡山市には雨が静かに降り、街に人影はなく、さながらゴーストタウンであった。放射能汚染を恐れ、ガソリンもなく、子どもたちは家に閉じこめられていた。まだライフラインの復旧が急務の時であった。

菊池医院の応接間で、菊池辰夫先生と信太郎先生から震災当日のことをうかがった。

「ドドーンという激しい揺れの後、医院の2階に入院していた子どもたちを、無我夢中で駐車場に避難させました。その時突然、空は暗く陰り、雪がどーっと降りだして、この世の終わりかと思いました。大あわてで2階にかけあがり、皆で手わけして、ありったけの毛布やふとんを駐車場に投げだして、その下に子どもたちを匿いました」

いつも柔和なお二人は、危機感のみなぎるきびしい眼をしておられた。「今、郡山の親子は放射能におびえ、屋内に閉じこめられ、普通の生活が破壊されています。避難所の子も家庭の子も同じ。一人ひとりの不安な気持ちを思うと、いてもたってもいられません。地震と放射能汚染に同時にさらされた子どもをどうケアするかは、どこの小児科教科書にも書いていないのです。郡山の子どもたちがＰＴＳＤになる前に、何とか動き始めないと」――。ＰＴＳＤから子どもたちを守ろうとする決意が伝わってきた。

地震と原発事故の複合災害は人類史上初めての惨事である。この状況で何ができるのか？　子どもたちに、安全で、安心できる生活を回復するために、今すぐ行動しなければならない。でも、世界の震災後のトラウマ研究は、そのまま郡山には該当しない。日本は風土も歴史文化も外国とは異なる。そこで阪神淡路大震災を経験した精神科医・中井久夫先生が、3月15日の朝日新聞に投稿した記事を一緒に読んだ。

「忘却こそ被災者の最大の危機」

〝忘却こそ被災者の危機　「誰かいてくれる」だけで意味〟――という見出しで、中井久夫先生は次のことを書かれていた。被災者にとり外部から持ち込まれるアンケートは侵入以外の何物でもない。被災者のことは被災者でないとわからない。被害は一人ひとり違う。だから被災者を心から尊重し、現地の声に耳を傾けるべきだ。忘れられるのが最大の危機。誰かがいてくれることと、温かいご飯とゆっくり休める場所が、災害直後はＰＴＳＤの一番重要な予防になる。40～50日でやるべきことはやっておけ。まだ先は見えないが、集団として、社会として、立ち直ることは間違いない。

日本一の絵本の街・郡山

そう、郡山のことは郡山の人に聞こう。

――子どもの活動で、郡山市が得意なものは何？

「郡山市は全国一の絵本の売上高を誇り、絵本の読み聞かせの盛んな地域だ。市内には『クローバー子供図書館』があり、うちの菊池医院にも分室があるよ」

——絵本の読み聞かせのボランティアは何人くらい？

「３００人はいる。ボランティアにはお年寄りもいて、絵本を持って家庭訪問することもできる」

菊池辰夫先生がすぐに連絡をとり、明日絵本活動のグループが集まってくださると聞き、私たちは避難所に向かった。

子どもに寄り添う光景2——赤ちゃんとお母さん

菊池信太郎先生の案内で、まず開成山野球場と国際会議場ビッグパレットふくしまの避難所を訪ね、最後に郡山市こども総合支援センター「ニコニコこども館」を訪れた。こども館の玄関は暗く、2階と3階が原発事故から避難してきた「浜通り」の住民の避難所だった。

3階は乳幼児専用スペース。ホールでは、ある母親が、坊やを乗せたバギーを押して、わが子が泣かないようぐるぐる走っていた。奥の日本間を覗き込んだ鴇田先生はすぐに出てきた。「まずい！　赤ちゃんを抱えたお母さんに睨まれてしまった」。すると障子がスーッと開き、女の赤ちゃんを抱いた若い母親が、とても疲れた目であたりを見まわした。

「まあかわいい！　おいくつ?」と私が尋ねると、母親は「2カ月です」と答えた。赤ちゃんは私の声にふりむき、くいいるように見つめた。好奇心あふれる瞳である。思わず私は舌をならしてあやすと、眉毛をちょっとつりあげ目を輝かせた。私はそれにつられて「コッコッコッコ」と舌鼓をうった。するとその子ははじけるように「キャッキャッキャッキャッ」と笑いころげた。

予想外の反応に母親は一瞬気色ばみ、私ははっとした。母親は寝ずの番で、ありたけの知恵をふりしぼり、この子を守り、あやしてきたに違いない。それを無神経にも、見知らぬ人がいきなりやってきて、勝手に笑わせるなんて。反省をこめ冷や汗をかきながら、私は赤ちゃんに語りかけた。「あなたはいいなあ。お母さんが夜も寝ないで守っていてくださるから、安心して、このおばちゃんに笑えるのね」。

母親はうっすら涙を浮かべた。敏感に気配を察し、赤ちゃんはさっとお母さんを見つめた。お母さんがにっこりうなずくと、その子はお母さんの胸に顔をうずめた。私が「お元気でね」とあいさつすると母親は会釈を返してくださった。

不意に襲った運命に一心不乱に立ち向かう若い母親がいじらしかった。乳児は、お母さんのただならぬ表情や雰囲気を一瞬にして察知する。デリケートな子は緊張し、怖がり、自分が悪いと萎縮するかもしれない。幼児期の心臓病などの大変な困難を乗り越えた子が、思春期に不安に陥り苦しむケースを、私はしばしば診てきた。母親の捨て身の愛と一緒に緊張と不安まで焼き付いてしまうのは悲しい。お父さんや周囲が、お母さんを包み、お母さんが安心してわが子をかわいい、育児が楽しい、と思えるようにしてやらないと。郡山市の妊婦さんや乳幼児のお母さんたちの不安を一刻も早く和らげたいと思う。

子どもに寄り添う光景3——保健師

「ニコニコこども館」の1階の奥の郡山市こども支援課で、郡山医師会長の菊池辰夫先生がスタッフに紹介してくださった。「鴨田先生のおやじさんは僕の友だちです。いわきの病院にひとり残り、患者さんに寄り添っています。渡辺先生は子どものこころの専門家です。黒衣《くろこ》になって僕たちを応援してくれます」。

するとある保健師さんが語りはじめた。「2階の避難所に一人中学生の男の子がわーわーわめいていたでしょう。知的障害のお子さんです。今朝、お母さんがいなくなりました。放射能におびえて逃げていかれたのでしょう。そうとは知らずこの子はお母さんを探し続けています」。哀しみのにじみでる口ぶりに、もの言えぬ子の混乱とその子を思う保健師さんの親心が伝わってきた。ご自身も余震、放射能恐怖、風評被害に傷つき、それだからこそ、母親に捨てられた子のつらさへの共感が深いのであろう。親の支えを失う子どもに寄り添う地域の大人の親心であった。

暗がりの中で話しあいを続けた。「子どもたちの〈今〉は二度と戻らぬかけがえのない時間。郡山市に根づく絵本により、親子のふれあいと笑顔を取り戻したい。絵本の読み聞かせや子育て広場で、不安そうな親子を見つけ、さりげなく声をかけて温かく包んでほしい」。でもライフラインは回復していない時に、はたしてできるのだろうか。

その時、柳田邦男先生の顔がうかんだ。たまたま3週間前に、柳田先生のお嬢さんで写真家・石井麻木さんのカンボジア地雷撤去活動の報告会で偶然、柳田先生にお目にかかった。柳田先生の訳されたポーランド人画家トメク・ボガツキの『コルチャック先生』の絵本は素晴らしい。そのことを柳田先生と話しあった。ヒトラーのガス室で殺されるユダヤ人の孤児に最期まで明るく寄り添った小児科医コルチャック先生は、放射能の恐怖の中で子どもたちに寄り添う郡山市の大人と重なった。「皆さん、ぜひ絵本の読み聞かせ活動を始めてください。私は絵本の読み聞かせを推進する柳田邦男先生を郡山市にお連れしましょう」。

「エー！　ほんとう！」と、こども支援課の野口雅世子課長はじめ保健師さんが笑顔になった。

まず郡山から始めよう

あっという間の1日で、菊池医院に戻ると夜であった。闇に包まれ1日を振り返ると、大震災の巨大な被害の前で「私たちに何ができるのだろう?」と無力感がこみあげてきた。でもこの日、私の見た郡山市の人々はものしずかで、自然の猛威により喪《うしな》ったものへの言葉にならぬ思いが、どの人の瞳にもあふれていた。地震の瞬間、無我夢中で入院中の子どもを救った医院の人々、海辺から2カ月の赤ちゃんを抱いて逃げてきたお母さん、母親に見捨てられた子を思いやる保健師さん。危機に瀕して、子どもを最優先する大人の姿は、闇に光る蛍のような、美しい感動を私のこころに灯してくれた。ふるさとを思い、破壊されるふるさとをなんとかしたいという、親心が息づいているのを感じた。

まず絵本の読み聞かせ活動を始めながら、子どもたちの安心できる親子関係や遊びを取り戻していこう。子どもらしくわくわくしたり、泣いたり笑ったりできる瞬間は、どんなに悲惨な状況の中でも確保してみよう。それには子どもにかかわる親や先生や保育士たち、この地域の大人たちがまず落ち着いて、手をつなぐことだ。これから郡山は、どれほど放射能の不安と風評被害で苦しむかわからない。であればこそ、日々の楽しさを子どもたちに取り戻してあげたい。大人が不安にのみこまれてはならない。荒れる嵐の中でも、怖がらないお母さんに抱かれている子は不安にならない。温かい暖炉のある部屋で、眺める窓の外の嵐は怖くない。郡山市の親心を結集し、大人の責任において子どもたちの子どもらしい笑顔を守るための、砦を築こう。大きなスケールで広い世界とつながり、子どもたちの未来を拓こう。菊池先生は郡山の親心を、私たちは全国そして世界の仲間とのつながりを作り郡山を支援しよう。

すべてものごとは、最初はささやかに始まる。ここ郡山市の親子のこころに光を灯そうとする時、それがはじめはどんなにささやかでも、本物であれば、子どものこころに消えない光となるだろう。するとそばの闇がほっと和み、そこにもまた光が灯る。今東北ははてしなく深い闇の中にある。あせらずに今できることを私たちは始めよう。小さな光は次第に増えて、いつか大きな輝きになるかもしれない。それを楽しみにしながら、まず郡山から始めよう。

翌週の火曜日（3月29日）の「郡山市震災後子どもの心のケアプロジェクト」の発足において、菊池信太郎先生は、このプロジェクトに「統一性、構造化、継続性」の理念をかかげた。統一性とは、皆でこころを一つにすること。それはまず自分のニードを後にまわし、子どもらのニードをくみ上げることだ。構造化とは、子どもを中心に据え、子を包む親、親子を包む家族、家族を包む地域社会と、玉ねぎのような多層構造を作ることだ。継続性とは、子どもに寄り添う大人の連帯感が、一貫性をもって長期スパンで、一人ひとりの子どもの生活を見守っていくことだ。どんなことがあっても最低10年は継続するという意思を、暗黙の了解のように皆で確認した。

そこから怒濤のように「郡山市震災後子どもの心のケアプロジェクト」は活動を展開した。それはこの本の随所に記されているであろう。郡山のお父さんお母さんこそが、体をはってわが子を守る主体。そんな思いを込めて、「お子さんの不安を包みましょう」「あなたは悪くない」「赤ちゃんのように甘えていい」と、異常事態における、子どものこころを包むヒントをもり込んだチラシを、子どものいる全家庭に5万枚ほど配ったのもその一例である。絵本の読み聞かせは避難所、熱海温泉（郡山ユラックス熱海）などで行われた。自然な流れの中で一人ひとりの子をていねいに見守り、早く対応し、ＰＴＳＤを防ぐことができた。

妊婦さん全員が安心して出産できるように支え、震災後の人工中絶の比率があがらなかったことは特筆すべきである。どうやってそれを実現したのと、こども支援課の助川由紀江さんに尋ねると、

お子さんの不安を包んであげましょう！

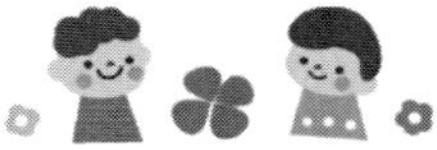

2011年3月11日の東北関東大震災により、私たちの生活は地震と津波、そして原発事故により大きな被害を受けました。
感受性豊かなみなさんのお子さんは、今回のできごとでいろいろな思いをしています。ショックやこわい気持ちを、だれにもいえずに、ひとりでかかえているかもしれません。
不安はさまざまな形で、こころやからだにあらわれます。
早くにお子さんの不安な気持ちに気づき、落ち着いてうけとめてあげると、お子さんはとてもほっとし、元気な自分にもどることができます。お母さん、お父さんのまごころで、お子さんの不安を包んであげましょう。

発行
郡山市震災後子どものこころのケアプロジェクト
（郡山市　ニコニコこども館内）

監修
慶應義塾大学医学部小児科
精神保健チーム（代表　渡辺久子）

※神奈川県川崎市の「NPO法人らんふぁんぷらざ」の心理チーム作成冊子に許可の上加筆・編集しました。

お子さんを抱きしめましょう！

子どもは不安な時に、おもいがけない反応をします。

- 何ごともなかったようにけろっとしていたり
- から元気になったり
- よく笑ったり（ショックで興奮した状態）
- ぼーっとしていて、話さなくなったり
- いらいらして乱暴になったり

このような時は抱きしめて、
何度でも「大丈夫」
と言ってあげましょう！

「あなたは悪くないよ」と言ってあげましょう

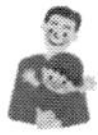

「何もできなかった」
「ぼくのせいで起きたのだろうか」とお子さんはひそかに悩んだり、言葉でいうかもしれません。
そんなときはお子さんをしっかりと抱きしめて
「あなたは決して悪くないよ」といってあげましょう。

お子さんの話をよく聞きましょう

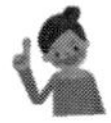

お子さんが何か話そうとしているときには
しっかりと目を見て、じっくりと聞いてあげましょう。
すぐに対応できないときはその理由を説明し
「あとから必ず聞くからね」と約束しましょう。

夜は一緒に寝ましょう！

眠れない、眠りがあさい、寝るのをこわがる、寝ている時にうなされる、寝ぼけて起きて泣きさわぐ、怖い夢を見るなど、いつもと違う眠りになることがあります。
恐怖やショックを受けると脳は、興奮し緊張するためです。
お父さんやお母さんのぬくもりを感じて眠ることは、緊張がほぐれ、こころが落ち着くことにつながります。

個人差はありますが、10歳を過ぎる頃から子どもは思春期に入ります。
10歳頃からは、男の子はお父さんと、女の子はお母さんと同じ布団や、となりで一緒に寝ましょう。

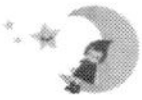

「こわい」と言うときはこわくないやり方をしてあげましょう

夜や、暗いところをこわがったり、ひとりでいることや、ちょっとしたことをこわがることがあります
「トイレについてきて」といわれたらついて行ってあげましょう。
今まで平気だったことをこわがるときは
「どういうやり方なら大丈夫？」とお子さんに聞き、
こわくないやり方をしてあげましょう。

赤ちゃん返りを受けとめてあげましょう

赤ちゃん返りは、不安から立ち直ろうとする健康なこころの反応です。
災害の後にもよく見られます。今まで出来ていたことができなくなり、

- 抱っこをせがむ
- ご飯を食べさせて欲しがる
- 普段できることをやって欲しがる
- 赤ちゃん言葉で話す　　など

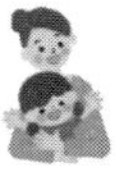

決して叱らず、十分に暖かくうけとめましょう。
お子さんが「もういい」というまでうけとめることが、こころの回復の早道になります。

「手当て」をしてあげましょう

子どもは不安を言葉で訴えるかわりに身体の症状で表します。

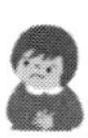

- 頭が痛い
- おなかが痛い
- 体がしんどい
- 食欲がない
- だるい　　　　など

心配して病院にかかる前に、まず優しく手をあてて、
「痛いんだね」「苦しいんだね」と話しかけ、
なでたり、さすったりしましょう。
こころの「手当て」も、まず暖かく手を当てることから
はじまります。どの子も必ずほっとするでしょう。

郡山市の子どもがいる家庭に配布された子どもの手当てリーフレット

妊婦さんを見かけたら近寄り、優しく寄り添い、不安な気持ちを受けとめ、何度も妊婦さんたちを集めては、菊池先生に放射能の話をしてもらうということを丹念にくりかえしたという。

被災地の人々に寄り添う柳田邦男先生

その後、私は柳田邦男先生にお手紙をだし、先生がすぐに「行きましょう」と二つ返事で応じてくださったのに感動した。4月9日に郡山市の医師会館の講堂（ビッグハート）で、柳田先生はマイクを持たれ、開口一番「私の全人生は今日のこのためにありました」と言われた時には震えを抑えることができなかった。

子どものこころに寄り添うということは、子どもとともに生きるということである。柳田先生のような全身全霊の生き方が必要なのだ。

コルチャック先生——究極の子どもへの寄り添い

子どもに寄り添う大人の究極の姿は、小児科医コルチャック先生ではないだろうか。柳田邦男先生の訳したボガツキのコルチャック先生は、深い。ワルシャワのユダヤ人孤児院の院長をしながらコルチャック先生は第2次世界大戦のヒトラーの政策で、孤児とともにガス室に消えた。まずワルシャワのゲットーに隔離され、次いでトレブリンカ強制収容所に送り込まれたが、コルチャック先生は、最期まで子どもたちに寄り添い、品位のある人間としての生き方を子どもたちに示した。どんな状況の中でも、子どもたちの子どもらしい生活を擁護した。子どもたちはお手伝い、勉強、歌やゲームといっためりはりある生活リズムの中で、喧嘩したり、仲直りしたり、甘えたり、怒ったりしながら、素直な喜怒哀楽の感情をだし、自分らしく生きることができた。いつもコルチャック先生が一緒だったので、子どもたちはおびえることなく最期まで笑顔や歌を忘れなかった。コルチャック先生はゲットーで、夜になると、寝ている子どもたちの見えやすい高い位置に机を設け、そこで執筆を続けた。その遺稿が１９８９年に国連が制定した「子どもの権利条約」の草案になった。

被災地の子どもに寄り添う人々に寄り添う世界の専門家――オソフスキー夫妻

郡山にかけつけてくださったたくさんの方の中でも、アメリカの乳幼児精神保健家でトラウマ学者のジョイ・オソフスキー（Joy D. Osofsky）先生は一番乗りといえる。震災の3月11日の夜に慶應義塾大学病院小児科外来の診察台のベッドで夜をあかした私は、12日の朝にパソコンをあけると、アメリカからのメールに驚いた。長年の友、ルイジアナ大学精神科教授ジョイ・オソフスキー先生からであった。「ヒサコ、どうしている？　いつでもすぐ支援に行く」とあった。ジョイは5年前にハリケーン・カトリーナで自宅のあるニューオーリンズ市が水没した際、率先して子どもの生活の復興を支援していた。その後、チリやハイチの津波、中国・四川省の地震の現地支援をしているトラウマの専門家である。「ありがとう。まだ何が起きているか全体像がつかめない」と返事すると、ジョイらの作った被災直後の子どものケアのチラシが送り込まれてきた。

そして、震災後3カ月経った6月29日に、オソフスキー先生夫妻は来日した。6月29日にいわきを視察した後、郡山市で講演を行い、「新しい日常（ニューノーマル：New Normal）」の概念を教えてくださった。なつかしい故郷が二度と戻らぬ姿になる時、トラウマの克服には、異常事態のどまん中に、ささやかでよいから、震災を忘れるいつもの楽しい子どもらしい活動を作ること、という力強いメッセージであった。また自然災害と人災とでは、トラウマの質と予後が異なり、ニューオーリンズでも浸水後の復興はスムーズ、でもメキシコ湾原油流出事故の後は、うつ病、自殺、薬物中毒、虐待、ＤＶ（Domestic Violence：家庭内暴力）が多発したことを教えてくださった。原発は人災。人災のトラウマの後遺症への覚悟と早期の予防を促してくださった。

子どもに寄り添う人々の脈々と続く流れ

郡山市では、その後も思いがけない、そして素晴らしい出会いが続いている。柳田邦男先生は「それは〝偶然〟に見える〝必然〟で、あらかじめ用意された偶然」と言われる。4月末のコロラドでの全米小児科学会震災後シンポジウムで、郡山の状況を発表した。そこで、サンフランシスコ大学小児科のジョン高山先生に再会した。高山先生は6月以降、郡山市の子どもの実態調査を支援してくださっている。子どもたちが外遊びのできないことを知って、ボーネルンド社が大型遊具を提供してくださった。そして実現できた8月の夏のキッズフェスタの光景が、お茶の間に放映され、その番組をご覧になった郡山市のヨークベニマル社長・大高善興氏が、PEP Kids Koriyama〈ペップキッズこおりやま〉の実現を支えてくださった。震災後、サンタさんは郡山市の子どもたちのところにちゃんと来てくれたのだった。

大高氏はお目にかかるたびに「器を作ることはできたが、魂を入れるのはこれからです。先生よろしく」と言われ、私は身がひきしまる思いになる。その大高氏から次のお話をうかがった。

「僕の幼なじみのたっちゃん（菊池辰夫先生）は、よく小児科医のおふくろさんの往診についていった。そこの家の子どもの容体が悪いと『あんたはうちに帰りなさい。お母さんはここに泊まるから』と言い、おふくろさんは、その家に泊まり込んで一晩中看病したんですよ。戦後の貧しい時代で、狭い部屋には、その子の兄弟や両親も、横でいびきかいて寝ていたんです」

郡山には、大人が子どもを守る精神風土が脈々と受け継がれているのだ。

「震災から2年目になろうとしている今、幼児の外遊びは公立保育所で30分です。今また震度4の地震がくると、大人も子どもも『またか！』と不安になります。原発が心配です。いつどうなるのか心配です。いつになったら安心できるのかなー、と思います。だから地震が怖いです」

これはNPO法人「富山・イタズラ村・子ども遊ばせ隊」の早川たかし（隆志）氏が受けとった

郡山市こども支援課のSさんからの手紙である。

この原発の不安は少しずつ解消されなければならない。そして今福島で、とりわけ郡山で苦しむ幼い子どもとその親たちに対し、私たちは責任ある寄り添いを続けなければならないと思う。

◆参考文献

・中井久夫「忘却こそ被災者の危機」朝日新聞朝刊　2011年3月15日付
・渡辺久子編（2012）「赤ちゃんの精神保健―地域ではぐくむ乳幼児のこころ」『こころの科学』166号
・郡山市震災後子どもの心のケアプロジェクト「お子さんの不安を包んであげましょう」

メンタルヘルスケアと支援のコラボレーション
――福島県臨床心理士会の活動

成井香苗◉郡山市震災後子どものケアプロジェクト子どものメンタルヘルスケアに関する検討会リーダー
福島県臨床心理士会東日本大震災対策プロジェクト代表
郡山メンタルサポート代表

はじめに――私の被災体験

２０１１年3月11日2時46分、千年に一度の規模といわれる東日本大震災が起きました。私はちょうどその時、東北縦貫道の福島県矢吹町インター付近を郡山に向かって車を走らせていました。何度ハンドルを戻しても左側の路肩へとハンドルがとられてしまいます。おかしいと思っていると、数メートル先の路面がスススーと裂け、さらに行くとロールケーキのように路面が盛り上がるのを目撃し、慌ててラジオをつけました。ラジオは郡山の私の事務所につくまで地震の大きさと津波への注意・避難を呼びかけていました。幸い私の事務所は大きな被害はなく、ほっとしたのもつかの間、東京電力福島第一原子力発電所の被災事故が告げられ、まさか爆発はないと思っていたのですが爆発してしまいました。そこからが私の震災後の心のケア支援活動の始まりでした。

スクールカウンセリングの被災直後の支援活動――福島県臨床心理士会の活動

東日本大震災において被災地は、地震と津波により甚大な被害をこうむりました。中でも福島県は、福島第一原発が津波にのまれ、水蒸気爆発を起こし放射性物質がまき散らされる事態になりました。政府は当初原発から半径20キロを緊急避難区域に、半径20キロから半径30キロまでを屋内退避・緊急時避難準備区域に指定しました。浜通りに住む避難区域の多くの住民は2～3日の着替えを持っただけで、こんなに長期化するとは夢にも思わず強制的に中通りや会津に避難させられました。

福島県臨床心理士会は、福島県教育庁学校生活健康課から緊急時派遣スクールカウンセラーの派遣を依頼され、3月22日から10日間、全県下の避難所になっている学校の体育館に支援に入りました。その時の保護者の心配は、避難はいつまで続くのか（早く戻りたい）、学用品もなく4月から子どもたちはどこの学校に通えばよいのか、学校はいつ再開するのか、せっかく合格した高校の入学はどうなるのか、というものでした。心のケアというよりもこうした現実の差し迫った問いに県教育庁からの情報を伝え、ＰＦＡ（Psychological First Aid）に基づいて保護者にできるだけ安心感を持っていただけるよう活動しました。また子どもたちには、心理教育でストレスへの対処を教えたりしつつ、年齢に応じた遊びの要素を取り入れた出会いのワーク（自己紹介や仲よくなるためのゲーム）や、コラージュ（画用紙に雑誌の切り抜き写真を貼る表現活動）によって激変した環境への適応と新しい仲間との関係づくりをサポートしました。10日間で福島県臨床心理士会が派遣した臨床心理士は28人、支援した児童生徒と保護者は2235人を数えました。

実はその時一番心配だったのは、支援の対象外だった乳幼児の表情のなさと、親にしがみついて片時も離れようとしない姿でした。「郡山震災後子どもの心のケアプロジェクト」が3月29日に第1回の設立会議を行い、4月9日には柳田邦男先生・渡辺久子先生のご指導の下、避難所などで子どもたちを集め「読み聞かせ」の活動を展開したことは、被災した子どもの心のケアとしてとても大切なことでした。

学校再開後のスクールカウンセリングの震災支援

4月、福島県教育庁は高校を避難先の近くの高校にサテライト形式で再開し、また転校も可として取得単位は元の高校が再開すればそこに戻り単位も認めることにしました。小中学生は、避難先の公立小中学校に転校することになった児童生徒が多数を占めました。自治体ごと避難したところは廃校を利用して学校を再開し、避難地域外の学校に間借りする形で2校・3校が一つの校舎を共有し、一つの校舎に三つの校長室と三つの職員室、三つの保健室というところもありました。教員も原籍校を失い兼務辞令により、受け持ちの子どもが転入している学校を回って指導するなど、通常ありえない混沌としたストレスフルな環境での新学期となりました。

こうした中でも、子どもたちはけなげに頑張ります。外目には元気でその心の傷は身近な大人にも気づきにくいものです。また教師も児童生徒のケアを優先し自身や自分の家族のことは犠牲にしています。したがって被災した児童生徒や教師のPTSD（心的外傷後ストレス障害）を予防し、激変した学校環境への適応をたすけること、さらに個別の支援を必要としている児童生徒を発見し、心のケアを行うことがスクールカウンセラー（SC）に求められました。そのため福島版「学級ミーティング」を福島県臨床心理士会SC委員会は作り、県教委の同意のもと実施しました。

（1）福島版・学級ミーティングとは

震災直後よりPFAが推奨されデブリーフィングを用いることの危険が伝えられていました。安心安全をまず優先し、トラウマ体験を語らせてはいけないとトラウマに触れる危険を警告していました（冨永良喜、2004／日本心理臨床学会・支援活動委員会、2011）。しかしながら福島県は、原発事故による低線量被ばくという人類が未体験の危機にあり、これまでのセオリーを当てはめるだけでは対応できない状況でした。放射線の健康不安は、長期にわたり安心安全が保証できない状態をつくりました。またこれだけの学校環境の変化や、避難区域からのたくさんの転入生があり、被災状況の違う子どもたちが一緒に学ぶ状況を考えたときに、この危機を共に乗り越え、落ち着いて学校生活を送るためには、お互いの思いを理解し合うことが必要です。そこで、デブリーフィングのように侵襲的でなく比較的安全に〝今の思い〟を自発的に語ってもらい、教室の仲間に共感支持される経験を通して、ピア・サポート力（仲間同士の支え合いの力）を賦活しエンパワメ

福島県教育委員会・福島県臨床心理士会

学級《がっきゅう》ミーティング（健康《けんこう》アンケート）	年《ねん》　月《がつ》　日《にち》	
学校の名前 1. 小学校《しょうがっこう》　2. 中学校《ちゅうがっこう》　3. 高校《こうこう》	年《ねん》	組《くみ》
あなたの名前《なまえ》　男《おとこ》・女《おんな》	出席番号《しゅっせきばんごう》	

あなたの最近《さいきん》のからだと心《こころ》の健康《けんこう》について、教《おし》えてください。

1	この**1週間《しゅうかん》（先週《せんしゅう》から今日《きょう》まで）**に、つぎのことがどれくらいありましたか？ あてはまるところに○をしてください。	ない （0）	少し ある （1）	かなり ある （2）	ひじょう にある （3）
①	なかなか、眠《ねむ》ることができない				
②	むしゃくしゃしたり、いらいらしたり、かっとしたりする				
③	つらいことの夢《ゆめ》や、こわい夢《ゆめ》を見《み》る				
④	頭《あたま》やお腹《なか》が痛《いた》かったり、からだの調子《ちょうし》が悪《わる》い				
⑤	外《そと》に出《で》るのが不安《ふあん》				

2　今《いま》、どんなことを感《かん》じていますか、思《おも》っていますか、考《かんが》えていますか？

3　それについて、どんな工夫《くふう》をしていますか？

4　これから、どうしたいですか？どんなことができますか？

5　この時間《じかん》の感想《かんそう》を聞《き》かせて下《くだ》さい。

東日本大震災心理支援センター（日本臨床心理士会・日本心理臨床学会：後方支援 WG・心理アセスメント班）：福島県臨床心理士会

ント（問題への自己解決能力のアップ）されるような、教師と児童生徒の絆を結ぶ学級活動になるよう工夫しました。

（2）学級ミーティングの目的

①子どもたちのピア・サポートを賦活し、被災により激変した学校環境への適応を図る
　心を落ち着けて学習や活動に取り組めるようにする
②子どもたちと先生方の心のケアとストレスマネージメント
③個別に心のケアが必要な子どもの発見と対処

（3）学級ミーティングの手順

①教員に学級ミーティングをレクチャーする……学級実施前日の放課後
　クラスで担任がファシリテーター（活動の支援者）として学級ミーティングを行うために、SCは以下の②～⑥までを実際に教員集団に対して「学級ミーティング」を説明しながら実施する。教員は体験することで効果を実感し、子どもたちに自信をもって臨める。
②予備活動（質問紙に記入し心の準備）
・健康アンケート（前頁）にチェック
　5項目健康調査（被災直後）……過覚醒・再体験・回避・放射能不安をチェック
　22項目健康調査（中期以降）……心の健康度をスクリーニング

・自由記述
質問1「あなたは今どんなことを思っていますか？　感じていますか？」
質問2「それについて、どんな工夫をしていますか？」
質問3「これからどうしたいですか？　どんなことができますか？」
③リラクセーション（ストレスマネージメント）
・動作法「肩上げ」セルフリラクセーションとペアリラクセーション
・深呼吸
④ピア・ミーティング
担任がファシリテーターとなり事前アンケートの3問を1問ずつ問いかけ、学級の全員が順番に話す。メンバーは共感的に傾聴し、お互いの気持ちを認め合い受容する。

［留意点］
・「今思っていること」に焦点を当て、今後への対処に目を向けさせる。
・本人がこの場で話せることを話させ、無理に聞きださない。
・辛くなったら保健室へ退避させる。
・ふざけて話を邪魔しないよう注意する。
・自責的な発言には、今回のことは誰が悪いわけではないと保証する。

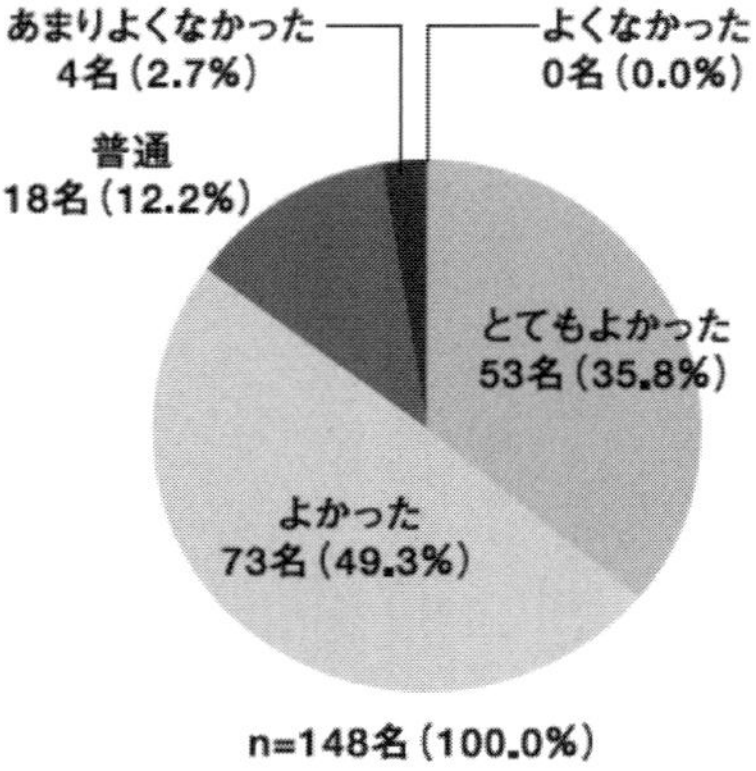

図１　学級ミーティングを実施してどうでしたか？

⑤担任のまとめ

みんなの想いを簡単にまとめてから、以下のメッセージを与える

・みんなで協力し合い、励まし合いながらこの事態を乗り越えていこう。
・なるべく普段通りの学校生活をしよう。
・うわさに惑わされないようにしよう。
・一人で考え込まないこと。辛いときは先生や親、ＳＣに相談しよう。

⑥事後活動　子どもたちはアンケートに話し合いの感想を記入

⑦事後フォロー

担任や管理職、ＳＣとで、健康アンケートをチェックしてミーティングでの様子を加味し、個別に担任やＳＣが面談する必要のある児童生徒や、医療その他関連機関にリファーする（つなげる）ケースを見つけ、適切に対応する。

（４）学級ミーティングの評価

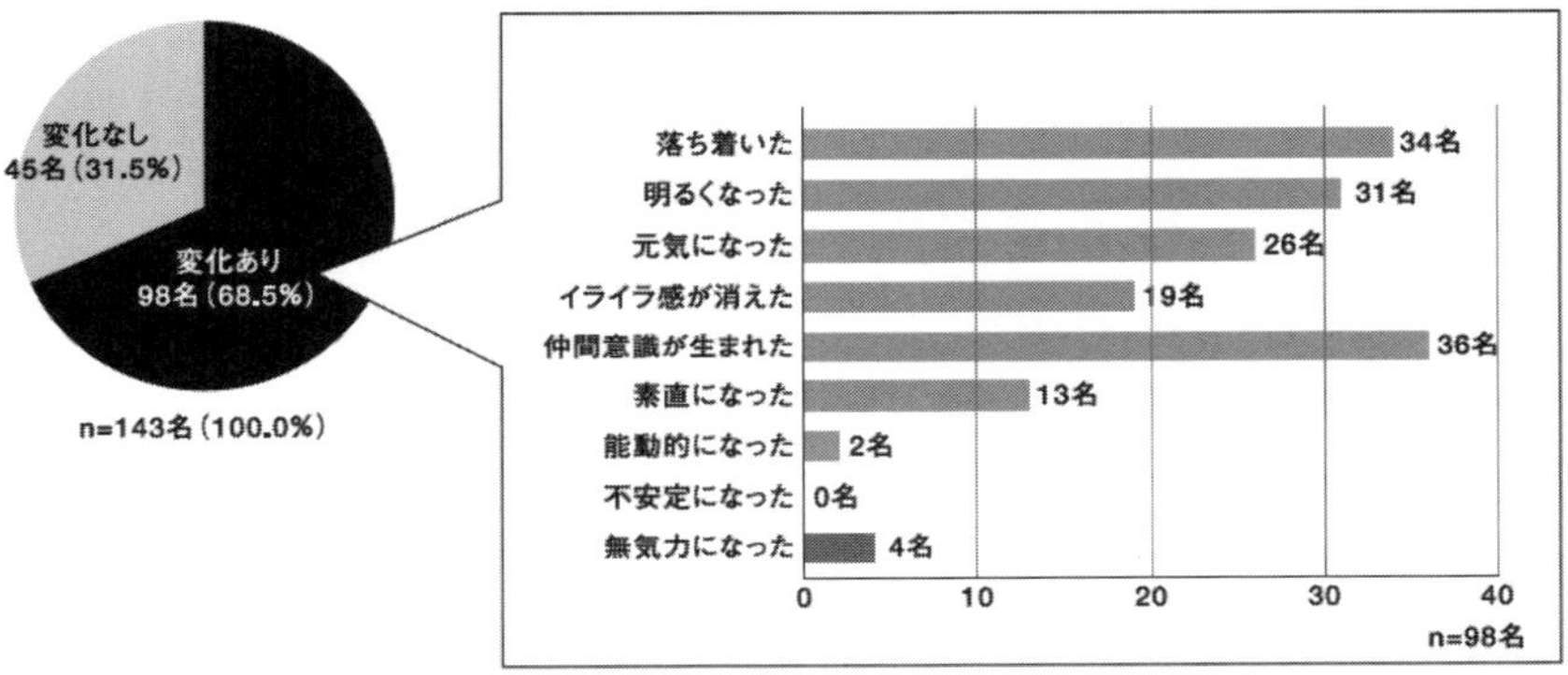

図２　児童生徒に変化はありましたか？（左）
図３「変化あり」の場合の変化の内容（複数回答）（右）

実施校のうち一部ですが、学級ミーティングを実施した後の感想は、以下のような結果が得られました。県内23校１４８名の教師の回答です。

まず「学級ミーティングを実施してどうでしたか」については、「とてもよかった」「よかった」との回答が多く全体の約85%を占めました。現場の先生方からも一定の評価を得られたといえます（図1参照）。また実際実施して児童生徒に変化があったとの回答が約70%みられました（図2参照）。図3に変化の内容を示しました。「無気力になった」との回答が4人ありましたが、ほとんどは「仲間意識が生まれた」「落ち着いた」「明るくなった」とプラスの変化を評価された支援であったと言えるでしょう。

自由記述欄に「普段の様子を見ている限りでは比較的通常と変わらず元気な子どもたちではあったが、内面では不安に思っていたり、恐怖感を持っていたりすることがわかった。また、子ども同士でも同じように思う友だちもいることを知り安心した子もいると思われる」「子どもたちに対する学級ミーティングも効果的だったが、前日に行った教職員対象の研修会もたいへん有効だった（職員も被災者であり、それぞれが大きなストレスを抱えていることが実感できた）」「子どもたちも担任も心をほぐしホッと温かな時間を過ごすことができた」等、感想が述べられていました。

震災後の子育て地域支援——東日本大震災対策プロジェクトの心理社会的アプローチ

就学児以上は文科省の緊急支援が施策され心のケアがなされる見通しが持てました。しかし一番放射線の影響を受けやすくリスクの高い乳幼児とその家族に対しては、２０１１年４月の時点で何も行政の支援策がうたれていませんでした。県臨床心理士会は〝この時この地〟の心の専門家集団として東日本大震災対策プロジェクトを立ち上げ、未就学の乳幼児とその家族を主たる対象に支援を行う必要性を痛感しました。

どのような支援が有効なのかは、震災・津波・原発事故・風評被害の四重苦にある福島県独自の工夫が必要でした。そこで3本の柱を据え支援を組み立てました。

（1）心理教育という柱

①親の精神的安定の回復

外で遊びたい盛りの子どもたちは、放射線不安が高まり外に出ることができずストレスフルでした。親たちも一刻も早く子どもだけでも避難させないと危ないと感じ、放射線による健康被害だけを心配して、その他の健康被害を全く視野に入れないかのようで、偏った判断に陥っていたようでした。乳幼児にとって両親が安全基地であり、乳幼児はその愛着対象の情緒を手掛かりに感情を調節し、精神的安定を得ていきます。その愛着対象である母親や父親の精神的安定をどう取り戻すか、家族の安定が緊急の課題でした。

②避難させた場合のリスクと過剰防護によるリスクへの注意喚起

４月、５月と政府や東電、放射線防護の専門家が何を言っても、親たちは安心できず不安を募らせました。２０１１年の夏休みを境に福島市・郡山市の都市部だけでも１２００人以上の児童生徒が転出しました。生計を立てるため両親または片親は福島に残って、子どもを転校させました。転校した子どもにとって家族の分断、対象喪失、安全基地の崩壊という現象が起きたことは想像に難くありません。放射線の発がん性はもちろん怖いことですが、愛着対象から分離される子どもの心の傷つきや、トラウマがもたらす抑うつ・不安や無気力、さらには、心身の発達への影響、パーソナリティ形成への影響など、放射線による健康被害と比べ小さいものではないことを知らせる必要がありました。

一方、福島に残った子どもたちは、真夏に窓を開けず長そで長ズボンで熱中症の危険が心配されました。地場野菜や牛乳の制限等食事の偏りも、身体の発育と健康に影響を与えます。さらに外遊びの制限によるストレスで幼児は赤ちゃん返りを起こしキーキー声を出し乱暴になり、夜泣きをする等の問題行動がみられました。またようやく歩き出したばかりで全身の運動機能が発達していく時期の運動不足や、放射線を防護することによって起きるストレスの健康被害は、放射線による健康被害と比べ小さいものではないこと、むしろ低線量被ばくの福島の場合、ストレスの健康被害の方が大きいということを知らせる必要がありました。

③リスクバランスを自己決定する勧め

それぞれのリスクを知ったうえで賢くストレスをできるだけ受けないで放射線を防護する工夫や、放射線のリスクと放射線防護のためのストレスリスクのバランスを取るといった姿勢も、受け身ではなく自分自身の判断（自己決定）として必要な考え方と思われました。

こうしたことを伝える心理教育的な講話をストレスマネージメントとともに行い、かつ講話という形でなく日常的な支援の中にも織り込ませていくことにしました。

（2）ピア・グループミーティングという柱

また、何より福島に暮らす同じ立場の者として、生活のため地縁血縁のためこの地に暮らさざるを得ないならば、子どもに申し訳ないという罪悪感を持つのではなく、前向きに生き生活を営んでもらいたい。それには、同じ立場の親同士が語り合うことで同じ不安を支え合って乗り越え、お互いに知恵や情報を出し合うことができるピア・グループミーティングが最適と考え第二の柱にしました。

親同士の絆に働きかけピア・サポートの力を活用し、それぞれをエンパワメントしていくやり方が、東京電力や政府を信頼できなくなっている親たちには一番効果的だと思われました。

（3）「親子ふれあい遊び」という柱――ストレスマネージメント

母親と子どもは、狭い家の中で関係が煮詰まっていました。外に出たがる子とそれを阻止する母親、子どもは母親を噛んだり物を投げたりして荒れていました。母親も放射線不安の中にあって不安定であり、必要以上に怒ってしまって悪循環を起こしていました。

もちろん動作法や呼吸法などのストレスマネージメントを教えることも、ＰＴＳＤへの対応や退行している子どもにどう接したらいいかを教えることも大切でした。しかしもっと直接的に、親子関係を改善し本来の親子に戻してやる支援が必要と考えました。保育士の協力を得て、親子のスキンシップと楽しいかかわり・愛着を回復するような遊びを提供することにしました。不安を一時的にでも脇に置いて、集まった親子が楽しく手遊びしたり運動したりスキンシップを持ったりして過ごすことができると、子どもの笑顔がお母さんを癒しお母さんの笑顔が子どもを癒す相互作用が起きます。お母さんの笑顔が子どもに安心感安全感をもたらすことは間違いないでしょう。

以上のような三つの柱による方針で、２０１１年6月から日本ユニセフ協会の委託事業として、以下に述べるような①～⑤の子育て緊急支援対策を放射線不安の最中にいる親子に行いました。

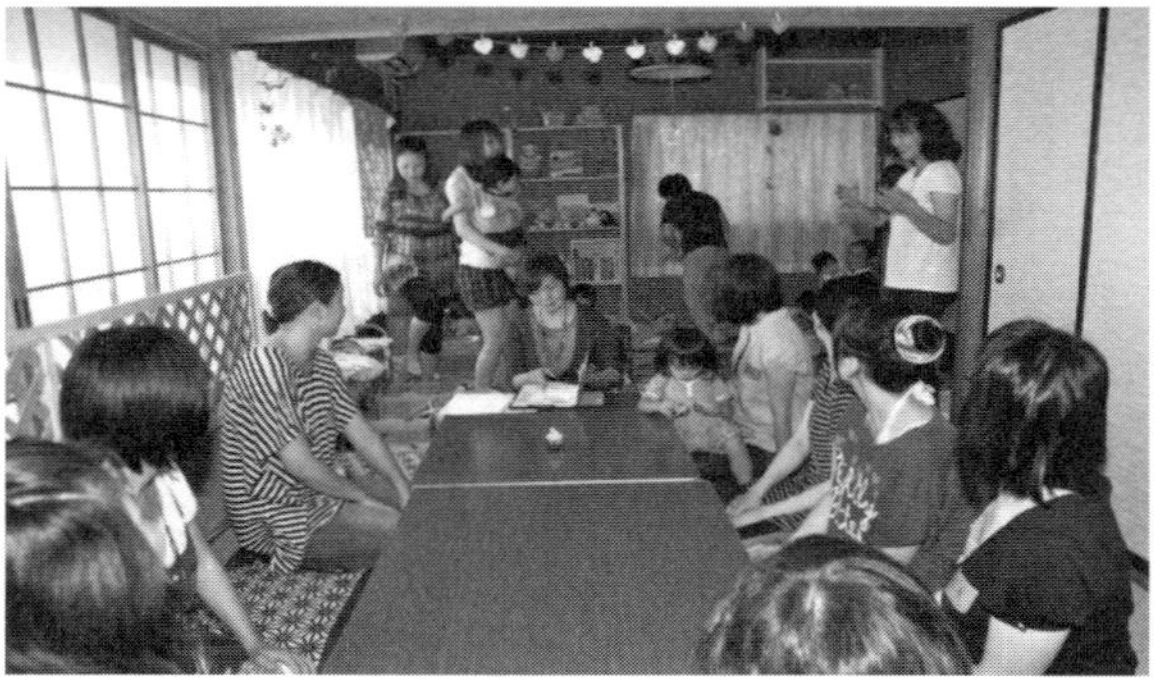

写真1　子育て広場に来ている保護者への支援（事業①）

（4）子育て緊急支援の実際

①子育て広場に来ている未就学児と保護者への支援

「子育て広場」は、多くはNPOや民間のボランティアが運営しているサロンです。0歳から4歳くらいまでの未就園の子どもを家庭の中で育てている母親たちが、子どもを連れてきて一緒に遊ばせる親子の集団交流の場所です。この支援は、この場所で保育士に子どもを託児してもらい、お母さんたちには子どもから離れ、少しほっとして自分たちの日ごろの思いを母親グループミーティングとして話してもらうという支援です。

6月に開いた1回目では、「原発事故が起きて1カ月半ほど遠くの実家に夫を福島に残したまま避難したが、3歳の息子が『パパ、パパ』と夜泣きをして元気がなくなってしまったので、やはり家族が一緒にこの危機を乗り越えたほうが良いと判断して戻ってきた。初めは迷ったが自分で決めて戻ったので、今は迷わない。内部被ばくに気を付けて、外部被ばくはある程度仕方ないと思い外でも遊ばせている」と話すお母さんもいれば、「不安で避難しなくていいのか、親として怠慢じゃないのかと自分を責めてしまう」というお母さんもいて放射線に対してさまざまな反応でした。そのさまざまな考え方を認め合ったうえで、避難しなくていいのかと揺れる母親にとって、自己決定してここに戻った母親の話は心強かったようです。参加者は「普段、気まずくなるのが心配で喋れなかったことが喋れてよかった」「皆不安の中で子育てをしているのがわかった。自分だけじゃないと元気になれた」「またぜひ話し合って皆でこの震災を乗り越えていきたい」と感想を語ってくれました。

②各市町村の乳幼児健診の場を活用しての保護者への支援

幼稚園や保育園に所属していない乳幼児やその親をサポートするためには、健診の場を利用する方法が一番いいと考えました。震災以来休みなく業務をこなしてきている保健師にとっても、新たな事業を立ち上げるのではなく既存の事業を生かすこの方法は、歓迎されました。保健センターで行われる乳幼児健診の場で、健診の順番を待機している親へのリラクセーションと、希望する親に個別相談を行いました。

③公立私立保育園、幼稚園、学童クラブへの心理教育及び巡回相談、保護者への講演会

児童クラブなどでタッピングタッチの体験を通してストレス解消とセルフ・ケア技法を指導しました。体験した児童の中には実際に眠ってしまう子どもたちもいて、非常に安心できる心地よい時間を提供できました。

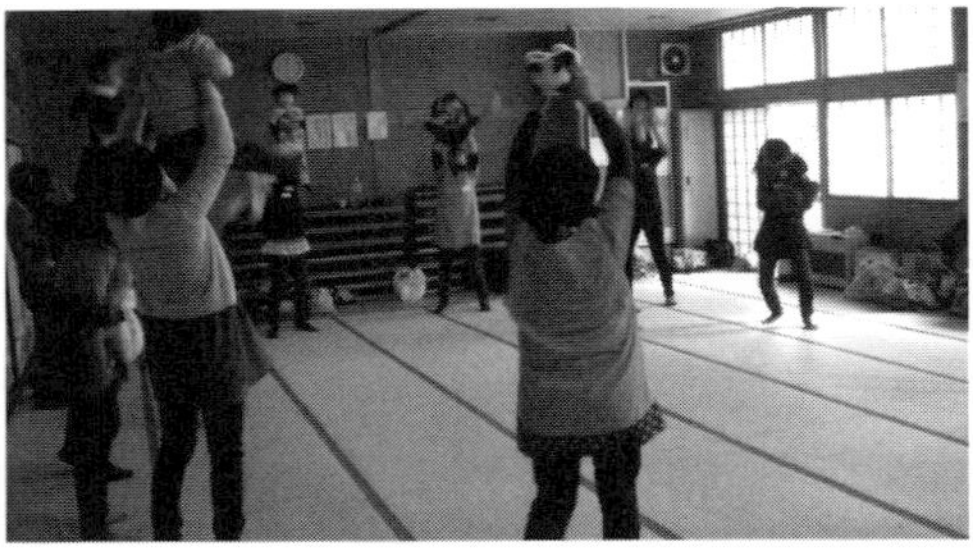

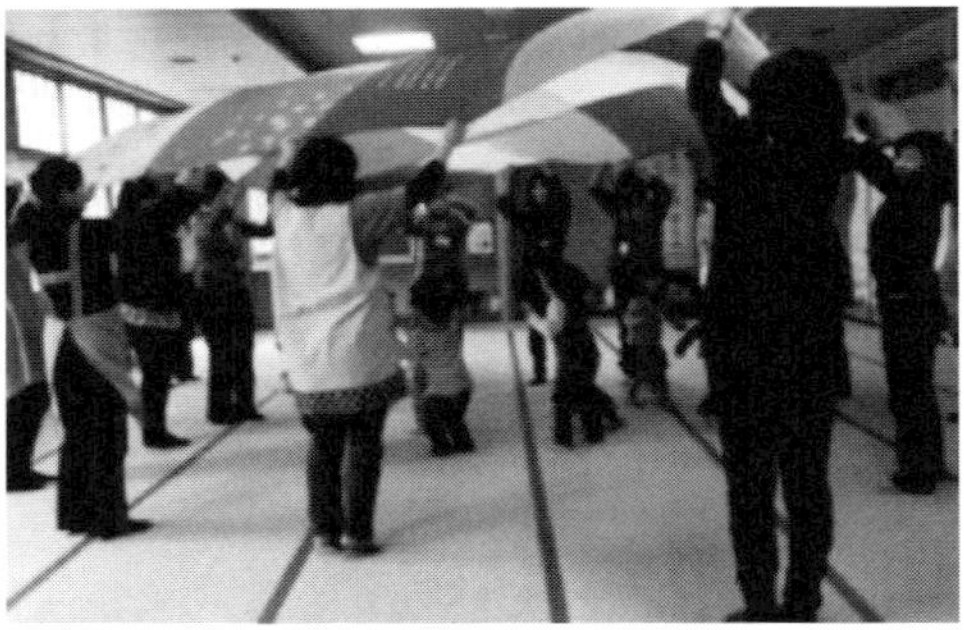

写真２　避難所及び仮設住宅などでの親子ふれあい遊びの広場事業（事業⑤）

心理教育講演会を、保育園や幼稚園・小学校などで「震災後の子どもの心のケア」「放射線不安への対処」をテーマに保護者に対して行いました。

④避難所及び仮設住宅などへの巡回相談

仮設住宅に入り孤立しがちな家族に対し、仮設の集会所に集まってもらい、保健師が血圧を測り健康チェックをするというのを切り口に、リラクセーションや軽い体操、出会いのワークを行う支援です。ピア・グループミーティングでこれまでの避難生活や、災害に対する今の受け止め方を語り合い、想いを共有し親交を深めました。それは、家族の孤立を防ぎ、新たなコミュニティを形成するのに役立ちました。

個別面談も行いました。

⑤避難所及び仮設住宅・子育て支援センターなどでの親子ふれあい遊びの広場事業

子育て支援センターなどに集まる親子に対して、保育士による楽しい親子ふれあい遊びの提供と、臨床心理士による親ピア・ミーティングを行います。

まず保育士に導かれ30分間、親子のふれあい遊びを十分楽しむと乳幼児たちは、母親とスムーズに分離して保育士さんとの託児遊びに引き込まれていきます。お母さんたちがピア・ミーティングをしている間、子どもたちは元気に笑顔で遊んでいます。その笑顔に勇気づけられながら、お母さんたちも放射線不安を語りそれぞれの工夫やどこが比較的線量が低くて遊ばせられるかとか、祖父母が家で作っている野菜を子どもに食べさせようとするがどうしたらいいかなど互いに体験から話し合います。また、子育ての大変さに知恵を出しあい、日ごろの育児ストレスへの対処なども語られます。

継続して行われることが多く、参加親子の変容が確認できます。ミーティングには、臨床心理士だけではなく子育て支援センターの職員や地域の保健師も加わり、異なる職種（臨床心理士、保育士、保健師、子育て支援員）がコラボすることにより、親子を継続的多角的に地域コミュニティでケアすることが可能になる支援です。

郡山震災後子どもの心のケアプロジェクト

「郡山震災後子どもの心のケアプロジェクト」は「郡山市の子どもたちを、地域が守る」を目的に２０１１年3月29日にプロジェクト立ち上げ会議が開かれ、福島県臨床心理士会も参加しました。実際の支援に参加したのは9月ニコニコこども館での「親子のニコニコ教室」と「個別相談」からです。「親子のニコニコ教室」は、前出⑤親子ふれあい遊びの広場事業の支援を行い、親子のストレスを解消し親子機能（愛着）の回復と放射線不安の中で子育てをしていくパワーをピア・サポート（仲間同士の支え合い）しました。12月までの4カ月間で月2回計7回実施されました。

外の遊び場を奪われた子どもたちのために２０１１年12月、大型室内遊び場PEP Kids Koriyama〈ペップキッズこおりやま〉がオープンしました。そこには多くの子どもと保護者が遊びに来ます。そこで２０１２年3月より継続して、PEP《ペップ》 Kids《キッズ》 Koriyama《こおりやま》で月2回、２０１２年6月より月3回ずつ、臨床心理士が2名体制で保護者の個別相談やスタッフへのコンサルテーションに応じています。さらに大上律子先生率いるＮＰＯ西神戸トラウマカウンセリングセンターの方も同様に月1回支援に入っていただき、ペップキッズの保護者とスタッフを支えています。

なお２０１１年4月当初から避難所の子どもたちの心のケアに絵本の読み聞かせグループのボランティアが活躍し、子どもたちを慰め癒してきました。妊婦ケアには助産師が協力しています。

支援者すなわち子どもを守り育てる役割の教職員や幼稚園教諭、保育士、ＰＴＡ等に対しては、プロジェクト立ち上げ直後から地域病院の臨床心理士が「心のケア研修会」を実施し、菊池信太郎プロジェクトマネージャー（小児科医）が「震災後の子どものケア」や放射線への対処など心理・

教育講演会を講じて、震災後の子どもの心や体の健康を守るために必要な情報を伝えてきました。外遊びや活動が制限された子どもたちのために、室内運動講演会と研修会は中村和彦先生（山梨大学）が担当しています。

　このように地域の住民や専門職の人々が協力し、学識者（渡辺久子先生や柳田邦男先生等）、民間企業や行政（郡山市・市教育委員会）がこのプロジェクトをバックアップし、郡山市の子どもたちの心のみならず育ちを支援してきたといえます。原発事故のために放射線に低線量汚染された都市に住み、育っていく子どもの心身の健康を保障するためにはこうした地域が子どもを守る体制が必要です。

　PEP《ペップ》 Kids《キッズ》 Koriyama《こおりやま》に来ている保護者の相談は「子どもの体重が増えないのはストレスによるものか？」「いつも機嫌が悪く、動きが乱暴で目が離せなくて大変だ」「放射能は除染したので気にしないで公園で遊ばせたいが、他の子どもが出ていないので周りの目が気になり外に出せない」「2歳半の娘、ずっと外に出せなかったが、そろそろ出しても良いかと思い外に出してみたところ、遊び方がわからないせいかすぐ家に入りたがる。肥満にもなって心配」「よく転び、歩きたがらない」「甲状腺の検査結果が来たが、Ａ2判定（5ミリ以下の結節や20ミリ以下ののう胞を認めたもの）が本当に大丈夫なのか不安」というような内容が多く、ポスト・トラウマ反応というより、今まさに放射線不安の直中にいて生活環境がつくり出しているストレスや不安なのです。心のケアをするだけでは問題は解決しません。現在も事態は動いていてこうした環境に安心感・安全感は持てないのが正直なところです。

これからの「郡山市震災後子どものケアプロジェクト」におけるメンタルヘルス課題

郡山市は、これまで述べたようにポスト・トラウマケアよりも放射線低線量被ばくという環境因による日常の心の傷つき・不安が中心問題です。発災後2年を迎えるにあたって緊急時支援というより、放射線不安が日常化しその中で子どもを守り育てていく、日常的に経年的にケアしていく態勢の構築が問題になっています。

子どもの身体の発育・健康・心の発達に運動や遊びの果たす役割は大きく、PEP《ペップ》 Kids《キッズ》 Koriyama《こおりやま》が心のケアに果たす役割は今後も大きいでしょう。当プロジェクトの「遊びと運動、体作りケア検討会」は、郡山市子どもの体力調査事業により新体力テストを郡山市の園児や児童生徒に毎年1回実施して、その結果をデータ管理するだけではなく健康手帳のように記録して個人に返し、本人や家族に知らせ、経年的に健康管理に役立てていく計画ということです。

心のケアの面でも日常的に長年続く不安なのですから、そうした対策が必要と考えます。しかし現在のところ学校において心の健康調査はいくつかなされていますが、幼児から高校までを統一した尺度で一人ひとりを経年的に見ていく体制は作られていません。「メンタルヘルスケアに関する検討会」でも課題として取り組んでいくべきと考え検討中ですが、統一した尺度の質問紙を作り、子どもの一人ひとりの心の健康を評価し経年的に見守っていく必要があります。また、心の健康は環境と深く結びつき運動機能や体の健康ともリンクしているのですから、新体力テストのデータとも一緒に記録し、できれば被ばく量のデータ・甲状腺検査等健康管理調査結果も個人が一元管理できるような健康手帳が作れたら、子どもの健康と未来をトータルで守っていけるのではないでしょうか。

もちろんその結果問題がみられた子どもに対しては、常に子どもが適切にケアされる態勢を整えておくことは当然でしょう。

もう一つ郡山市の乳幼児親子の心のケアの課題として、「親子のニコニコ教室」の開催が必要と考えます。２０１１年に7回実施したのみで、ペップキッズこおりやまでの個別相談になってしまいました。乳幼児を家庭で養育している孤立しがちな親たちの「この地で子育てしていて大丈夫なのか」という不安に応える支援として⑤親子ふれあい遊びの広場とピア・ミーティングは有効です。放射線下の子育て不安は当事者同士でないと理解しにくいものがあり、まただからこそ当事者同士の共感が有効に働きエンパワメントされ自己効力感が回復できます。曖昧な不安と曖昧な傷つきに対処する支援が、ピア・サポートで絆を結びともに乗り越えていく支援が必要です。一番ストレスフルな状況にいる親たちに元気になってもらうことが、乳幼児の心のケアには大切です。

◆参考文献

・アメリカ国立子どもトラウマティックストレス・ネットワーク、アメリカ国立ＰＴＳＤセンター　兵庫県心のケアセンター訳（２００９）「サイコロジカル・ファーストエイド実施の手引き 第2版」　２００９　http://www.j-hits.org/
・冨永良喜（２００４）「被害者支援における基本的考えについて」『臨床心理学』24号　７１０－７１５　金剛出版
・成井香苗（２０１１）「ストレスマネジメントを活用した学級ミーティング」竹中晃二・冨永良喜共編『日常生活・災害ストレスマネジメント教育』26－29　サンライフ企画
・日本心理臨床学会・支援活動委員会（２０１１）東北地方太平洋沖地震と心のケアホームページ　http://heart311.web.fc2.com/index.html
・Mitchell, J. T., & Everly, G. S. (2001) Critical Incident Stress Debriefing.
高橋祥友訳（２００２）『緊急事態ストレス・ＰＴＳＤ対応マニュアル』金剛出版
・山中寛・冨永良喜（２０００）『動作とイメージによるストレスマネジメント教育 基礎編』　67－82　北大路書房

コラム1

本がつないだ未来

中島京子◉財団法人金森和心会 クローバー子供図書館館長

あの日、クローバー子供図書館では「えほんのじかん」が終了し、子どもたちは本を選んだり、おしゃべりしたり、デッキで元気に走り回ったりしていました。直後に長い地震が始まり、書棚から本がなだれ落ちてきました。外に飛び出すと母子たちが茫然と立っており、子どもたちの顔は蒼白でした。2日後に原発の爆発が発覚し、人々は家にこもり恐怖に怯えました。

数日後、郡山医師会長の菊池辰夫先生から「震災後のプロジェクトを立ち上げるので参加してほしい」との要請を受けました。震災による子どものPTSDを一刻も早く防ぐため、専門家を中心に子どもたちを支援するとの話で、図書館の役割は「絵本の読み聞かせ」をしながら子どもたちの様子を見てほしいとのことでした。ガソリン不足で行ける範囲も限られるなか、多数のボランティアが参加を希望しました。

ビッグパレットふくしまに避難者2000人以上がひしめき合う光景は想像を絶するものでした。自分の空間を確保しているものの身の置き所がない様子で、特に乳幼児を持つ親は、子どもが泣いたり騒いだりしないように周囲に気を使い疲れ切っていました。避難物資が集められた会場では皆が大声で話さなければ聞こえず、怒鳴り声を上げているようにすら聞こえるありさまでした。こんな喧噪状態のなか、子どもたちの顔は無表情で感情を殺しているように見えました。私は、すぐに取りかからなければならないことを肌で感じました。

ボランティアの方々の熱意は大変なものでしたが、最初から読み聞かせが功を奏したわけではありませんでした。余震が頻繁に起こり、そのたびに幼い子どもたちは怖がって泣き出しました。震災のストレスから落ち着きがなく、聞いている子の邪魔になってしまう子どももいました。ボランティアにおんぶされたままの子どもや、膝にずっと手をあてたままの子どももいました。「ことば」よりもスキンシップを求めている、大切な時期だったのかもしれません。

『おおきなかぶ』を読んだ時、避難所の子どもたちは終始声を張り上げて反復し、軽躁状態のように調子が高くなっていることが印象的でした。普通であればかけ声程度の反応です。また、苺が描かれた絵本を見せて「食べたら甘いかな?」と声をかけると、「危ないよ、放射能だよ!」との反応があり、原発の被害は精神的にも深いことにあらためて気づかされました。

ボランティアの方々が毎回詳細をレポートしてくれるため、プロジェクト会議で改善方法を話し合うことができました。同じ場所に同じ人が行くことを徹底して、子どもの様子を辛抱強く観察しました。読み聞かせだけではなく、わらべ歌や手遊びなど、触れ合うことで距離がますます近くなりました。このころになると避難所から仮設住宅や借り上げ住宅に移り、家族が徐々に落ち着きを取り戻し始めました。読み聞かせへの参加も多くなっていきました。

福島の子どもたちは「原発災害が起きた県」という現実を背負って生きていかなければなりません。前を向いて歩んでいくために、本は子どもたちを導いてくれるものだと信じています。本の中の人物たちと一緒に喜び、悲しみ、成長していった1年間をとおして、私はことさらに感じています。人は困難を乗り越えられるという力強さを、子どもたちから学びました。2年を迎えようとしている今も、継続したいと希望する「おはなしグループ」が大半です。笑顔で本と向き合う子どもたちを見ながら、この笑顔を守りたいと思っています。

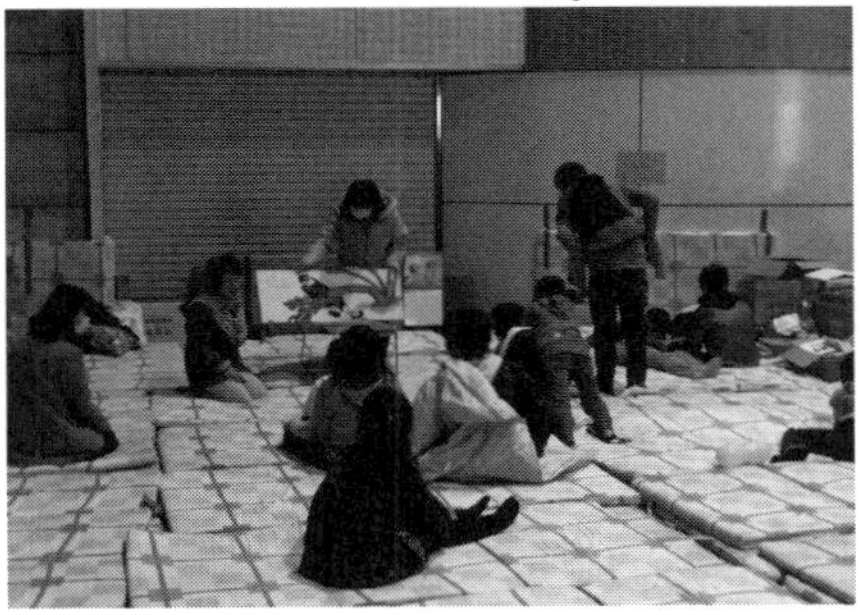

コラム2

絵本に学ぶ人生の処世術

——人生の三大危機を乗り越える道しるべとは

大森洋亮◉針生ヶ丘病院保健福祉部副部長（心理専門員）

長い人生の過程において、いつなんどき危機的状況に遭遇するかわかりません。平成23年3月11日の東日本大震災により、福島県は地震、津波に加えて、原発事故による放射線量問題とそれに伴う風評被害と四重の災害に見舞われました。特に、放射線量の問題は、廃炉まで30～40年という気の遠くなるような年月の長さに心が閉塞されていくのを感じざるを得ません。

平成23年の夏の暑いさなかにマスクをして長袖で登校して窓を閉めきった中で授業を受け、校庭からは子どもたちの遊び声が聞こえなくなりました。現在に至っても放射線の不安や恐怖に覆われながら線量計を身につけている子どもの姿を見ていると、子どもの心に及ぼす影響が本当に懸念されます。

震災後、子どもの心のケアが重要になってくることから、郡山医師会を中心に「郡山市震災後子どもの心のケアプロジェクトチーム」が結成され、私もその委員の一員として活動を開始。郡山市内の心理の専門家に声をかけて有志を募り、早速子どもにかかわる機会の多い保育士や幼稚園教諭、養護教諭、教員、保護者などを対象に研修活動から始めました。しかし、本音を言えば、私たち心理の専門家ですら、この不慣れな体験に圧倒されるばかりで、具体的にどのような研修をすればよいか戸惑うばかりでした。そんな中、４月の講演会で柳田邦男先生と渡辺久子先生との出会いは、迷路の中で彷徨《さまよ》っている私にとって、まさに羅針盤を得た思いでした。

両先生との出会いにより、私たち大人には子どもたちがＰＴＳＤに陥らないように予防するとともに、その辛い体験を乗り越えて人間的な成長につながる能力を育んでいけるようなかかわりが切に求められていること、そして、子どもにかかわる大人にとって、絵本がその道しるべとなることに気づかされました。

結果的に、私はその後の研修や講演活動で『ちょっとだけ』『おこだでませんように』『だいじょうぶ　だいじょうぶ』の３冊の絵本を紹介する機会をもつようになりました。

この３冊の絵本は、「人生の三大危機」である①第１反抗期、②第２反抗期、③人生の終焉――それぞれの危機を乗り越えるための道しるべとなるものと思って選択したものです。この三つの時期は、そのいずれもが自分の存在理由を大きく問われる人生の節目ともいえる重要な局面です。そして、この三大危機を上手に乗り越えることが、今回のような災害による危機的状況を打破していくことにもつながるものと考えています。

①第1反抗期　『ちょっとだけ』（作：瀧村有子　絵：鈴木永子　福音館書店）

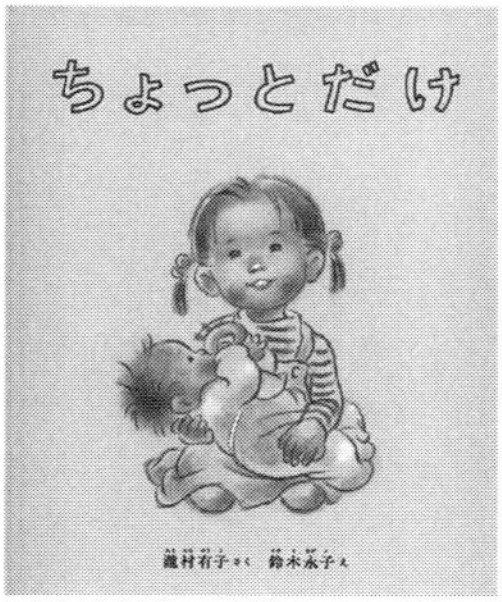

赤ちゃんが生まれて、主人公なっちゃんはお姉ちゃんになり、それまでママに何でも手伝ってもらえていたのが、ママは赤ちゃんのお世話で忙しいからと、ひとりでけなげに頑張ります。お昼寝もお姉ちゃんだからもうしないと言っていたものの、眠気に負けてきて、ママに「ちょっとだけ」抱っこを求めます。そんななっちゃんに対してママは……。

②第2反抗期　『おこだでませんように』（作：くすのきしげのり　絵：石井聖岳　小学館）

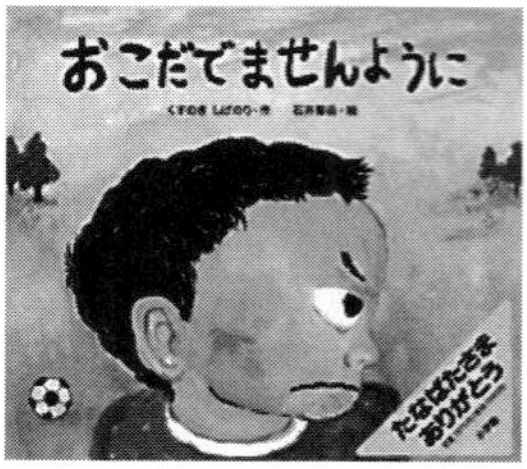

この絵本の主人公は小学1年生の設定ですが、いつも怒られてばかりいる主人公の無垢

な心の動き、「何か言うとまた怒られるから、じっとだまって横を向く」姿に第2反抗期にも通じる心理が描かれています。一生懸命したことやよかれと思ってしたことが、裏目になって怒られることほど悔しいことはないはずです。普段怒られてばかりいる子どもを見直してみる良い機会になるかもしれません。

③人生の終焉『だいじょうぶ　だいじょうぶ』（作・絵：いとうひろし　講談社）

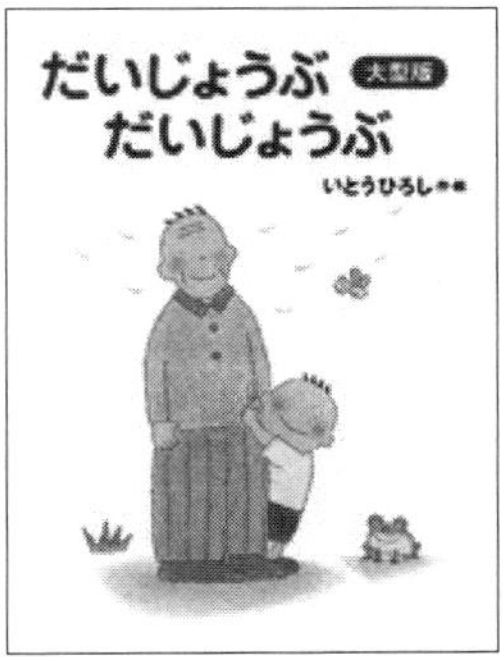

主人公がまだ小さかったころ、おじいちゃんと散歩しながら、いろいろなものを見たり、教えてもらったりします。世の中には危険なこと、難しいこともたくさんあることを知り、これから先大きくなることへの不安を感じるようになりますが、おじいちゃんは男の子の手を握り、おまじないのように「だいじょうぶ　だいじょうぶ」とつぶやくのでした。男の子も大きくなると、当然のことながらおじいちゃんもすっかり年をとって……。

この3冊の絵本を通して、この大変困難な事態に打ち負かされることなく、元気に立ち向かっていける子どもたちを育んでいくための人生の処世術について学ぶ機会にしていただければ幸いです。

コラム3

遊びを通しての心のケア

——旅館に避難した子どもたちとの交流

遠藤利子◉太田綜合病院附属太田西ノ内病院看護部長

熱海病院では平成23年4月から7月までの4カ月間、震災で熱海旅館に避難している子どもたちを対象に、遊びや絵本の読み聞かせを通した心のケア「子どもクラブ」を実施しました。就学前の子どもさんと遊んだ4カ月間は、現在のPEP《ペップ》 Kids《キッズ》 Koriyama《こおりやま》のきっかけになれたと思っております。

震災後の平成23年4月、私は看護部長代理で太田熱海病院へ異動し、翌年4月から本院の太田西ノ内病院に勤めておりますが、かけがえのない1年となったと同時に経験を後世に残す必要性を感じています。

子どもたちとかかわるきっかけは、避難者を受け入れている旅館組合からの依頼からでした。当時の看護部長から比較的自由な時間をいただき、病院長と共に各旅館を回り診療・看護に当たりました。避難している方々からは、医療的相談に限らずさまざまな相談をうかがいました。娘さんが津波に流され、旅館でじっとしている人、働き盛りの男性で仕事が無く、上げ膳据え膳の生活に焦る人。避難者の多くは高齢で、高血圧症や心臓病の薬が切れた人、中には院長の診察時、すでに脳梗塞を発症している方もいました。長引く避難生活に不安を訴える大人に対し、子どもたちは元気いっぱいで問題が無いように私には映りました。この様子を小児科の菊池医師に話したところ、「本当に問題が無いの？よい子に限って我慢し、ＰＴＳＤになっている場合がある」という指摘を受け、自分の不甲斐なさと同時に、あらためて何らかの支援の必要性を感じました。

菊池医師からのアドバイスもあり、早速避難者の子どもを集めて、まずは広い部屋で放射能を気にせず自由に遊ばせたいと思い、計画に取りかかりました。「子どもクラブ」と名づけ、絵本の読み聞かせと自由な遊び、それにご家族の話し相手が中心です。おもちゃと絵本は熱海病院職員や他から寄贈していただいたものを活用しました。読み聞かせはボランティアと、医師・リハビリ・心理士・看護師・看護補助者など職員の協力により行いました。場所は、熱海病院の保養施設である「緑風苑」の大広間をお借りしました。はじめは少数でしたが、だんだんと楽しみに来る子どもの輪が広がり、大人へも広がりました。

子どもたちは皆、お話を食い入るように見つめ、大広間に設置したジャングルジムで汗をかいていました。あるとき、スーツケースの開け閉めを繰り返す子が目に入り、おばあちゃんに尋ねると、母親が家を出て行った日のことを真似しているのだと言います。他にも狭い旅館暮らしのストレスや転居を繰り返すことでの家族の崩壊・死別などさまざまな背景が見え隠れしました。保護者の方々ははじめは気乗りしない様子でしたが、それは当然であり活動が押し付けではいけないと思い、感想をうかがいながら行いました。気になる子どもに対しては、心理士のアドバイスも受けながら、苦しい中にひと時でも癒しの時間ができたらと思いました。

7月末、皆が仮設住宅やアパートを借りるなど状況も変化してきました。この子たちがどのような成長をとげるのか見届けたい気持ちもありましたが、あえて連絡先は聞きませんでした。しかし、その中の1人、1歳から中学までの4人の子どもさんをもつ母親が、今年また1人お子さんを授かった話をお聞きしました。放射能汚染という風評被害に恐れることなく、毅然と妊娠したお母さんのたくましさを感じました。絵本の魅力もそうですが、皆さんとかかわれたことは、私にとって大切な宝となり、かかわってくださった皆様に感謝いたします。

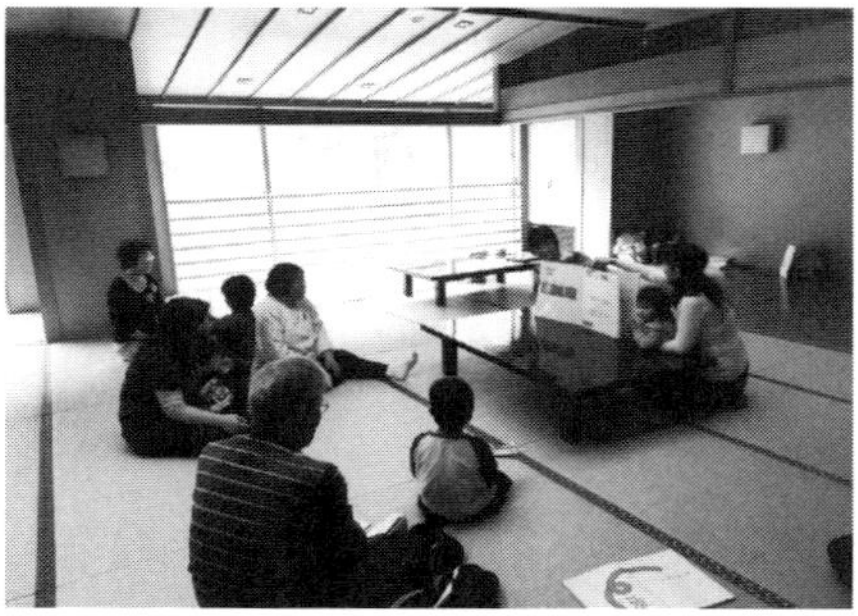

コラム4

原発事故から2年
――子どもを育てるママたちの声

宗形初枝◉郡山市医療介護病院看護部長

東京電力福島第一原子力発電所の人災による事故が発生してから2年が過ぎました。みんな必死に生きています。事故後1年間一度も外遊びをさせていないという母親も多くいました。「この夏（平成24年）一度も公園などに連れて行ってない。公園の前を通って滑り台やブランコを見ても、遊ぶものと思わないのか何の反応も示さない。こんなわが子を見て涙が止まらなかった」という母親の声がこの原発事故の悲惨さを物語っています。

1年後の平成24年3月、私の勤める病院の看護師が涙ながらに次のように訴えてきました。「3月末で仕事を辞めたいと思う。1年間避難しようと思いながらも避難しないでがんばってきた。しかし1年が過ぎても放射能の問題は何の解決にもなっていない。この先、子どもが病気になったとき私は避難しなかったことを後悔するだろう。だから今仕事を辞め、子どもと一緒にいる時間を多くしたい。父親と離れて暮らすことは考えられないので避難はしない。子どもといる時間を多くしたいだけ」と言うのです。彼女は仕事を辞めることはありませんでしたが、多くの母親たちが同じような思いであることは推し量るべき事実です。地震や津波は多くの命を奪ってしまいました。同時に起こった原発事故は、これからの未来を担う小さな子どもの命を脅かしているのです。

平成24年3月末の時点で郡山市から県外へ避難している数は7700人と伝えられています。しかし原発事故以降においても、市内では多くの命が誕生し多くの子どもが生活しています。原発事故当時1歳だった子どもは2歳になり、2歳が3歳になり、子どもたちは止まることなく成長し続けています。子どもは歩き出すと外に行きたがるし、外に行けば石を拾い、土や草を触り、花を摘み、虫を見て驚き喜び人として成長していきます。しかしこの原発事故は子どもたちの成長にとって大切な自然との触れあいを奪ってしまいました。石を拾えば「だめ！」草むらに入っていけば「だめ！」花や草に触れば「だめ！」と言わなければなりません。お花を見たら「きれいだね、触ってごらん」。石を拾ってポケットに入れようが、砂を少しくらい口に入れようが、それを喜び見守り笑顔で接するのが母親です。その母親が鬼の形相にならなければならない、これが原発事故です。このようなかかわりが子どもの成長にどう影響するのか心配です。

郡山市内には大きな遊び場も設置され毎日にぎわっています。母親たちには外で遊べない分そこで思いっきり遊ばせるよう話しています。そしてこれからも必要なことは、子どもたちの成長とともに日々変化する母親たちの心に寄り添いきめ細やかにサポートしていくことであると考えています。これからも必要なことは、決して取れることのない放射能に対する不安、食べることへの不安、子どもの成長に関する不安など、一人ひとり異なる不安にていねいにこころを寄せる仕組みをつくること。そのためには行政による相談窓口はもちろんのこと、私を含め関係する専門職は、ママたちが来るのを待つのではなく、こちらから歩み寄ることが必要であり、こころが通うあたたかい街になることが、郡山に住むママたちを救うことになるのではないかと考えています。

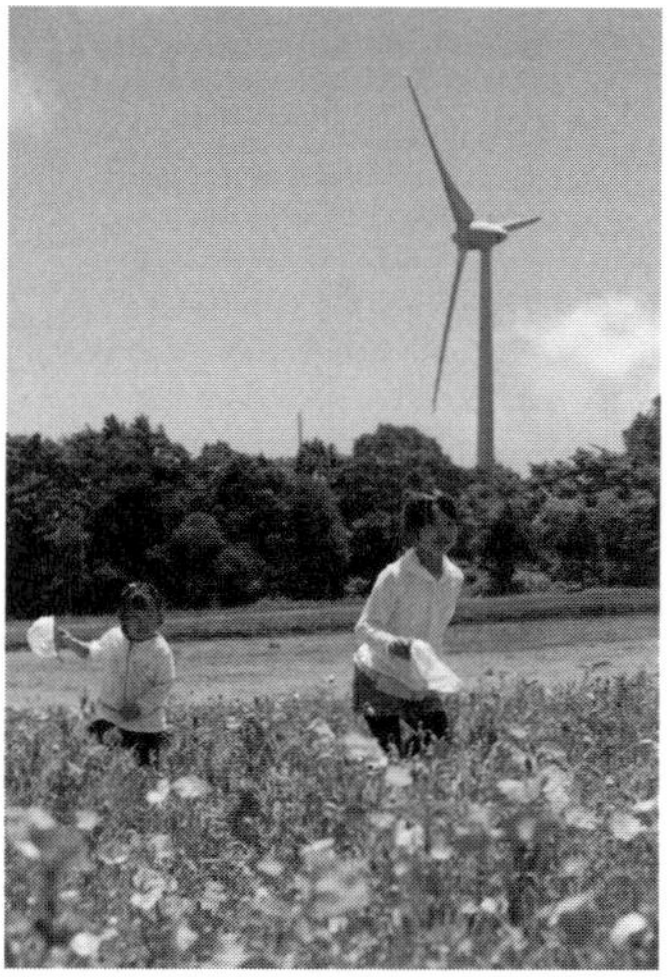

コラム5

子どもをかかえる保護者の不安への対応
――リスクコミュニケーションの大切さ

安司美代子◉郡山市こども部こども支援課

東日本大震災から2年目の冬。震災直後には、いたる所に見えていた瓦ぶきの屋根をおおう青いビニールシートも、今はほとんど見かけなくなり、枯れ葉の舞う街並みは静かなたたずまいを見せています。しかしながら、一見平静を取り戻しつつあるかのような市民生活の上には、依然として放射線への不安が混在しています。

あの大震災発生直後から、幼い子どもをかかえた父母や妊婦の方々は、頻発する大きな余震と福島第一原発の事故による目に見えない放射線への恐怖から逃れようと、混乱の中で安全な場所を求めて行動しました。そして、通信手段が回復すると間もなく、私たちのもとには、市内はもとより全国各地から、子どもの父母や妊婦の方々からのさまざまな相談がひっきりなしに寄せられるようになったのです。

母子保健担当の私たち保健師は、震災に関するさまざまな情報が飛びかう中で「落ち着いて」と自分に言い聞かせながら、無我夢中で相談にのっていましたが、当初、原発事故に関する十分な情報がなかったことから、放射線のリスクについて、相談相手を十分に納得させる、安心させることができない場合も少なくありませんでした。

余震が少し落ち着いたころから、母子保健の窓口では、「子どもが母から離れない」「赤ちゃん返りの状態になっている」「幼稚園に行って泣きやまない」「夜泣きをする」などの相談が相つぐとともに、親自身が精神的に不安定になり来所するケースも増えてきました。震災後、子どもたちの多くは、以前と変わりなく過ごしているようでも、震災の恐怖による心の傷をかかえており、さらに、親の不安な気持ちを感じながらの生活は、子どもの心に大きなストレスを与えていたのです。

私たち保健師は、相つぐ相談への対応で、子どもの心に最も影響を与える親の不安な気持ち、とりわけ最大の不安である放射線のリスクに対する不安を少しでもやわらげることの必要性を感じていました。こうした中、放射線への不安を軽減させるため、妊婦や乳幼児を対象に個人積算線量計の配付が始められたのです。

この事業の結果、見えない放射線による被ばく線量を数値化し見えるようにできたことで、親たちの放射線に対する不安をある程度軽減できたと思います。しかしながら「数値を示して大丈夫といわれても」と不安を訴える方々が少なからずいることも事実です。

　原発事故の長期化で外出に不安を訴える方々は多く、母子ともに慢性のストレスにさらされ続けることで、子どもたちの心身の発達に否定的な影響を与えることが心配されていました。私たちは、個人積算線量計の数値が高い家庭を訪問して、あらためて線量を計測し、高い数値の場合は、被ばく線量を減らすための工夫を話し合ってきました。

　今、私たちは、線量計の配付や講演会などをとおして、一人でも多くの方々と放射線や低線量被ばくについてともに考え、理解を深めていくことが大切であると感じています。

　理不尽な事態に対し、簡単に理解し納得できるものではないだけに、不安を訴える方々には耳を傾け、丁寧に気持ちに寄り添い、信頼関係を築きながら「どうすればより安心な生活ができるのか」をいっしょに考えていきたいと思っています。

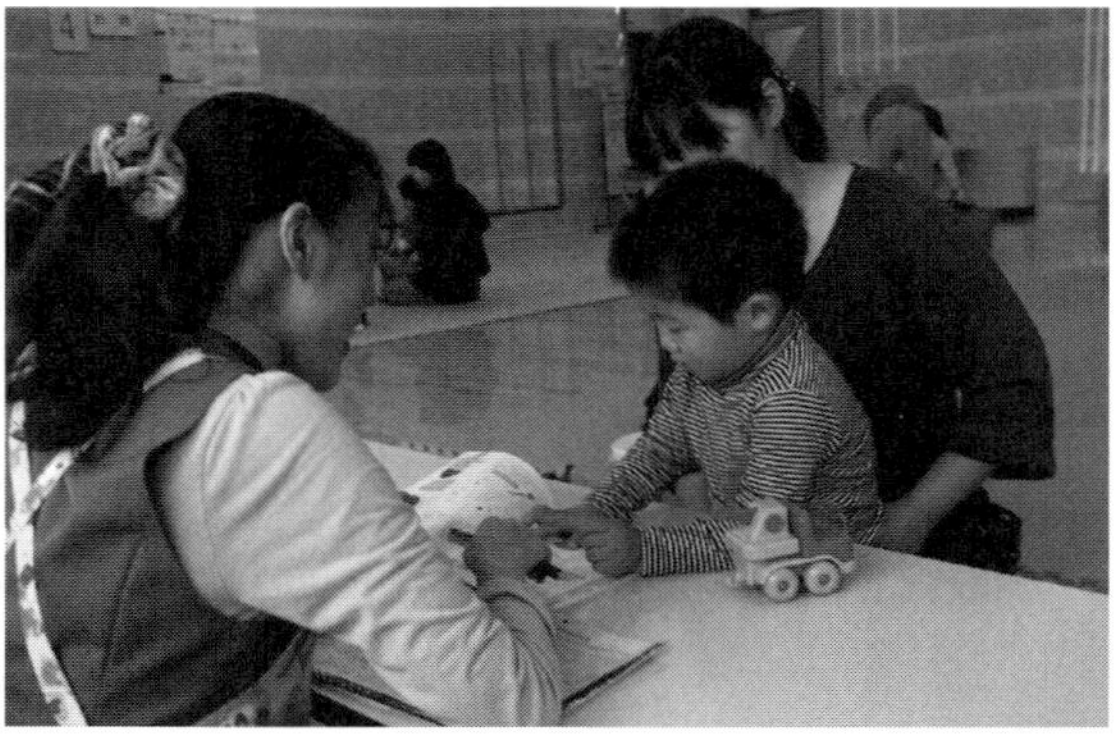

コラム6

神戸からの思い

大上律子◉認定NPO法人西神戸トラウマカウンセリングルーム理事長

私の震災への思いは、平成7年1月17日の阪神淡路大震災から始まります。震災当日に薬剤師と心理士としてボランティア登録をし、夜には神戸市長田区の被災地に行き、まだ余震でビルが倒壊する現場（いたる所で火の手が上がり、靴工場が燃えゴムの臭いが充満していました）で活動しました。あれから18年……あの日を今でも忘れることはできません。

震災後、避難所を回る中で学んださまざまな経験が、今日の私を作ったのだと思います。震災後3カ月間は保健所のボランティアとして避難所を毎日数件訪問しました。同年6月1日からは中井久夫先生をトップとした兵庫県こころのケアセンター本部に勤務し、8月には明石市から西の東播地域の担当になりました。特に東加古川にできた1000戸の仮設住宅へは、一戸一戸保健所の保健師さんと毎週定期的に訪問し、被災者の心の痛みに触れていました。その訪問の中で、日常を元気に過ごし大丈夫と思えていた人が、震災後2年も過ぎて、初めてPTSDと診断されたことがありました。この方は、遅延発生のPTSDではありませんでした。回避や麻痺が強く、それでいて社会適応することで生活バランスを保とうとする傾向があったので、通常のケアでは元気な人として、見過ごしてしまう人でした。阪神淡路大震災でPTSDという言葉は一般的に知られるようになりましたが、種々のトラウマ理解を深め、構造化面接手法等を学んでいないと、その人の災害被災のつらさの程度や重さが理解できず、回復の方法、心理療法など提示できないことに気づきました。

また、仮設住宅で気になったのは、小さい子どもやその親でした。就学前の子どもたちの泣き声やきょうだい喧嘩や子ども特有の元気な大声は、薄っぺらな壁の仮設住宅ではご法度です。椅子から跳び降りようものなら、仮設住宅は響くので大人に「動くな」と怒鳴られます。音や振動に過敏になるのは震災という異常な事態に起こる正常な反応ですが、子どもたちや親にとっては、周りを気にしながらストレスの高い生活になっていました。育児ストレスから子どもたちに当たり散らす場面も出てきました。ひどい時は虐待だと言われてしまいます。

心身ともに元気な子どもを育てるには、母親を支える必要があると思い、仮設住宅で就学前の子どもを持つ母親を集めた親子教室を開きました。教室を開いて1年たったころには、母親たちの心が緩み始め、いろいろな相談が入ってきました。どう解決したらいいのか分からない問題については問題を解決することより、そばにいて同じ目線で考え続けることが大切だと学ばせてもらいました。

ところが、もう二度とこんな大きな震災は起こらないと思っていたら、今回の東日本大震災が起こり、津波、放射線被害と想像もできないニュースが入ってきました。まず頭に浮かんだのは、やはり子どもと若い母親たちのことでした。しかし、私たちにいったい何ができるのか？　東日本大震災後に、ＦＯＵＲ　ＷＩＮＤＳ乳幼児精神保健学会会長である渡辺久子先生より、郡山市の子どもプロジェクトへのお誘いをいただき、平成23年5月5日の子どもの日のイベントに参加したのが郡山市を訪れた最初でした。現場にいるだけでありがたいと思い、7月と8月のイベントにも参加しました。10月からは毎月2日間、郡山市のニコニコ館に訪問させていただいています。

阪神淡路大震災時と一番違うのは、放射線被害下の子育てへの親の苦悩でした。保育園の先生方の相談や、12月23日に開園のPEP《ペップ》 Kids《キッズ》 Koriyama《こおりやま》の定期相談では、1年目は「放射線の影響下での子育て不安」「外遊びができないことの体力不足」「子どものエネルギーをどうやって発散するのか」「郡山を離れて子育てする方がいいのか、どうか」という内容でした。平成24年春くらいからは「夫と離れて暮らす二重生活が、子どもの情緒不安を起こしている」「子どもの心身の健康が将来においても約束されていないことの不安」といった相談と、避難地域での新しい生活に慣れるためのストレスからくる、母親自身の疲労と情緒不安があり、阪神淡路大震災と同じように母親を支える必要性を感じました。

　秋になると「子どもの発達が遅れているのではないか」「子どもが情緒不安を起こしているのは私（母親）のせいですか」「夫婦もしくは義父母との生活がうまくいかない」といった、震災前からあった問題や日常の育児不安や子どもの発達についてより深く知りたいという相談が出てきました。

　今年度に入ると、イライラした生活の改善を望むが、なかなか改善できないことを話し始め、子どもの精神発達の様子に気遣う親等が定期的に相談に来られるようになりました。PEP《ペップ》 Kids《キッズ》 Koriyama《こおりやま》の定期相談、ニコニコこども館での相談を継続するうちに、解決されていく相談も多く、現在の環境を受け入れながら子育てに前向きな人に出会うようになりました。しかしまだまだ問題に向き合えない親子さんもたくさんおられます。

　未曾有の体験には早期からの心理的介入と同じことを何度も相談員に語らないでいいようにする援助が必要です。継続したかかわりと安定した関係のなかでこそ、心の傷は癒されていきます。

　また、前述の人のように過剰適応によって見過ごしがちな一見元気そうに見える人も、ＰＴＳＤ遅延型の人も、どのような症状が出てきても一人で悩まず、症状を抱えこまず、弱い子どもたちに当たることが無いように、すぐに相談に乗れる態勢とそれを支える人材育成が必要だと思います。

保育園の先生方のお話や活動から、「子どもの情緒安定、親への愛着形成にかかわる大人が、信頼ある行動を起こしていくことから始まる」と思えてきました。郡山市では、母親の育児のストレスを共に考える態勢が組まれようとしていると聞きます。

大人が子どもへの愛情を注ぎ続け、前向きでひたむきな行動を起こし続けている「郡山震災後子どものケアプロジェクト」に大きな期待を寄せています。大人の活動が今の子どもたちの心身へ良き影響をもたらし、次の世代で実を結ぶのではないかと私は大いに期待をしています。

Ⅲ章　子どもの生活環境を作る

長期化する子どもたちの制限された生活環境

菊池信太郎

屋内退避生活が続く子どもたちの生活環境は、非常に厳しいものであった。それまで、校庭や園庭、公園で自由に遊びまわっていた子どもたちは、ある日を境に外出が禁じられ、屋内での生活を強いられた。家の中では静かにしなさいと怒られ、自然に遊びそのものも単一化されてきた。テレビでは津波や原発事故の報道が相次ぎ、飲み水をはじめとした食の問題、そして保護者の不安など、さまざまなストレスが子どもたちには降りかかってきたが、それを発散する環境は皆無であった。

避難所でも、子どもたちの居場所が問題であった。市内最大の避難所ビッグパレットふくしまには当初、館内には子どもたちのスペースはなかったそうである。遊び場が必要だという子どもたちを思いやった意見と、騒がしいから別のところに行ってほしいという子どもを嫌う意見から、子どもたちの専用スペースができたと聞いた。限られたスペースであるが、ボランティアが入り、歌、踊り、遊び、絵本の読み聞かせなどを行っていた。小中学生の女の子たちがアイドルグループのように歌い踊っている姿は、つらい状況下でも何とか自分たちは平静に過ごそうという意識の表れなのかと思った。一方で、そのような環境が苦手な発達障害を抱えた子どもたちは、1日のほとんどの時間を狭い車内で過ごしていたという。

市内の保育園はいち早く3月21日ごろから再開された。学校・幼稚園の再開には、さまざまな議論があったが、4月の上旬にはほとんどの教育機関が再開した。子どもにとっての大きな心の支えは、自分の居場所がしっかりあるということである。その意味では、保育園、幼稚園、学校の再開は非常に重要なことである。

しかし、市内では「3時間ルール」という屋外での活動制限が設けられた。小中学校では、授業、放課後等含め、校庭等を利用した屋外で過ごす時間が1日3時間以内に、幼稚園・保育園児では30分と設定された。夏以降、校庭の利用が進み、平成24年4月からはその制限は撤廃された。幼稚園・保育園の一部では2年たった現在でも、未だに屋外の活動を全く行っていない施設もあるという。たとえばプール、運動会などの屋外での活動をする際には、必ず保護者の意見を聴取する必要があるくらい、小さい子どもを抱える保護者の放射線外部被ばくに対する不安というものは強かったのである。

子どもにとって、動くことは何よりの重要な成長と発達の要素である。動くこと自体が彼らの自己表現であり、運動による疲労は健康的な空腹感と睡眠をもたらす。なおかつ、子どもたちの毎日は、彼らが成長発達する瞬間の連続である。しかも、体の成長発育は臓器、場所によってまちまちである。たとえば、乳児の発達は頭部から下肢の方向に進んでいく。神経系の発達がもっとも伸びる時期は乳児から幼少期であるのに対し、筋骨格系、心肺機能は思春期前後にもっとも発達する。つまり、子どもはその年齢に応じて、今その瞬間にできることを体験し、さまざまな刺激を受けなくては、健全な発育が行われない可能性がある。このことは、必ず小児科の教科書の冒頭に記載される重要事項である。

実際に、時間の経過と共に子どもたちの運動・体力の低下が見られ始めた。疲れやすい、うまく転べずに顔をけがした、ゲームのしすぎで肩こりや頭痛がする、等の症状も見られた。また、小中学校の養護教員に対するアンケート結果では、体力の低下やそれに伴う問題の増加を不安視する声が非常に多かった。さらに、ある幼稚園児における体重変動の調査では、震災を経験した年代は、経験しなかった年代の子どもたちよりも体重増加が劣っていたというデータもある。このように、子どもは心と体が十分に成熟していないために、さまざまな生活要因によって容易に心と体に変調を来す可能性がある。さらに重要なことは、途中で阻害された発育発達がはたしてどこまで回復するのか、または今後どのような影響が出てくるのか、全く予想ができないことである。非常に難しい問題である。

大震災とそれに続く災害が郡山の子どもと家族に与えた衝撃

ジョン高山一郎◉ＵＣＳＦ（カリフォルニア大学サンフランシスコ校）小児科学教授

はじめに

２０１１年3月11日、マグニチュード９・０の地震が東日本を襲い、巨大な津波を引き起こした。約２万人の命が奪われ、32万人の財産が奪われ、行き場を失った。津波は福島第一原子力発電所の機能を破壊し、炉心融熔を引き起こし、原子炉の爆発を誘発し、福島県全体に放射性物質を飛散させた。

原発から20キロの立ち入り禁止区域から避難した8～14万人の多くは家族や友人の家に避難し、その他の人々は一時避難所に避難した。どこが「安全」で、どこが「危険」か、絶え間なく変わる政府の情報にまどわされた結果、より放射能レベルの高い地域に避難してしまう人もいた。転々と避難を繰り返す人も多かった。その後、ほとんどの人が半永久的に住める個別住宅、政府借り上げの住宅、あるいは遠く離れた地域のアパートへと移り住んで行った。

飛散した放射性物質は、家畜、魚、人間だけでなく、土壌に染み入り農作物をも汚染した。政府閣僚は、パニックを避けるために、情報を抑えることを認め、政府報道官は当初、メルトダウンを否定し、人体に対する「即時の影響はない」と言明した。また、政府は年間被ばく限度量を大人も子どもも1ミリシーベルトから20ミリシーベルトに引き上げた。これに対する国民の怒りを受けて、政府は限度を当初の1ミリシーベルトに引き下げた。多くの日本人は（政府が発表する不確定な）放射能の危険度に混乱し、公式の報告および対応に信頼を失った。福島の２００万近い人々が、年間放射線線量が1ミリシーベルトを超える地域に住み続けている。被ばく線量を測るために、ガイガーカウンターや線量計を持ち歩く家族も多い。地方紙やテレビは日々、地域ごとの放射線量を知らせ続けている。

災害が福島の住民に与えた心理社会的な面においての衝撃は大きい。人命の損失と財産の破壊が甚大な上に、放射能汚染は日々、犠牲を強い続けている。当初、母親はもしかしたら汚染されているかもしれない食べ物を子どもに与えることに悩んだ。若い家族の場合、父親は仕事で残り、母親と子どもはその地を離れ、家族が離れ離れに暮らすケースも多かった。若者は移住を望み、年寄りは残り少ない人生を思えばそこに留まることを望み、世代間の葛藤がぶつかり合う。その土地に残る子どもたちは当初、戸外での活動を制限され、帽子を被り、マスクをし、蒸し暑い日でさえも長袖のシャツを着ることを求められた。

福島の人々の苦しみに追い打ちをかけたのは、福島県外に広がる差別であった。たとえば、福島の人はみな放射能に汚染されていて直接接触したらうつる、という誤った風評である。子どもたちは、それを理由に避難先の学校でいじめにあい、親はやり場のない憤りを感じる。これらのエピソードは、放射能曝露で遺伝子が損傷を受けているため、結婚や雇用に不適切だと判断されるなどにより、何十年も差別に苦しんできた、あの40万の「被爆者」を思い起こさせる。[1)～4)] スリーマイル島とチェルノブイリの原発事故のあと、住民は放射能被ばくの深刻な不安に見舞われた。チェルノブイリの犠牲者は自らを「きずもの」あるいは「時限爆弾」のように思い込み、がんやその他の後遺症の発症に絶えず脅えている。[5)～9)]

子どもたちとその家族への影響

災害は、特にそれが外傷的で、甚大な被害、人命の喪失、財産の壊滅を伴うとき、その心理社会的影響は大きい。研究によれば、深刻な外傷的な出来事を経験した大人の25％以上がＰＴＳＤ（心的外傷後ストレス障害）になるという。[10)～11)] しかし、子どもの症状は、災害の性質、曝露を受けたレベル、個人的な影響の程度、年齢や成長段階を含む個々の特徴によって大きく異なる。また、特徴的なのは、子どもは自身の受けたトラウマに対する感受性だけではなく、親の恐怖や苦痛に対する感受性にも影響される。[14)]

子どもたちはしばしば災害に対して段階的な反応を示す。第一段階は、恐怖、不信、否認、悲しみといった反応と同時に、家族が傷ついていなければ安堵の感情を示す。第二段階は、災害の数日から数週間あとに起こる退行である。子どもは不安や恐れや悲しみや抑うつといった苦痛の感情を示すかもしれない。ある子どもは、敵意的、攻撃的にふるまい、またある子どもは感情が麻痺したり、あるいは引きこもりがちな状態となる。親は子どもたちが睡眠障害、身体化といった症状や、未来に対する悲観的な考えを示したり、未来に対する厭世観に襲われ、トラウマとなった出来事を遊びによって再現する、と報告している。これは回復のプロセスであり、何週間も続くこともある。

乳幼児は災害を理解しないかもしれないが、日常の断絶と家族の喪失は退行と愛着の障害を引き起こし、泣き叫んだり、怒りっぽくなったり、分離不安や過剰に驚くといった状態を引き起こす。幼児や就学前の子どもは、夜驚症や悪夢に陥りやすく、また、無力になったり、人に頼ったり、かんしゃくを起こしたりなど、日頃できていた行いからの退行を示す。学齢期に達した子どもは、トラウマに関するテーマや攻撃的なふるまいを表現するという遊びを通してトラウマ体験を再現する。幼児や就学前の子どもの場合と同じように、睡眠障害や分離不安といった退行的行動がしばしば見られる。また、引きこもりや無関心、あるいは身体化や行動上の問題を示すこともある。

青年期の心理的反応は、大人の場合と似ている。まず抑うつと不安が先立つ。青年は複雑な過渡期に立ち向かっているので、それぞれに起きた反応は、その過程のどの段階にあるかによって異なってくるであろう。ほとんどの青年は感情を上手に処理する能力を養うための成長段階にあり、自立心とアイデンティティを確立させようと努める一方で、抑うつといった深刻な精神障害に陥りやすくもある。親しい仲間や家族の喪失や、ライフスタイルの崩壊をもたらした災害は、身体化、引きこもり、感情麻痺、抑うつなどを引き起こしうる。青年期の若者は危険行動を起こしやすく、自殺願望や自殺行動も懸念される。また、彼らは自分は異常で適応できていないと考えるため、自分と同じく動揺している家族を守るなどして自分の適応反応の状態をいつわり、抑えてしまうことがある。その結果、親は災害が子どもたちに与えた影響を過小評価し、彼らが必要としている助けを見逃すという事態に陥りかねない。

性別は、子どもの災害に対する反応と重要な関係がある。男の子は女の子より高い率で行動面での症状を示し、回復までに時間がかかる。具体的にいうと、男の子はより反社会的で、暴力的・攻撃的な行動や、その他外からみてわかりやすい症状を示す。女の子は災害に直面した際、不安や気分障害といった内面的な症状を示す。しかし、女の子は男の子より自分の感情を率直に表現する傾向にあり、災害について考えることにより多くの時間を費やす。子どもたちは自身が安全かつ幸せだと感じることができるように、周囲の大人たちに親密に依存しているため、家族の災害への適応に問題がある場合、外傷的出来事に対する悪質な反応を示す危険性が増す。

災害に見舞われたとき、子どもたちは皆、不安と恐怖と抑うつに苦しむが、一部の子どもでは長期にわたり心理社会的病的状態やトラウマに対する悪質な反応を示す危険性が増す。社会的支援が少なかったり精神病理の病歴があったり、あるいは、恥ずかしがりや怖がりな気質をもつ子どもの場合、トラウマに関連する精神病理を引き起こすリスクが非常に高くなる。過去に喪失経験があったり、高いレベルで災害にさらされたり、あるいは災害による直接的な喪失を経験した子どもたちは、トラウマに対して深刻で悪質な反応を起こしやすい。トラウマティックな出来事や、犠牲となった子どもやその子どもの近親者を直接目撃した、あるいは人命が危険にさらされるのを目撃したという経験は、トラウマ後に有害な心理社会的状態となる危険が多いといわれている。地理的や経験的に大災害から遠く離れた場所にいた子どもたちも、無関心というわけではない。情報（ニュースなど）の量と内容によって災害を理解できる子どももいれば、成長段階によっては恐怖を覚える子どももいる。災害に対する子どもの主観的反応は、ＰＴＳＤ症状の可能性を十分に予測しうる。

福島の子どもたちと家族への影響

福島の事故は複合的で長期にわたるものであるため、子どもたちや家族への影響は、より深刻で長期にわたることが予測された。２０１２年3月私たちは、この複合災害が福島県郡山市の学齢期の子どもたちの行動と親のメンタルヘルスに与えた影響を把握するための調査を行った。郡山は、福島第一原発から約35マイル（60キロ）の位置にある。立ち入り禁止区域から避難してきた家族もいる。調査は災害後約1年後に行われ、慢性的で持続する行動面の問題や徴候に焦点があてられた。私たちの研究の目的は、一部の家族が経験した移住の影響と、引き続く放射能汚染に関連する恐怖や不安を含めた、地震、津波、放射能被害による長期的な影響を把握することであった。私たちはまた、これらの影響を緩和するのに妨げとなるリスクと回復させそうる要因を見極めたいと考えた。

子どもたちへの影響を把握するために、「子どもの強さと困難さについての質問票（SDQ）」を行った。これは、3～16歳の子どもたちを対象とした25の行動に関する質問項目から成り、親[16]が記入する、下位項目には、情緒的症状、行動面の問題、注意欠陥多動、仲間との関係性の問題が含まれている。回答者は、その行動や症状について「認める」「多少認める」「認めない」のいずれかに印をつける（表1）。SDQは、臨床的疾患の罹患率の確証と、子どもの精神障害の罹患率の推定に有効であった。SDQの困難度標準スコアは異なる下位グループのメンタルヘルスを評価する、正確で偏りのない方法である。SDQは日本語を含む40カ国語に翻訳されており、たいへん有用である[17]。

親の外傷性ストレス反応は、外傷的な出来事の後の心理的ストレスを計るために広く使われている「改訂　出来事インパクト尺度――日本語版（IES-R-J）」によって計られた。このツールは侵入（的体験）、回避、覚醒過多の三つのPTSD症状を評価する（表2）。IES-R-Jは、

表１　SDQ（項目の例）

＊情緒的症状 ・しばしば頭痛や腹痛、あるいは病気を訴える。 ・心配ごとが多く、しばしば悩む。 ＊行動面の問題 ・しばしば癇癪を起す、あるいは、短気。 ・しばしば他の子どもたちと喧嘩をする、あるいは、いじめる。 ＊注意欠陥多動 ・落ち着きがなく、活動し過ぎ、長い間じっとしていられない。 ・すぐ気が散り、集中力がない。 ＊仲間との関係性の問題 ・やや孤独、独りで遊ぶことを好む。 ・他の子どもたちにからかわれたり、いじめられたりする。

再テストの信頼性と内容の一貫性において評価されてきた[18)]。

私たちは福島（郡山市）と東京、長野の３県の小学校と中学校でアンケートを実施した。郡山市において地震と津波、放射能汚染を受けた地域から移住してきた生徒数の多い小学校と中学校が同定し、調査の対象とし、東京の小学校１校と長野の中学校１校を対照群とした。アンケートはクラスで配布され、生徒が自宅に持ち帰り、親が無記名で記入し、同封の封筒に入れて返送してもらった。調査は２月下旬から３月初旬の間の春休み直前に行われた。

共同研究者は郡山の菊池信太郎医師、慶應義塾大学医学部の渡辺久子医師、カリフォルニア大学サンフランシスコ校（ＵＣＳＦ）医学部の Aimee Sato と Diana Umene、UCSF Global Health の Mark Lieber、ＵＣＳＦ看護学部の Nakajima Midori である。この調査は、郡山と東京と長野の教育委員会と学校長、ＵＣＳＦの人類研究委員会によって承認された。

調査はＳＤＱやＩＥＳ－Ｒ－Ｊのほか、人口統計学的特徴、災害

表２　事故の影響尺度（項目の例）

＊侵入（的体験）のサブスケール
・想い出が過去の感情を思い起こさせた。
・眠り続けるという問題があった。
・他のことで頭のなかがいっぱいになった。
＊過覚醒のサブスケール
・いらいらして、怒りっぽくなった。
・思い出すと、汗をかいたり、呼吸困難になったり、体が反応した。
＊回避のサブスケール
・感覚は、一種の麻痺状態だった。
・何も起こらなかったような、現実のものではないような、感覚に襲われた。

体験の程度、災害以前と以後の生活形態、放射能の影響とリスク、政府やメディアの役割に対する認識などの一般調査を並行して行った。回答率は郡山の小学校と中学校は28％（７８５人／３０００人）、対照群の東京の小学校は32％（80人／２５０人）、長野の中学校は35％（１３９人／４００人）であった。最初の分析は郡山の回答者７８５人のうち３８３人と、対照群２１９人すべてを対象とした。郡山の回答はさらに移住者と住民に分離した。親が災害後に福島の他の地域から郡山に移住してきた場合、回答は移住者に分類した。

外傷的出来事を経験した子どもは、離れた県の子どもと比べると、郡山の子どもたちで多かった。移住者の18・５％（10人／54人）と郡山住民の11・２％（37人／３２９人）が、本人が負傷したか、家族の負傷あるいは死を経験している。郡山の子どものうち、移住者の５・５％（３人）と住民の44・７％（１４７人）は避難の必要性を感じていない。移住者の63％（34人）と住民の23・７％は家の損害を受けたか、もしくは家を失った。

郡山の子どもたちの親（移住者と住民とも）は、ずっと対照群の都市

表3　放射能に対する心配

	対照群	郡山の住民	郡山に移住してきた人
食べ物に対する心配	3.0 ～ 3.6	4.0 ～ 4.1	4.0 ～ 4.0
飲み物に対する心配	2.9 ～ 3.6	3.9 ～ 3.9	4.0 ～ 4.0
5年後の放射能による病気に対する心配	2.5 ～ 2.9	3.8 ～ 3.9	3.9 ～ 4.4

1＝まったく心配しない　2＝少し心配する　3＝やや心配する
4＝心配する　5＝たいへん心配する

に住んでいる子どもたちの親に比べ、放射能に対する心配は深刻である。食べ物や飲み物の汚染についての質問では、リッカート尺度では5ポイント中4・0～4・1で、4は「心配」を表す。対照群である立川（東京）が3・6、小諸（長野）では2・9と低くなりリッカート尺度での3は「少し心配」である。放射能被ばくが引き起こす5年後の身体的影響については、郡山グループは平均3・8～4・4、対照群では2・5～2・9であり、両間のスコアには大きな開きが見られた。

郡山に移住した子どもたちは、郡山の子どもたち（9・82）に比べて、高いSDQ標準スコア（11・73）を示している。両者のスコアは長野と東京（8・56）の対照群に比べて高くなっている。移住者の情緒、多動のサブスコアは郡山の住民や対照群と比べ最も高かった。SDQを分析するもう一つの方法は、総困難度とサブスコアの両方において異常となった人の割合を同定することである。郡山に移住した人の多くが、郡山の住民より多く、また、郡山市の住民の多くが対照群より異常群に入った。

表４　SDQ で異常群に入った子どもたち

	対照群 N = 218	郡山の住民 N = 329	移住者 N = 54
総困難度	6.7%	13.5%	18.5%
情緒的問題	8.3%	15.2%	25.9%
行為障害	16.5%	24.6%	22.2%
多動	6.9%	12.1%	29.6%
仲間の問題	17.0%	15.5%	22.2%

ＩＥＳ－Ｒ－Ｊは郡山の子どもたちの親だけに配られ、長野と東京の親に配ることは認められなかった。その理由は、教育委員会と学校長らが、親がＩＥＳ－Ｒ－Ｊに回答することによってその経験を思い出すことを懸念したからである。郡山の子どもたちの親のなかで、郡山に移住した子どもたちの親は郡山の住民に比べると、それぞれ過覚醒（1・45対1・06）、侵入（的体験）（1・49対1・05）、回避のサブスコア（1・38対0・88）が高かった。

調査の一部として、私たちは、親に何でも好きなことを書くようにと紙を渡した。コメントは共通なテーマごとの内容別に分類された。引用は原文のままである。

親の声

【ストレス】

・子ども達が外で遊べない。活動ができないためにストレスがたまりイライラしやすい。
・子供は無邪気に笑っていても、心の中に強いストレスをかかえているか分かりづらいと思います。
・中学三年の末娘もこの一年で心が不安定になり勉強にも支障がでました。

【親の悩み】

・放射性物質は目に見えないが、測定器で計ると確かに存在しているんだな……と再確認させられる。やはり心配な事は5年後、10年後に何らかの影響が出るのだろうかという事です。
・子供達の将来出てくるであろう、放射能の影響、考えられる事を、情報は具体的に分かりやすく教えて欲しい。地元から離れられないので、どこをどういうふうに注意したらいいのか知りたい。
・とにかく忘れられて、うやむやにされる事が何よりも怖いです。
・大人は仕方ありませんが、子供の健康のことが心配です。女の子なので将来結婚して出産もすると思います。生まれてくるその子供も心配です。

【引っ越し】

・避難したいと親が言っても子供は友人と離れて暮らすのがいやであるし、高校受験を控えて環境が変化するのがいやだった。身体に影響する事を考えれば女の子でありとても心配。少しでも影響の少ない場所に移転したいが家族全員は無理。費用負担もあり、避難は困難であると現在の住居に留まった。

・福島を出れば、放射能の心配は無いのかもしれないが、現実問題として、年寄りをかかえて介護が心配な状況ではどこにも行けない。

【生活】

・洗濯物を外に干して良いか。不安でなかなか外に出す事ができません。

・雨に濡れると、放射能が心配です。

【情報】

・正しい情報がほしい。政府の情報は信用できない。

・毎回、ニュースには取り上げられるが、隠蔽ばかりでだいぶ過ぎてから本当の事がニュースで流れたりが多い。もう隠し事はやめてほしい。何十年先の事も心配したが、それよりも、今、現在の状況をメディアは市民に知らせる義務があると思う。

・原子力災害による児童、生徒の発育、教育に関しては肉体的、精神的に非常に大きな影を落とした事は明白な事実です。政府、東電は子供らの一生を看る必要があります。

【国家と政府】

・お金では解決できない。

・特に大人に関しては心配してはいないが、これから将来がある子供達の事を考えるととてもくやしいです。国はもっともっと子供達のことを真剣に考える必要があると思います。

・将来、放射線被ばくにより、がん等の病気になった場合、通院、治療費の補償がうけられるのか不安です。今回、自主的避難等の賠償金を請求して、それを受け取り、数年後、放射線被ばくが原因で病気になった場合、東京電力や県（国）は、知らん顔をしてしまうのか。

【対策】

・郡山が大好き、住み続けたいので、福島、日本、世界、地球規模の問題として皆で知識、技術を出し合って、今後も起こりうる原発問題のモデルとして教訓として対処していってほしい。

・一時金より、長期的な医療保障をしてほしいです。

・18歳未満の医療費を無料にする動きがありますが、放射能の内部被ばくは数年から数十年後に出ると言われているのに、なぜ、今現在の普通に生活している病気やけがに対しての保障なのでしょう。それより早く「被ばく手帳」の配布と定期検診や被ばくに対する保障を整えてほしいと思います。

【福島県】

・東京の人たちの電力のために苦しめられているのだから、特に東京都はもっと積極的に取り組むべきだ。どうしてもっと福島県民は怒りをぶつけないのか理解できない。もっと国をあげて除染すべきだ。

・県外の人の心ない言葉に、特に「どうして福島に住んでいられるのか」、ひどく傷つく。震災当時、避難して行く人も多数いたが、どこに逃げればいいのか、当てもなくどうしていいのか分からない、とても不安な時期を過ごした。避難できるなら避難している！　とにかく子供だけは少しでも被ばくしないように気をつかって生活している。

調査の結果から、複合的で長期にわたる災害が郡山の子どもたちと家族に甚大な影響を与えたことが見てとれる。東京や長野の子どもたちに比べて、郡山の子どもたちは自分自身のけが、家族のけがや死、家の損壊や崩壊といったより外傷的な出来事を経験した。郡山の子どもたちの親は、食べ物や飲み物の放射能汚染を心配しているがそれ以上に、被ばくによる5年後の病気を心配している。郡山の子どもは、情緒、行為、多動において高いスコアを示しているが、SDQについても高い困難度標準スコアを示した。郡山のなかで、移住してきた子どもはその土地の子どもより高い困難度標準スコアを示した。移住してきた郡山の親は、過覚醒、侵入（的体験）、回避、三つのすべての領域で高いIES－R－JのPTSD点数を示した。これらの結果から明らかなことは、複合的災害の子どもの行動や親のメンタルヘルスに与えた影響は甚大で、それは1年たっても続いているということだ。移住はその影響をより深刻にする。親たちは特に放射能被ばくを心配し続ける。洗濯物を外に干すといった日常的なことから、健康の再生を含む子どもへの長期にわたる潜在的影響までに及ぶ不安を感じている。彼らは情報、特に政府からの情報を信用できずにおり、除染、補償の明確な政策、そして、将来のヘルスケアについての具体的なプランを望んでいる。彼らは不当に差別されることに憤りを感じており、忘れ去られることに不安を抱いている。

結論

２０１１年3月11日の東日本大震災とそれに続く災害による心配や不安は、今日まで波のように私たちを襲い続けてきた。学齢期に達した子どもとその母親は、これまでずっと耐えてきたトラウマやストレスが反映した結果、子どもたちでは情緒不安定、多動、行動上での問題で親たちではＰＴＳＤの症状を呈している。災害で身体的または個人的にも影響を受けた子どもたちや、その親たちはストレス症状を示す。この長期にわたる影響下において、政策立案者、地域のリーダー、ヘルスケアの専門家は、メンタルヘルスケアを提供することを保証し、家族から寄せられる不安の源を明確に把握し続けるという重要な役割を担うべきである。

（原文は英文）

◆参考文献

1）Terkel, S.（1984）. *The Good War.* New York: Pantheon.

2) Hersey, J. (1946). *Hiroshima.* New York: A.A. Knopf.

3) Matsubara, H. (2001, May 8). Prejudice haunts atomic bomb survivors. *Japan Times.* Available at www.japantimes.co.jp/text/nn20010508m1.html, accessed November 10, 2011.

4) Park, M. (2011, March 18). Hiroshima survivors fear new nuclear fallout. *CNN.* Available at http://articles.cnn.com/2011-03-18/world/bomb.survivors_1_fukushima-daiichi-nuclear-plant-atomic-bombs-hiroshima?_s=PM:WORLD, accessed November 10, 2011.

5) Dew, M.A., Bromet, E.J., Schulberg, H.C., Dunn, L.O., & Parkinson, D.K. (1987). Mental health effects of the Three Mile Island nuclear reactor restart. *American Journal of Psychiatry,* 144 (8), 1074-1077.

6) Bromet, E.J., & Havenaar, J.M. (2007). Psychological and perceived health effects of the Chernobyl disaster: a 20-year review. *Health Physics,* 93 (5), 516-521.

7) Loganovsky, K., Havenaar, J.M., Tintle, N.L., Guey, L.T., Kotov, R., & Bromet, E.J. (2008). The mental health of clean-up workers 18 years after the Chernobyl accident. *Psychological Medicine,* 38 (4), 481-488.

8) Christodouleas, J.P., Forrest, R.D., Ainsley, G.G., Tochner, Z., Hahn, S.M., & Glatstein, E. (2011). Short-term and long-term health risks of nuclear-power-plant accidents. *New England Journal of Medicine,* 364 (24), 2334-2341.

9) Van Dyke, C., Mandel, J., & Onizuka, N. (2011). Health risks of accidents at nuclear power plants. *New England Journal of Medicine,* 365 (10), 962.

10) Breslau, N., Davis, G.C., Andreski, P., Peterson, E. (1991). Traumatic events and posttraumatic stress disorder in an urban population of young adults. *Arch Gen Psychiatry,* 48, 216-212.

11) Green, B.L., Lindy, J.D. (1994). Post-traumatic stress disorder in victims of disasters. *Psychiatr Clin North Am,* 17, 301-309.

12) American Academy of Pediatrics, Work Group on Disasters. (1995). *Psychosocial Issues for Children and Families in Disasters: A Guide for the Primary Care Physician.* Washington, DC: US Department of Health and Human Services;

Publication No. (SMA) 95-3022.
13) Pine, D.S., Cohen, J.A. (2002). Trauma in children and adolescents: risk and treatment of psychiatric sequelae. *Biol Psychiatry,* 51, 519-531.
14) Beauchesne, M.A., Kelley, B.R., Patsdaughter, C.A., Pickard, J. (2002). Attack on America: children's reactions and parents' responses. *J Pediatr Health Care,* 16, 213-221.
15) Schonfeld, D.J. (2002). Supporting adolescents in times of national crisis: potential roles for adolescent health care providers. *J Adolesc Healt,.* 30, 302-307.
16) Goodman, R. (1997). The strengths and difficulties questionnaire: a research note. *J Child Psychol Psychiatry* 38, 581-586.
17) Matsuishi, T., et al. (2008). Scale properties of the Japanese version of the Strengths and Difficulties Questionnaire (SDQ): A study of infants and school children in community samples. Brain Dev, 30, 410-415.
18) Matsuoka, Y., et al. (2012). Concern over radiation exposure and psychological distress among rescue workers following the Great East Japan Earthquake. BMC Public Health, 12, 249.

コラム7

かけがえのない〝あたりまえのこと〟

橋本光子◉郡山ザベリオ学園幼稚園

「外って気持ちいい！」

２０１２（平成24）年5月のある日、園庭に子どもたちの笑顔がはじけ、元気な声が響き渡りました。東日本大震災により発生した、東京電力福島第一原子力発電所の事故による放射能の影響で、幼稚園の外遊びを自粛してから、1年2カ月ぶりのことです。幼稚園の玄関から、一目散に駆け出していく子どもたちの喜々とした姿に、何とも目頭が熱くなったのを覚えています。とはいえ、現在に至るまで外遊びには制約を付けざるを得なく、思う存分遊べるわけではありません。保育中は、1日30分の制限付きです。外遊びを再開する前には、保護者の方々の同意を得なければなりませんでした。幼稚園によっては、いまだ外遊びを控えている園もあります。本園も、まだ１００％の同意を得られているわけではありません。まだ同意を得られない少数の外に出られない子どもたちのためには、必ず保育者を配置し、室内でも楽しく元気に遊べるように、そして、ストレスが溜まらないように配慮をしています。屋内活動を充実するため、講堂には新しい遊具を設置して、思いっきり体を動かせるように配慮しました。

子どもたちは、素晴らしい四季折々の自然を五感で感じる機会が少なくなってしまいました。10月の今ごろは、いつもだったら子どもたちは芋ほりをはじめ豊かな秋の恵みを思う存分に受けて、秋を満喫していたはずなのに……。思い出したら限りなく「いつもだったら……」が出てしまいます。ところが、子どもたちはというと、笑顔で楽しげな表情をしています。幼児期は人生の土台をしっかりと作らなければならないときであるということを知っているかのように、子どもたちは限られた環境の中で、けなげに必死で自分作りをしているのです。その姿に、人格形成の基礎を作る幼児教育に携わる私たち保育者は、さらに一人ひとりの子どもの心に寄り添い、受容し、共感するかかわりを大切にしなければならないと強く思います。

本園は震災後の休園期間は約1カ月で、4月8日から2011（平成23）年度をスタートさせました。そして、翌日4月9日には3月にできなかった2010（平成22）年度の卒園式を実施しました。自主避難している子どもも少なくない中、年度をまたいでの卒園式にもかかわらず、約8割の卒園児と保護者の方が出席しました。子どもたちの、まるで何事もなかったかのような落ち着きと、凛とした姿で、灯したキャンドルを手に巣立って行った一人ひとりの姿が目に焼き付いています。入園式の翌日が前年度の卒園式という奇妙な2011（平成23）年度のスタートになりました。

自主避難による休園児、退園児が少なくなく、園児数は震災前の約6割に減ってしまっていました。まさに想定外の出来事の連続です。5月と8月には園庭の表土除去をしました。専門業者に除染を依頼したり、保護者の方々にも除染作業のお手伝いをいただいたりしました。教職員も定期的に除染を行い、線量は大分下がりましたが、いまだ安心の数値ではありません。

震災から2年を迎えようとしています。いままで、どれほど多くの方々にご支援と励ましのことばをいただいたことでしょう。人の心の温かさに支えられていることを実感する毎日です。きょうも幼稚園には、いとおしいわが子とともに、郡山の地で生きようとしている保護者の方々が、笑顔でわが子を送り出してくださっています。そして、子どもたちと保護者の方々の笑顔にエネルギーをいただいている私たち保育者がいます。このピンチをチャンスと捉え、未来ある子どもたちのために、なすべきことを見極め、努力していきたいと思います。

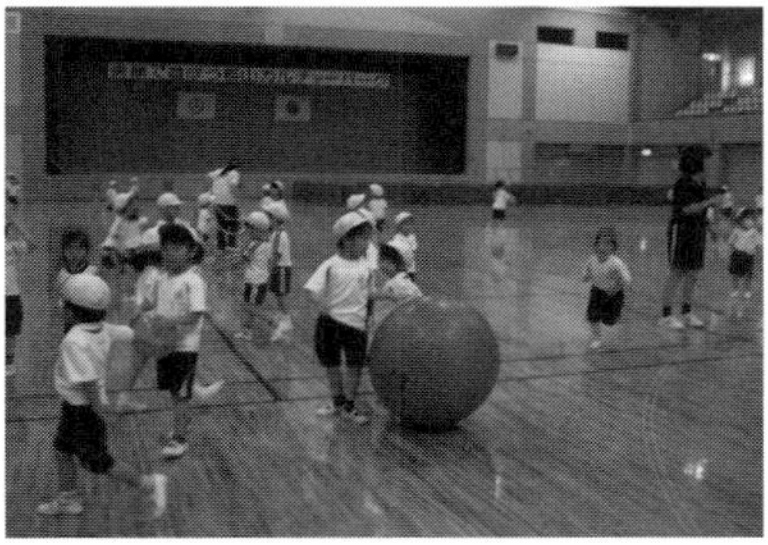

コラム8

ニコニコこども館での体験から学んだこと

助川由紀江◉郡山市こども部こども支援課

あの日、2011（平成23）年3月11日（金）は、午後から突然吹雪になったり灰色の雲が急速に流れたりと、「今日の天気は、変だね？」と話していた矢先でした。

午後2時46分、巨大地震が襲ってきました。私が勤務している郡山市こども総合支援センター（ニコニコこども館）には、1～4階のフロアに0～4歳の子どもと親御さんが来館していました。2階の子育てサロンには8組の親子が、一時預かりを実施している一時保育室には子どもが8人と職員3人、さらに郡山女子大学短期大学部の実習生が2人いました。どちらも建物の2階ですので、とにかく利用者と一時保育の子どもたちの安全確保を最優先に避難誘導を行い、私は一時保育室の子どもたちと職員とともに、2階の西側の非常口を開けて揺れがおさまるのを待ちました。建物が大きく左右に揺れて、まるで船に乗っているようでした。隣のガソリンスタンドは外壁がガラガラと音をたてて落ち、窓ガラスが内側からバリンと割れて道路に飛び散り、さらに机、椅子が飛び出してきました。子どもたちは、完全にいつもと違う様子に泣き声もなく、職員にギュッとつかまっていました。揺れがおさまり、ようやく外に出てからも体が震えていました。とにかく怖かったことを覚えています。

何度も来る余震に不安でいっぱいでしたが、お預かりしている子どもたちの体が冷えないように、職員の冬用のジャンパーや毛布をかぶせたり、市役所の車に乗せてエンジンをかけて車内で暖を取りながらお迎えを待ちました。迎えにきた母親は、お子さんに駆け寄り「ごめんね、ごめんね」と言って泣きながらギュッと抱きしめていました。母親からは「こんな時に預けてしまって……」と責めている様子が感じられました。私は母親の背中をさすって「お母さん、大丈夫？　大変だったでしょう。心配だったね。お子さんは大丈夫よ。気をつけて帰ってね」とことばかけをして見送りました。母親は「ありがとうございました」と何度も言って帰りました。子どもたちにけががなく親御さんへお渡しすることができたのでホッとした瞬間でした。

その日のうちに、郡山市は災害対策本部を立ち上げ、ニコニコこども館はその夜から避難所になりました。乳幼児を持つ家族の皆さん、高齢者のご夫婦、お体の不自由な方など、1～4階に200人ぐらいの方が避難されました。ニコニコこども館は通常業務も行っていましたので、東日本大震災と東京電力福島第一原子力発電所の事故に伴うさまざまな相談がありました。乳幼児を持つ親御さんからは〝食〟に関する相談が大変多くありました。心がけたことは、一人ひとりと丁寧に向き合い、話を傾聴し受容することでした。また、保護者の不安やストレスの軽減を図るために行政からの最新の情報提供に努め、さらに小児科医のセミナーを開催し、臨床心理士による相談会も実施しました。

震災からもうすぐ2年になりますが、子育て中の方々の一部には、今なお生活に不安感も見受けられます。このような中で必要なことは、地域社会での地域ぐるみの子育て家庭への支援だと思います。隣近所の子育て中の保護者と子どもに出会ったときには「こんにちは」「お子さん大きくなったわね」とご近所同士がいつでも寄り添い、声かけを行うこと。これらの継続によるかかわりが、子育て中の方々の孤立感や育児不安やストレスの軽減につながり、地域社会への参加のきっかけとなって「○○さんに相談してみよう」と行動に広がり、子育てに安定感が見られるようになるのではないかと思います。支え合い・助け合い・つながり・絆……震災から学んだことを伝えていこうと思います。

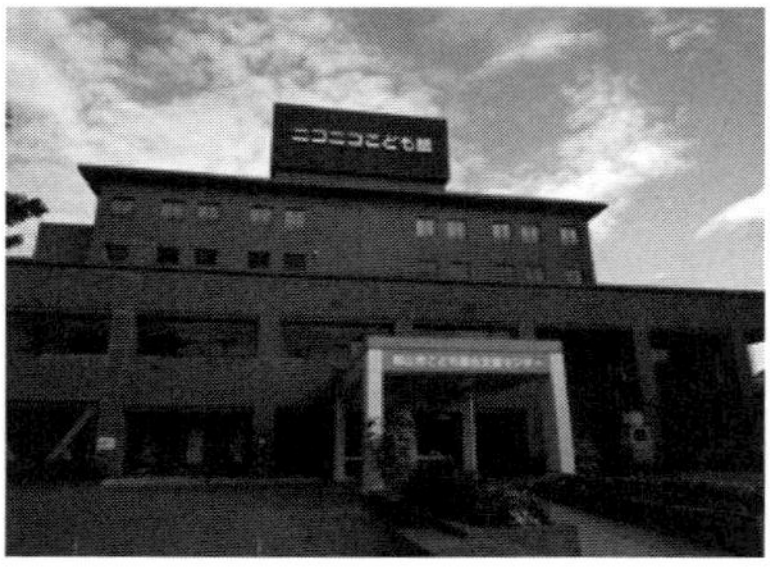

コラム9

東京より福島の子どもたちに寄せて

進藤考洋◉東京大学医学部附属病院小児科

２０１２年の５月、真っ青な空の下、私は福島県郡山市内を車で走っていました。ある小学校の近くにさしかかったとき、大きな歓声にたなびく万国旗の飾りつけをみて、すぐにそれが運動会であることを理解しました。窓をあけて耳を澄ませると、小学校低学年の子どもが出す幼い声、子どもを一生懸命応援したり笑ったりしているお父さんやお母さんの声がたくさん聞こえてきました。知らない人ばかりのはずなのに顔まで想像できるような気持ちになるくらい、元気で楽しそうな声ばかりでした。「今聞いているこの声は地域の皆さんの宝物に違いない」と思うと心が震えました。

心の震えが収まり切らぬまま、小学生の子どもがいる知り合いに「運動会はどうだったの」と聞いてみたところ、元気な声で「楽しかったよ」が返ってきました。震災から１年が過ぎて生活できていることの喜びが自然とあふれていました。よかったね、と一緒に喜んだのも束の間、苦笑いしながら「(うちの子は)マスクしながら走ってたけどね」と続いたのには驚かされ、頭を強く打たれる思いでした。運動会が体育館の中で開催された幼稚園や、午前中だけ戸外で開催された小学校も多数ありました。その分、運動会のプログラムも短縮されたものにならざるを得ません。地域の宝物である子どもたちの一大行事が縮小開催という憂き目にあっていながら、ほとんどメディアに報じられることはありませんでした。マスクをつけながら戸外で遊ばせる必要性については、その実効性も含めて大いに異論のあるところですが、それはさておいて……「子の将来を心配しつつも、生活の場を他に移転させることができない」という現実に対する憂いや諦めを言外に感じ取るのは難しくありませんでした。

　福島の子どもたちは、本来ならば豊かな自然の中で、都会では味わえないようなことを数多く体験しながら成長するはずでした。福島の原発事故は前代未聞であるが故に、既知の科学の知見においては健康被害はない、と言いながらも「何かあったらいけないから」という漠とした不安が拭いきれず、今も尚、外出時間の制限が珍しくもなく行われています。この中途半端な安全管理は、さらに新たな不安を呼び、はっきりとした出口が見えません。子どもたちのかけがえのない時間が中途半端に管理されているとは、何たる悲劇でしょう。でも、東京にいると、このような福島の悩める親子の姿がなかなか見えてこないのです。私たち大人は、この点についてもっと公に論じる必要があります。必要なことと不要なことをはっきり示す努力、大人はまだまだできるのではないでしょうか。

福島に帰ったら……。私は関西の生まれで20歳で上京して約18年。福島に住んでいたのは4年と少しですが、家内が育った福島、息子が生まれた福島、心温かい友人が住む福島は、私にとって「帰るべきところ」となりました。小児科医として、子を持つ親として、福島での子育てを魅力的なものにしたいと強く思っています。今、東京で働く私にできることは多くはありませんが、福島のことを想ってくれる仲間を少しずつ増やしているところです。少しずつの「福島のために」という想いを集め、福島の子どもたちが将来、「大人の事情で福島に残らざるを得なかった」ではなく、「福島で過ごした楽しい子ども時代を自分の子どもにも味合わせてあげたい」と思えるような時間を過ごせますように。その大きな願いがかなうよう、福島の友人たちとともに歩んでいきたいと思います。

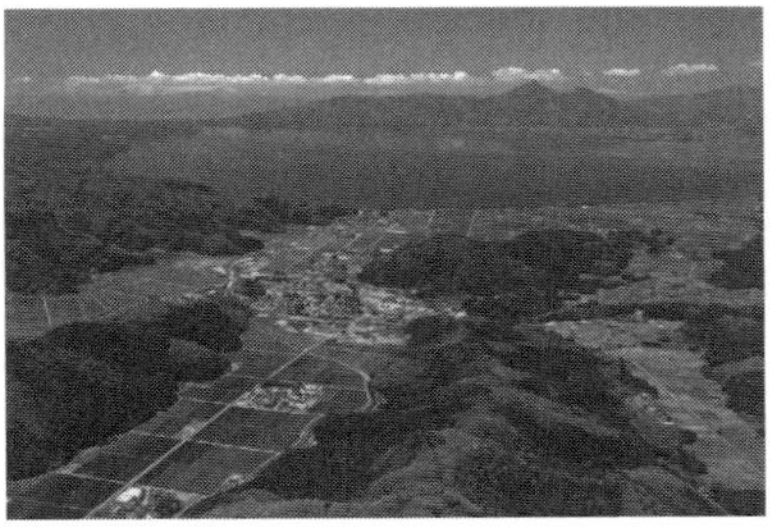

Ⅳ章

PEP《ペップ》 Kids《キッズ》 Koriyama《こおりやま》

PEP Kids Koriyama ——郡山から子どもの遊びのモデルを発信

菊池信太郎

郡山市震災後子どもの心のケアプロジェクトでは、当初はPTSDの発症予防を主眼に活動を行っていた。しかし、子どもたちの健全な体の成長発達のために、保護者が安心した環境で、子どもたちが体を思い切り使える遊び場を作ることはできないかと考えていた。震災から2カ月の5月24日に、偶然にもボーネルンドの幹部の方と直接話ができる機会を得た。郡山の子どもたちの現状、将来の見通しなどから、今、子どもたちに必要なことは何かを話し合い、共通の認識と危機感を持っていただいた。そして、市の中心街にあるビルの空きスペースを利用して、遊び場を作るイベントの開催にこぎ着いた。8月下旬の3日間という限られた時間ではあるが、イベントに3500人の親子が集まった。汗だくになって遊んでいる子どもたちの姿は喜ばしくもあり、一方で夏にもかかわらず、その肌が一様に白いことは痛々しくもあった。

この様子をテレビのニュースで知った、市内に本社を構えるヨークベニマルの大髙善興社長より、

「子どもたちのために、何でも支援をするのでぜひ常設型の遊び場を考えてほしい」との申し出をいただいた。早速、地域の9人の有志が集まり、「屋内遊び場設置準備委員会」を結成した。そして、市内に1900平方キロメートルの大規模屋内遊び場を設置することに至った。「子どもたちへのクリスマスプレゼント」を合言葉に、委員会メンバーで構想を練り、ボーネルンド、関係企業、運営を委託された郡山市の必死な努力により、平成23年12月23日にオープンした。提案からオープンまでわずか3カ月という超短時間で完成に至った。この施設は地域の民と官が気持ちを一つに、地域の子どもたちのために大人たちが全力をそそいだ宝物である。全世界にその名が届くことを願い、「PEP Kids Koriyama〈ペップキッズこおりやま〉」と命名した。ペップ（ＰＥＰ）とは「元気な」という意である。しかも〝ぱぴぷぺぽ〟という破裂音は子どもたちが言いやすく、飛び跳ねるようなリズム感がある。子どもたちが口々に「ペップに行きたい！」と言ってくれるのを聞くと、名付け親として非常にうれしい限りである。

本来であれば子どもたちがしたいだろう屋外遊びを屋内で、という思いから、水が使用できる広大な砂場、30メートル走可能なトラック、三輪車の乗れるサーキットを中心に、10万個のボールプールや大型遊具を配置した。そして子どもたちのためのキッチン、各種セミナーや相談会を行えるスペースなども完備した。オープンからわずか10カ月の間に、およそ30万人の親子が訪れた。また、同施設は単なる遊び場ではなく、遊びと施設の存在意義を通して、人々に子育ての原点を見つめてほしいと願っている。なお館内には、子どもたちには守るべき最低限のルールと、保護者には子どもの遊び場としてのクレド（信条）を提示してある。子どもたちには社会の一員として決まりごとを守ることを求め、保護者には大人は子どもたちの見本になると同時に、子どもの変化に気づくよう啓発している。

プロジェクトでは遊びに関するいくつかのイベントを開催した。歌や踊り、絵描き、工作、積み木、昔遊び、皿回しなどを行った。日本全国の多くのボランティアの方々から協力をいただいた。遠方から、さらには手弁当で駆けつけてくださった皆の思いは、郡山（福島）の子どもたちを元気にしたい、と願うただ純粋な思いであった。

遊びを大人が指南し、そしてそのもとで子どもたちが真剣に遊ぶ姿は、保護者や周りの大人たちにとって何よりの心の安定剤であった。特に、個人的な遊びしか知らない現代の子どもにとって、人と人とがかかわり合って遊ぶこと、遊びが伝授されること、笑いを共有することが大事であることを、この特殊な状況下になって私たちははじめて気づかされた。それは、日本が突き進んできたここ数十年の子どもの育つ環境作りが誤った方向に向かっていたことを示唆しているのかもしれない。

健やかな子どもを育むために

中村和彦◉山梨大学大学院教育学研究科教授

1．子どもの遊び・運動の重要性

顔と服を真っ黒にしながら、真夏の日ざしのなかで遊びに熱中する子どもたち。冬の北風にもめげず、白い息を吐きながら動き回る子どもたち。夢中になって遊びにのめり込む子どもたちを見て、私たちは「子どもらしさ」を感じ取ることができる。遊びにのめり込み、仲間と動き回るなかで、子どもはさまざまな運動を経験し、さまざまな工夫と関わりを体験していく。

子どもにとって身体活動を伴う遊びや運動は、生活の主体であるとともに、①からだの構造や機能をもとにした技能や運動能力といった「身体運動の発達」、②思考や判断といった「認知的な発達」、③コミュニケーション能力や態度の形成といった「情緒や社会性の発達」という三つの発達領域を促す、欠くことのできない成長の場であると考えられる。特に幼少年期においては、「身体運動」「認知」「情緒・社会性」という三つの発達領域は、それぞれを独立して獲得していくのではなく、お互いに関係し合いながらその能力を発達させていく『相互補完性』という特性を持っている。

子どもの遊び・運動は、食習慣、睡眠習慣、排泄習慣とともに、重要な生活習慣の一つである。おもしろくのめり込んでからだを動かすこと、おいしくご飯を食べること、心地よく眠ること、気持ちよく排泄するという、望ましい生活習慣は連鎖をするものである。つまり子ども時代の望ましい遊び・運動の習慣は、子ども時代の健康を増進させるのみではなく、大人になってからの運動・スポーツといった身体活動習慣に持ち越され、大人になってからの健康に影響するものであるといえる。

2. 発育発達段階に応じた遊び・運動のあり方

子どもの遊び・運動は、心身の発育発達に見合った内容でなければならない。発育発達段階における遊び・運動のあり方は、以下のように考えることができる。

①乳幼児期（0歳~2歳ごろ）

乳幼児期は、もともと人間のからだに備わっていた働きや動きが出現する。「お座りをする」「独り立ちをする」「二足で歩く」というように、初歩的な運動ができるようになる段階である。また立位姿勢がとれ二足歩行ができるようになるなかで、物をつかんだり、投げたりという上腕や手指での操作ができるようになる。

②幼児期（3歳～5歳ごろ）

「走る」「跳ぶ」「投げる」といった基本的な運動ができるようになる時期である。遊びのなかにさまざまな動きの要素を取り入れることで、動きの多様化や洗練化が図られていく。徐々に自分のからだをうまくコントロールできるようになり、動きのレパートリーやバリエーションを増やしていく。

③小学校低・中学年（6歳～10歳ごろ）

こころの成長を基に、自分の意志をもって運動ができるようになる。幼児期までに経験した動きがしだいに上手になる。すなわち動きの洗練化がみられ、からだをコントロールする能力がいっそう高まる段階である。この時期には一つの動きだけではなく、動きを組み合わせて複雑な動きに挑戦したり、音楽やリズムに合わせてからだを動かすことなど、子どもがおもしろくのめり込む要素を盛り込んだ運動の日常化・生活化を図ることが望ましい。さらに、さまざまなスポーツとの出会いの時期でもある。

④小学校高学年以上（11歳～）

体型の発育とともに、筋力や持久力も徐々に発達していく。多くのスポーツに含まれる複雑な動きや力強い動きが可能となる。認知的な発達とともに、さまざまなことを理解し、運動に応用するなかで、スポーツを実施していく基盤を形成する段階である。この時期には、単一のスポーツ種目にこだわるのではなく、いろいろなスポーツ種目を経験することによって、しだいに自分の専門スポーツ種目を見つけ、スポーツに傾斜していくことが大切である。

3．現代のライフスタイルと遊びの消失

私たちは子どものころ、友だちと戸外でからだをいっぱい使って遊び、おいしくごはんを食べ、ぐっすり睡眠をとっていた。そして気持ちよく目覚めて、元気に園や学校に行って、友だちと活動していた。しかし、いま日本の子どもに、そんな「子どもらしさ」を感じることが少なくなってきた。子どもたちの生活から「遊び時間」「遊び空間」「遊び仲間」という遊びを成立させる「三つの間」が消失し、からだを使って遊ぶことがなくなってきている。

さらに、現代の便利な生活が、子どもの成長にマイナスの影響を与えている。便利な生活とは、インターネットショップのようにからだを動かさなくても物を手に入れることができる「効率化」、交通網の発達や自家用車での移動による「自動化」、そして携帯電話やメールといった「情報化」という三つの言葉に象徴される。このような便利な生活は、成長段階にある子どもの生活に乱れを生じさせ、身体活動を伴う運動や遊びを消失させ、食や睡眠にまで影響を与えている。結果として、からだを使って仲間と関わりながら遊ぶことが減り、おいしくご飯を食べることもなく、ぐっすり

と眠ることもままならないという生活を送っている子どもも少なくない。子どもの遊びの衰退は、子どもの成長にとって貴重な学習の機会を失っていることになり、結果として、こころやからだが不健康な子どもを生み出してきたのである。

4．子どもの体力・運動能力の低下

子どもたちのライフスタイルが乱れ、子どもらしさが奪われていくなかで、子どものからだにさまざまな問題が生じてきた。体力・運動能力テストの結果は、この問題を数値として明確に表している。

文部科学省「体力・運動能力調査」によると、今日の児童生徒は、走・跳・投といった基礎的な運動能力や筋力が、１９８５年前後をピークに著しく低下の傾向にあり、柔軟性、敏捷性などのからだをコントロールする能力も低下している。このような体力・運動能力の低下は、「二極化」と「低年齢化」の傾向を示している。

「二極化」とは、体力・運動能力が優れている子どもと劣っている子どもに二分されているということである。「低年齢化」とは、体力・運動能力の低下傾向が、小学校低学年、さらには乳幼児期から始まっているということである。

体力・運動能力の低下のみならず、転んで手をつくことができずに頭や手首にケガをしてしまう子ども、ボールを捕ったり避けたりすることができずに顔面のケガや眼球損傷にまで至っている子どもが増加している。さらに、運動不足や摂取栄養の過多から肥満傾向になり、将来において高血圧症や糖尿病といった生活習慣病に罹患してしまう可能性のある子ども、アレルギーや体温異常といった防衛的な能力の問題を抱えている子どもも多く出現している。

5. 基本的な動きの未習得

このような体力・運動能力の低下の直接的な要因として、「基本的な動きの未習得」と「運動量（歩数）の減少」をあげることができる。

今日の子どもたちは、「走る」「跳ぶ」「投げる」といったさまざまな基本的な動きが習得できていない状況にある。基本的な動きは、乳幼児期の未熟な段階から、日常生活、からだを使った遊び、体育、スポーツといったさまざまな身体活動の経験や学習を通して、およそ小学校高学年頃までに大人の動作に近い成熟したレベルにまで発達していくと考えられている。

このような基本的な動きの習得には、さまざまな動きのレパートリーを増大し、そのバリエーションを拡大させていく「動きの多様化」と、それぞれの動作様式（運動のしかた）を上手にし、より合理的・合目的的な動きに変容させていく「動きの洗練化」という二つの方向性がある。現代の子どもたちは、さまざまな基本的な動きを経験できる身体活動を伴う遊びの消失や、単一スポーツのみの実施によって、動きの多様化と洗練化とともに未熟な段階にとどまっているといえる。私たちの研究グループの調査結果から、現在の年長児の基本的な動きの習得状況は、体力・運動能力が高いレベルにあった1985年ころの年少児の状況にとどまっていること、さらに小学校3・4年生の基本的な動きは、1985年ころの年長児の段階であることが明らかになっている。

また、1970年代の子どもの1日の平均歩数は2万歩から2万7000歩であった。しかし今日では8000歩から1万3500歩と、半分以下にまで減少していることもわかっている。

6．郡山市の子どもの体力・運動能力

2011年3月11日に発生した東日本大震災に伴う福島第一原発事故は深刻な放射能問題を引き起こした。低線量放射線環境下にある長期的な屋外での身体活動の不足は、今後より大きな健康問題を生じさせるものと考えられる。特に成長途上にある幼児・児童に多大な影響を及ぼすことが予測される。

私たちは2012年より、郡山市の全ての児童・生徒を対象として、体格、体力・運動能力の測定とともに、運動習慣、生活習慣の現状を明らかにするための調査を実施している。また、保護者・保育士・幼稚園教諭・小学校教諭・スポーツ指導者を対象とした、発育発達段階に見合った運動遊び、生活習慣に関してのミニレクチャーと、運動遊びの実践を行っている。

2012年に実施した児童の調査結果では、以下のような実態が示された。
①男子女子すべての学年において、郡山市児童の体重の平均値は全国平均値を上回り、第1学年の男子を除く男子女子すべての学年で統計的に有意な差が認められ、肥満傾向が顕著に現れている。
②握力を除く7項目において、男子女子ともに多くの学年で郡山市児童の平均値は、全国平均値を下回っている。
③特に、全身持久力の指標である20メートルシャトルラン、走動作・跳動作・投動作といった基本的な動きの習得に影響される50メートル走・立ち幅跳び・ソフトボール投げにおいては、男子女子すべての学年において、郡山市児童の平均値は、全国平均値を統計的に有意に下回り、低下傾向が顕著である。
④1980年代以降、我が国の児童の体力・運動能力は低下を示し現在に至っているが、郡山市においては、東日本大震災以降の屋外での身体活動の減少によって、その低下傾向がより深刻化している。
⑤郡山市児童の1日の運動時間は、「30分未満」の児童の割合が高く、長時間の身体活動を確保している児童の割合が非常に低い。
このように、低線量放射線環境下における屋外での身体活動の不足は、郡山市の子どもの運動時間を減少させ、結果として肥満傾向児の増大と、体力・運動能力の著しい低下をもたらしているも

のと考えられる。今後、このような状況が持続することによって、幼少児の発育発達に多大な影響を及ぼすことが予測される。

7．健やかな子どもを育むために

以上のような結果を踏まえ、今後郡山市を中心とした福島県の子どもの発育発達を保障するためには、以下のような取り組みが必要であると考えられる。

①継続的な調査研究「郡山コホート」の実施

本研究の結果をベースとして、今後20年間にわたり、郡山市の幼少児の体格、体力・運動能力、運動習慣、生活習慣についての縦断的な調査を実施する。加えて、幼少児の基本的な動きの習得、身体活動量について詳細な調査を行う。

②運動環境の整備

多世代型・多機能型の室内運動施設（メインドーム）、及び簡易型・全天候型の運動場の建設が必要である。さらに室内運動遊び施設として創設されたPEP Kids Koriyama〈ペップキッズこおりやま〉の増設や、小学校・中学校の体育館の開放による運動施設の有効的な活用が望まれる。

③幼稚園・保育園での運動遊び、及び小学校・中学校での体育授業の充実

運動遊びや体育科教育の専門家を交えた勉強会・実技研修会の実施とともに、多様な基本的な動きが経験できる、おもしろくのめり込む運動遊びの考案・収集、優れた体育授業の創出と共有が望まれる。そのために「運動遊び研究会」「動きの研究会」の発足と活動の推進を図ることが必要である。

④フィジカル・ヘルス・プロバイダー（学校体育コーディネータ）の養成と派遣

フィジカル・ヘルス・プロバイダーの養成に向けてのカリキュラム内容の編成と組織づくり、講習会を実施する。養成したフィジカル・ヘルス・コーディネータの幼稚園・保育園、及び小学校への派遣と実践活動の支援が必要である。

⑤保護者への啓発と運動遊びの紹介

「郡山コホート」の研究調査データをもとにした現状説明を詳細に行うとともに、保護者向け情報誌『PEP UP 通信』の作成と配布、さらには親子を対象とした運動実技講習会の開催を通して、家庭でも実施可能な運動遊びを紹介することが重要である。

⑥地域の遊び・運動・スポーツ関係者のネットワークづくり

地域スポーツ指導者、放課後子どもクラブ指導者、スポーツ少年団指導者、レクリエーション指導者、部活動指導者への現状説明をもとに、関係者を対象とした子どもの発育発達に関するレクチャーや運動遊びの紹介を行うことが必要である。

今後の取り組みの遂行にあたっては、2012年8月に設立された「郡山市震災後子どものケアプロジェクト」における「子どもの遊びと運動に関する検討会」の活動として、継続的に実施していくことを計画している。

以上のような取り組みを展開するなかで、私たちは、福島の子どもたちからさまざまなことを学んでいる。菊池信太郎氏は、取り組みにとって重要かつ具体的なキーワードとして、

統一性：目的意識と重要性の認識を統一化して取り組むこと

構造化：取り組みを構造的に関連させながら捉え、地域全体で支えていくこと

継続性：取り組みの成果を評価しながら、長期的に実施していくこと

の三つをあげている。

郡山市での私たちの取り組みを、先駆的なモデルとして正確に記録に残していくとともに、それが福島県内のほかの地域に波及していければ、と願っている。

「10年後に、福島の子どもたちを日本一元気な子どもに育てる」

これが、私たちの目標である。

そして「将来、元気になった福島の子どもたちを目標にして、日本中の子どもたちが元気になれば」

それが私たちの夢である。

子どもたちが「子どもらしさ」を取り戻し、こころもからだも元気になっていくためには、第一に、子どもの育ちや生活の問題点を関連づけて、生活全体をトータルにとらえていくことが大切である。学校だけで、家庭だけで、解決しようとしてもダメなのである。

二つ目に、いまの子どもたちの問題は、大人の問題でもあることに気づき、理解することが大切である。子どもだけを変えようとしても、無理がある。私たち大人も、子どもと一緒になって取り組んでいくことが必要である。

三つ目は、とにかくできるところからやってみることである。どんな実践、どんな働きかけでもかまわない。まず何かを始めなければ、子どもたちのその後の取り組みの改善につながらない。

私たち日本人はこれまで、便利で快適な生活を望み、懸命につくりあげてきた。しかしこのようにしてつくられた現代の社会生活は、人間らしく生きることに対して、多くの問題点を生み出してしまったのである。そして、大人の生活に子どもを巻き込んで、子どもの生活そのものを変えてきた。その結果、子どものこころとからだにさまざまな危機的な状況を生み出してしまったのである。

遊び込んでいた私たち、おいしくご飯を食べ、ぐっすり眠っていた私たちが、子ども時代に経験したこと、学んだこと、感じ取ったことを、いまの子どもたちも、経験し、学び、感じ取ってほしいと思う。それが私たち大人の責務ではないだろうか。

子どもの遊びの重要性――ペップキッズこおりやまの砂場から

笠間浩幸◉同志社女子大学教授

子どもは砂遊びが大好き

「こういう遊びを、子どもにずっとさせたかった」

「こんなことが、どれほど大事かということを、皮肉にも今回失ってみて初めてわかった」

これは２０１１年12月23日にオープンした、PEP Kids Koriyama〈ペップキッズこおりやま〉の砂場で聞いたお母さん、お父さんの声である。

服や家の中が汚れるとか、子どもにとってあまりためになる遊びではないと考え、子どもが砂や泥にまみれて遊ぶことを禁止する大人も少なくない。ところが、そんな砂遊びが２０１１年3月11日以降、どれほど子どもにとって楽しく、大事な遊びであったかということを、郡山のお父さんやお母さんたちは切実に感じていたのである。

福島民友新聞、同年4月22日付朝刊の「編集日記」は「青空のもとで遊ぶ子どもたちの声が聞こえなくなった校庭や園庭はあまりにもさびしい」と締めくくる。

「さびしい」の言葉に含まれる、いらだちや憤り、そして何よりも子どもたちの心身の発達や成長に対する心配は、保護者はもとより、地域において子どもを見守る大人たちにとっても共通であった。そして、その思いが、PEP《ペップ》 Kids《キッズ》 Koriyama《こおりやま》に集まった。そこには「たかが」と思われてきた子どもの砂遊びのための砂場がわざわざつくられ、しかもそれは70平方メートルという広さをもつ室内砂場であった。9カ月ぶりに全身をつかって砂で遊ぶ子どもたちの様子を見たとき、お父さんやお母さんの目には、子どもが真に欲するものが何かということと、遊びによってどんどん心が解きほぐされていく子どもの姿が見えたに違いない。

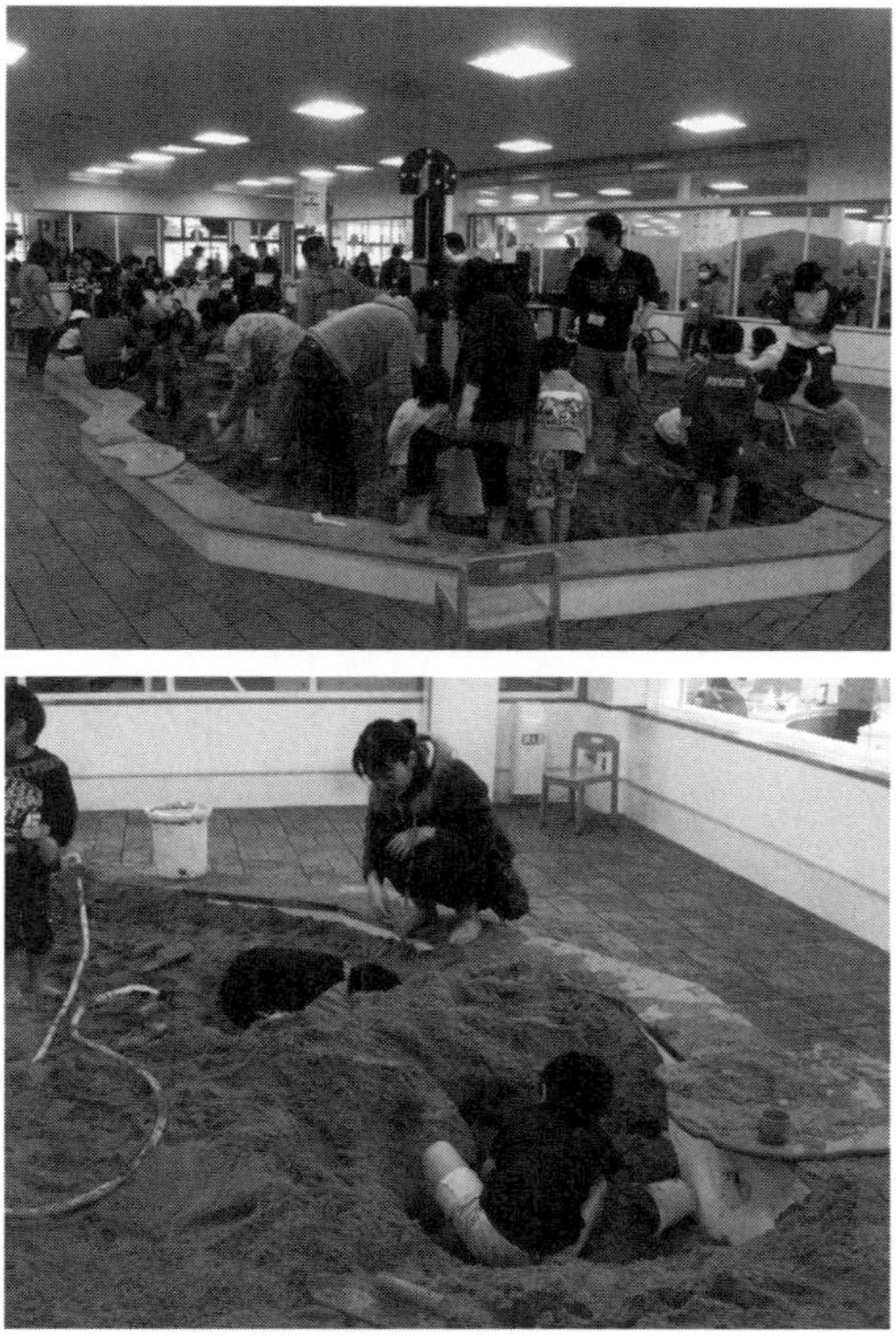
ペップキッズこおりやまの室内砂場

私はこれまで、子どもの遊び、そのなかでも特に、砂場の歴史や砂場環境、砂遊びに見る子どもの成長と発達の様子を長年追究してきた。その経験から、PEP《ペップ》 Kids《キッズ》 Koriyama《こおりやま》でのお父さんやお母さんの思いには心から共感し、また、このような遊び場をつくるために努力された方々に敬意を表する。それはかつて、アメリカで広がった「プレイグラウンド・ムーブメント（遊び場づくり運動）」の一コマを彷彿させるもので、今こそ、その再現をここ郡山から発信すべきと考える。

小さな砂場が果たした大きな役割

砂場という遊び場は、単に多量の砂が一カ所に盛られただけのとてもシンプルな空間だ。だが、ハードとしての遊具構造がシンプルな分、ソフトともいうべき子ども自身の遊びの可能性は多様に広がる。このような砂場という遊び空間を、子どものためにと一気に普及させた興味深い歴史を、約１００年前のアメリカに見ることができる。

１８８５年、ボストンのノースエンド地区パーメンター通り20番地にアメリカで最初の砂場が誕生した。当時その地域は、ヨーロッパからの貧しい移民が多く住んでいた。子どもたちは学校にも行かず街をさまよい、時にけんかをしたりものを壊したりと、不健康な生活を送っていた。そんな彼らのために、教会の庭に砂場がつくられたのである。

さっそく子どもたちは、砂場で一日中楽しく遊んだ。大きな砂山をつくったり、みんなで歌を歌いながら砂の上を行進したり。やがて近所の大人たちも一緒になって遊んだ。遊びを通したエネルギーの発散は子どもたちの心身を解放し、心からの笑顔と満足をもって家に帰った。

だれの目にもこの遊び場の意義は明らかだった。すぐに砂場はボストン市内のあちこちにつくられ、全米から見学者が訪れた。そして、ニューヨークやシカゴ、フィラデルフィア、ピッツバーグといったアメリカの主要都市に次々と砂場が設置され、やがてブランコやシーソー、野球ができる広場、プールなどが備わった本格的な子どもの遊び場がつくられていったのである。これが「プレイグラウンド・ムーブメント」と呼ばれる遊び場づくり運動であり、児童公園の始まりであった。この動きは海を渡って日本にも伝えられ、大正期以降、わが国における砂場や遊び場の普及が本格化したのである。

小さな砂場が、子どもの遊びの重要性を大人たちに知らしめ、それが児童公園という今日では誰もが知る遊び場づくりのきっかけとなったことはたいへん興味深い。

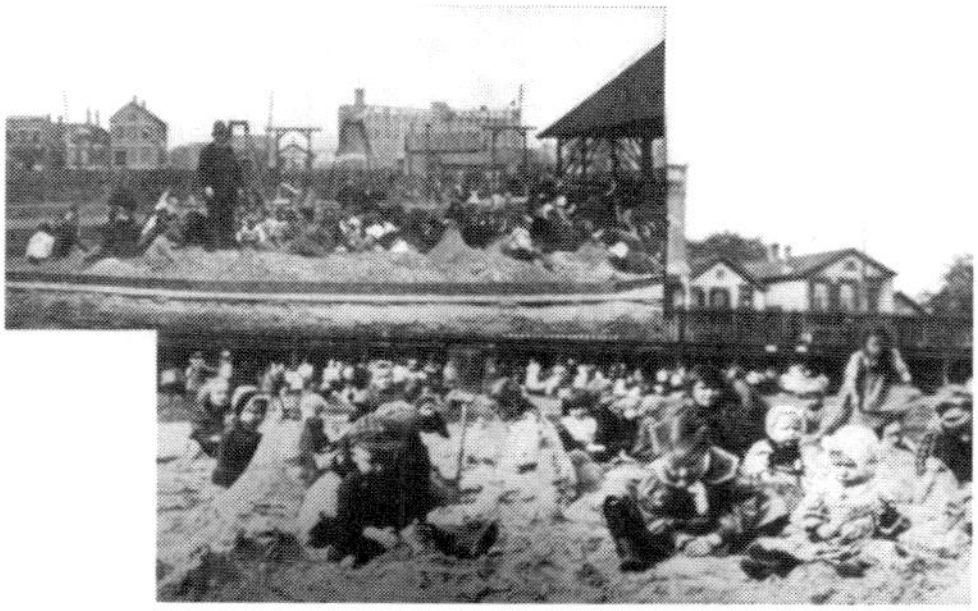

シカゴのプレイグラウンドの砂場（*Kindergarten Magazine* 1897 November, Vol.10）

砂場・砂遊びにまつわるいろいろな言葉

意外にも、砂場のような身近で当たり前なものにも「歴史」があったのだが、そこには先人たちの砂場や子どもに対するいろいろな思いを見ることができる。

ボストンの砂場というのは、実はその前からすでにベルリンの公園につくられていた砂場がヒントになったものだった。ドイツには昔から「砂は最良のエデュケーター（教育者）」という言葉が伝えられていたが、ベルリンの公園への砂場の設置を進めたのは、自らの幼稚園でも子どもの砂遊びを重視していたシュラーダー・ブライマンという女性であった。彼女は「砂場は子どもたちにとってきわめて重要だ。なぜなら砂場は、可塑性をもった学習素材」とその意義を語る。子どもの主体性や創造性を育むことが大切だと考えていたブライマンは、子どもが自分の思いで自由に遊ぶことのできる砂場を高く評価したのだ。もっとも彼女は「自由と束縛」と題してペスタロッチ・フレーベル・ハウス協会新聞（1889年4月号）で次のようにも述べている。

「子どもたちが砂場でのすばらしい自由を満喫するときもあれば、すぐ隣にある花壇や野菜畑で子どもたちは規律に従って仕事をしなければならないときもある。自由と束縛は、子どもらの年齢に応じて正しく行われなければならない。偉大な教育規律、つまり『対立するものの仲介』が本当になければならない」（笠間浩幸『〈砂場〉と子ども』東洋館出版社、2001年）

すなわち、対立的な思考や行動もその統一を図るなかで、両者を踏まえた高い境地への到達があるというのだ。言葉を換えれば、「遊び」のなかに「学び」を見出し、真の「学び」には「遊び」が必要だという教育観といえるだろう。

また、科学的な児童研究の創唱者ともいわれるアメリカのスタンレー・ホールも、自分の子どもの砂遊びの様子を見て、その重要性を強く主張する。

「砂あそびには、勤勉な努力、見通しをもった運営、道徳、地理、数学等のあらゆる教科の要素が含まれている。もしも、それらがバラバラに、学校の課業のように教えられたとしたら、結果は無駄が多く、混乱したものとなってしまうだろう。ここには完全な精神の健康と統一がある。バラバラで魂を崩壊させるような学校のカリキュラムが与える以上の、多様な内容が含まれている。多様な興味と活動を統合させる砂遊びは、教育として理想的である。教育においては、理想的なものほど実際的であり、実際的なものは理想的なものである」（津守真『子どもの世界をどうみるか』ＮＨＫブックス、１９８７年）

近年では、アメリカの哲学者ロバート・フルガムが著した『人生に必要な知恵はすべて幼稚園の砂場で学んだ』（河出書房新社、１９９０年）というタイトルがよく知られるところであろう。彼のいう砂場で学んだ知恵とは、次のようなことである。

「人間、どう生きるか、どのようにふるまい、どんな気持で日々を送ればいいか、本当に知っていなくてはならないことを、わたしは全部残らず幼稚園で教わった。人生の知恵は大学院という山のてっぺんにあるのではなく、日曜学校の砂場に埋まっていたのである。わたしはそこで何を学んだろうか。

何でもみんなで分け合うこと。
ずるをしないこと。
人をぶたないこと。
使ったものはかならずもとのところに戻すこと。
ちらかしたら自分で後片づけをすること。
人のものに手を出さないこと。
誰かを傷つけたら、ごめんなさい、と言うこと。
食事の前には手を洗うこと。

トイレに行ったらちゃんと水を流すこと。

焼きたてのクッキーと冷たいミルクは体にいい。

釣り合いの取れた生活をすること――毎日、少し勉強し、少し考え、少し絵を描き、歌い、踊り、遊び、そして、少し働くこと。

毎日かならず昼寝をすること。

おもてに出るときは車に気をつけ、手をつないで、はなればなれにならないようにすること。

不思議だな、と思う気持を大切にすること。」


本のタイトルとともに、この一節に共感する人は多い。それはつまり、砂場に象徴される幼児期の重要性と遊びのもつ本質が、砂遊びへの郷愁とともに呼び覚まされるからではないだろうか。

砂場に見る子どもの姿

砂場での子どもの遊びは、実に多様な広がりをもつ。砂遊びは子どもの年齢を問わない。乳児から幼児、学童期の子どもと、それぞれの成長や発達段階に応じた遊びが展開される。また私は親子を対象とする砂遊びのワークショップを全国で開催しているが、子どもだけでなく中高生や大人までが夢中になって砂遊びを楽しむ。大人が真剣に遊ぶと、子どもも安心して遊ぶ。PEP《ペップ》 Kids《キッズ》

Koriyama《こおりやま》でもそんな光景をよく目にする。

また砂遊びは、1人でも2人でも、少数のグループ、あるいは大勢でも、子どもの人数を問わない。砂という素材は、どんな状態の子どもたちもそのまま受け入れてくれるし、ただ砂に触るだけで心地よい刺激と安心感を与えてくれる。そして、つくっては壊し、壊してはつくり、何度でもすぐにやり直しができる。このような遊びの素材、遊びの空間というものは、なかなか他に例を見ない。

子どもが砂で遊ぶ様子は、一見同じことの繰り返しのような、ただ意味のないことを延々と続けているようにも見える。そもそも「遊び」というのは、何かの目的のために行う（たとえば絵がうまく描けるようになるためとか、計算が速くできるようになるため）のではなく、そのこと自体が面白くて没頭している姿をいう。その意味では、なぜ子どもが砂遊びが好きなのかは、一人ひとり違っていて、その理由を本当に知ることはできないかもしれない。

だが、子どもの砂遊びの様子をよく観ていると、子どもなりのいろいろな変化や挑戦のプロセスが見えてくる。最初はうまく使えなかったスコップも、握り方や砂の掘り出し方などを変えながら、たちまちその上達が見えてくる。同じことの繰り返しのような行動にも、実は少しずつ砂の量を変えたり、入れ物の角度を変えてみたり、砂型をつくるときの容器をひっくり返すスピードを速くしたりと、いろいろな工夫を見ることができる。そんな微妙な変化に目を向ければ向ける程、砂遊びは子どものいろいろな力を引き出し、変化させていく多様な要素をもつ遊びであることがわかる。

図1はそれらを模式化したものである。

①感覚　子どもは、主に視覚的・触覚的な砂とのかかわりを深める。砂の色や形に関心を向け、乾いた砂、湿った砂、泥状の砂の違いを感じ取り、遊びを変化させる。また、砂の温度や重さ、圧迫感などを身体を通して感じる。

②情緒　砂は、子どもの身体や動きをいつもそのまま受け止める。砂に触れる心地よさは癒しでもあり、また遊びへの集中を誘う。砂場では子どもたちの落ち着いた姿や集中して遊ぶ姿が見られ、子どもにとって砂場は、安心できる活動の基地のような役割を果たす。

③身体運動　砂という不安定な場所で、子どもは足下をしっかり踏ん張りながら身体を支え、バランスを取りながら歩いたり、跳びはねたりする。道具類を使うときの姿勢や構えを、道具の形や大きさに応じて調整する。

④物の操作　砂や物に対する手指の細かな動きは、砂遊びの中で常に見ることができる。この繰り返しを通して「もの」の扱いを上達させたり、泥だんごを壊さないように固めたり、砂に彫刻をしたりといった細かな作業ができるようになっていく。

⑤ことば　砂遊びの中では、子どもたちからいろいろな声や言葉が発せられる。子どもは砂遊びを通して自分の気持ちや思いを語り、人との会話を広げる。またイメージを膨らませていくこ

とで内言（音声として外に表さない、心の中の言葉）の活動を活発にする。

⑥社会性　遊びながら友だちや保護者とのコミュニケーションを図り、砂でつくる物のイメージを共有したり協力して一緒につくったりする。また、小さな子どもの面倒を見る年長児の姿や、時にはけんかや仲直りの場面もよく見られる。友だちへの気遣いをしたり、友だちからほめてもらったりしながら人間関係を深める。

⑦想像と創造　砂場では子どもたちの生活やお話の世界がよく現れる。砂でつくったプリンやお好み焼き、食事や誕生会等の出来事、電車、怪獣等々。経験をもとにした想像が砂の上に形となって表れ、逆に砂の形や状態が子どもの想像を広げ新たな創造を促す。

⑧認知　砂遊びは砂や使用する物との直接対話であり、その経験を通して子どもは環境を理解していく。砂の湿乾や温冷、硬さや柔らかさ、物の形や大小関係、上下左右、砂をすくう角度や力の強弱、山の高さ、穴の深さや大きさ、そしてそれらを表現する言葉の獲得。砂遊びは、多様な学びそのものとなる。

⑨科学的態度　砂や水の配合を調整して泥だんごをつくったり、砂に水を流して水が浸みていく様子を見たり、砂山を壊さないようにトンネルを掘ったりする行為は、物質の状態や変化、物理的な関わりであり、自然がもつ法則的なことへの気づきであり挑戦でもある。同じような繰り返しも、子どもにとっては見通しと結果を突き合わせるための実験そのものとも言える。

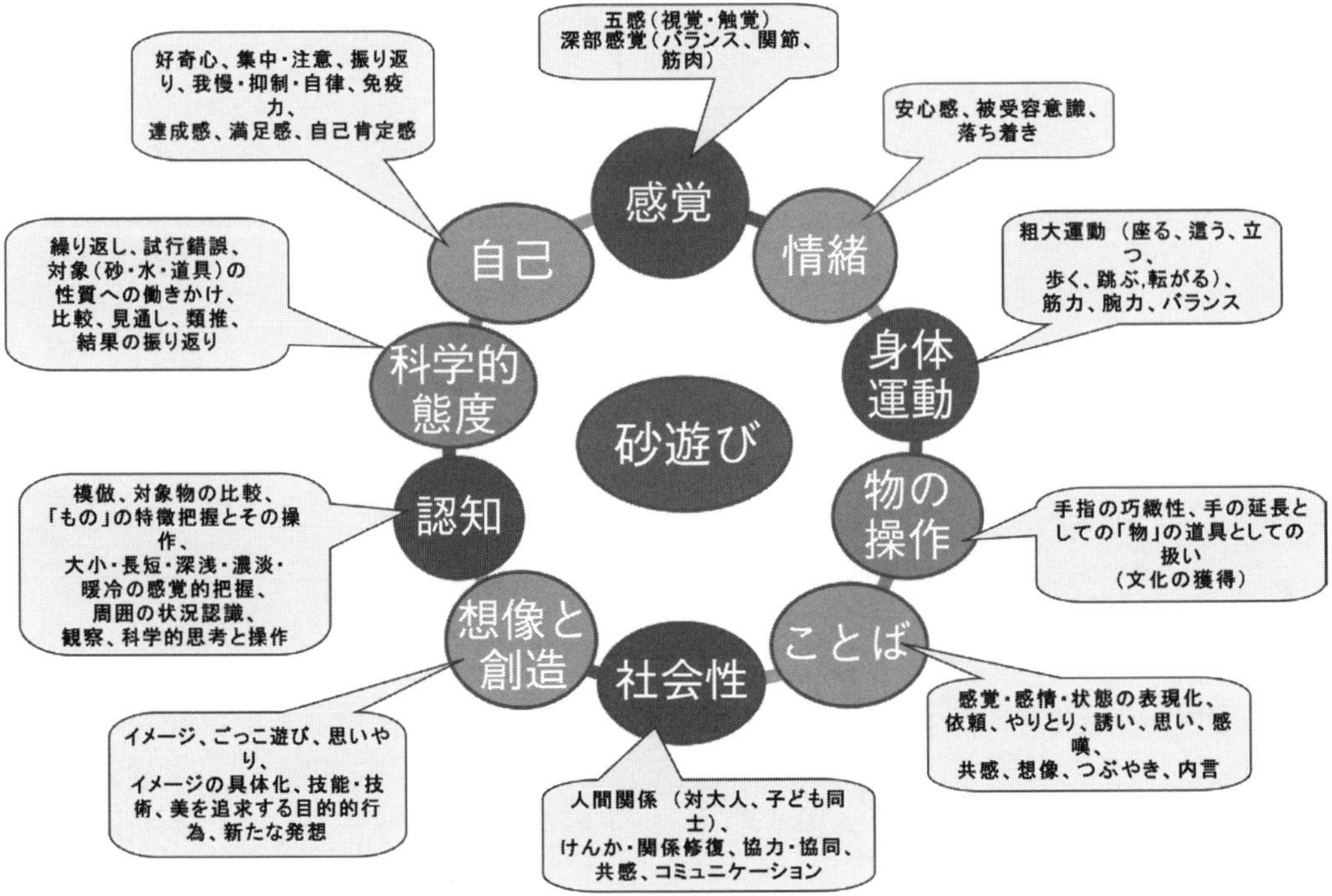
砂遊び
感覚
五感（視覚・触覚）
深部感覚（バランス、関節、筋肉）
情緒
安心感、被受容意識、落ち着き
身体運動
粗大運動（座る、這う、立つ、歩く、跳ぶ,転がる）、筋力、腕力、バランス
物の操作
手指の巧緻性、手の延長としての「物」の道具としての扱い（文化の獲得）
ことば
感覚・感情・状態の表現化、依頼、やりとり、誘い、思い、感嘆、共感、想像、つぶやき、内言
社会性
人間関係（対大人、子ども同士）、けんか・関係修復、協力・協同、共感、コミュニケーション
想像と創造
イメージ、ごっこ遊び、思いやり、イメージの具体化、技能・技術、美を追求する目的的行為、新たな発想
認知
模倣、対象物の比較、「もの」の特徴把握とその操作、大小・長短・深浅・濃淡・暖冷の感覚的把握、周囲の状況認識、観察、科学的思考と操作
科学的態度
繰り返し、試行錯誤、対象（砂・水・道具）の性質への働きかけ、比較、見通し、類推、結果の振り返り
自己
好奇心、集中・注意、振り返り、我慢・抑制・自律、免疫力、達成感、満足感、自己肯定感
図１　砂遊びが引き出す子どもの力（仮説）

⑩自己　砂山に登り切ったときや自分の思い通りに物が使えたとき、あるいは砂型が完成したとき、子どもは喜びの表情や言葉を発する。また、失敗しても何度も挑戦したり、道具のスキルアップを図ったり。このような経験が、子どもたちの集中や忍耐、達成感や自信、自己肯定感を深める。

今度、子どもが砂遊びをしているとき、今、子どもの中ではどんなことが起こっているのか、ぜひ意識されたい。これまで漠然と見ていた子どもの姿が、きっと興味深く見えてくるに違いない。ただし、前述したように、砂遊びはこれらの要素のためにあるわけでも、させるわけでもない。あくまで、子どもは砂遊びそのものを楽しむことが大切であり、そんな子どもの姿を大人が楽しむための一つの提案である。

遊びは子どもの権利

国連「子どもの権利条約」は、世界の歴史の中で、最も多くの国々に最も短期間のうちに批准された国際条約である。第31条は次のような条文となっている。

1　締約国は、休息及び余暇についての児童の権利並びに児童がその年齢に適した遊び及びレクリエーションの活動を行い並びに文化的な生活及び芸術に自由に参加する権利を認める。

2　締約国は、児童が文化的及び芸術的な生活に十分に参加する権利を尊重しかつ促進するものとし、文化的及び芸術的な活動並びにレクリエーション及び余暇の活動のための適当かつ平等な機会の提供を奨励する。（外務省ホームページより）

一般に、「子どもの権利条約」は、特に発展途上国の子どものための条約といった認識があるが、それは違っている。対象は、「先進国」を含む世界中の全ての子どもたちである。

また、ここに掲げた第31条が主張する「子どもの遊ぶ権利」も、往々にして、貧困や暴力、差別、環境劣化等の問題を解決した後にこそ初めて取り組むことができるものと考えられがちであるが、それも違っている。「遊び」は、どのような状況にある子どもたちにとっても即、必要かつ重要なものである。震災後の子どもたちの様子からもそれは明らかである。

「遊び」は、子どもの心と体の安定的な成長をつかさどる不可欠な要素であり、直接子どもの命を維持する食事や睡眠などとともに、子どもの存在を成立させる車の両輪を構成する。「遊びが危険にさらされているときは、子どもたちが危険な状態にあるときである」（エドガー・クルーガム）は、まさに核心を突いたことばである。

東日本大震災以降、その危険に直面していた子どもたちのために、多くの大人たちが並々ならぬ思いと努力をもって、新しい遊びの環境を創りだした。PEP《ペップ》 Kids《キッズ》 Koriyama《こおりやま》は、子どもの遊ぶ権利を擁護し保障する現代のプレイグラウンドであり、今そのムーブメントが、再びここから始まろうとしている。

ふるさとの子どもたちに夢と希望を

大髙善興◉株式会社ヨークベニマル代表取締役社長

まだ見ぬ未来の方々に私の知る事実と当時の思いを伝えたいために、今、2年前の記憶をたどって、ここに記します。

大震災への復興対応

2011年3月11日14時46分、私は東京にいた。四ツ谷にあるセブン&アイ・ホールディングス本社での会議が終わり外に出た時、あのものすごい地面の振動に遭遇した。目の前にあるいくつものビル群が、左右にしなったまま折れるのではないかと思えるほど揺れていたのを今も鮮明に覚えている。慌ててセブン&アイ本社ビルに戻り、テレビ画面を見て大変なことが起きているのを再度認識した。「未曾有」とも言われるほどの大震災だったのである。その日は、とうとう郡山に帰ることができず、在京の娘の家に避難した。

翌朝8時にタクシーを手配できたが、本社のある郡山に到着したのは夜の21時だった。実に13時

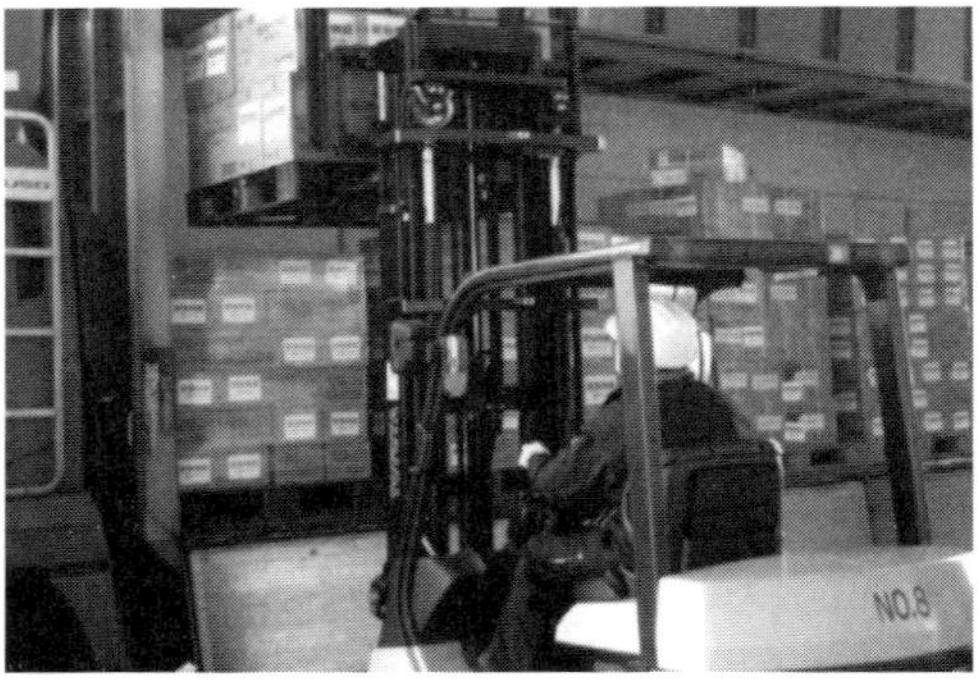

フォークリフトでトラックに積まれる避難所への支援物資

間を要した。本社に着くと私を待ちわびた社員たちに直ぐに指示を出した。まず、お客様の安全の確保、そして働く従業員の安否と店舗状況の確認をすること。続いて出した方針は二つ。一つは少しでも早く店舗を開店させ、商品をそろえること。もう一つは、少しでも早く必要な商品を必要としている人たちに直接お届けすることである。即座に本部スタッフがお取引先を交えた準備を開始した。

震災の翌々日、自身でも郡山市内店舗を見て回った時は想像を絶する状況であった。天井が落ち、防炎ガラスや商品が散乱する店内を目の当たりにして、もうこのまま全てが終わってしまうのかと思ったほどだった。しかしそんな私の一瞬の弱気とは裏腹に、各地域の従業員たちは既に行動していた。通信が途絶する中、それぞれに無意識の社会的使命感で懸命に臨機応変な対応をし続けた。普段から店長に「会社の哲学・方針に沿って自立と自己責任で行動しなさい」と言い続けた結果、自分たち自身が非常時の社会インフラとなることができたのだろう。前夜出した方針も、二つともお取引先各社や従業員の誠実な対応により、既に実行に移っていた。それによりその後「在宅避難者」の生活維持のための商品供給店舗網が次々と整い、弊社が手配した10トントラックで、各県の避難所に段ボールで累計13万ケースにも上る支援物資が届けられることになったのである。

3月15日には福島県内にある東電の原発が水素爆発を起こした。そのことは、ヨークベニマルの災害対策本部に設置されたテレビで知った。そこからまた新たな苦悩の日々が延々と続いた。それでも社員たちは、本当に寝食を忘れて、社会のため、お客様のため、自分たちの未来のため、真剣に復興に取り組んでくれた。中には、石巻で被災し、家族の安否が分からないのに毎日店頭販売に出勤してきた従業員もいた。地震と津波の被害を受けた石巻の湊鹿妻店では、店長が店内のお客様、従業員を瞬時に屋上に避難させた上、自らの判断で周辺住民も含めた約500名を5日間守り通した。地震と津波に加え原発事故にも見舞われたいわき地区では、各店舗が一旦避難したものの、地元の強いニーズにより4月6日までに再開店した。実際のところ、いわきはその後二度の余震にも遭い、修理しては再開店の繰り返しになったが、従業員は強い使命感を持って辛抱強く対処してくれた。その他約170店舗の一店舗一店舗、一つひとつの活躍は枚挙に暇が無い。

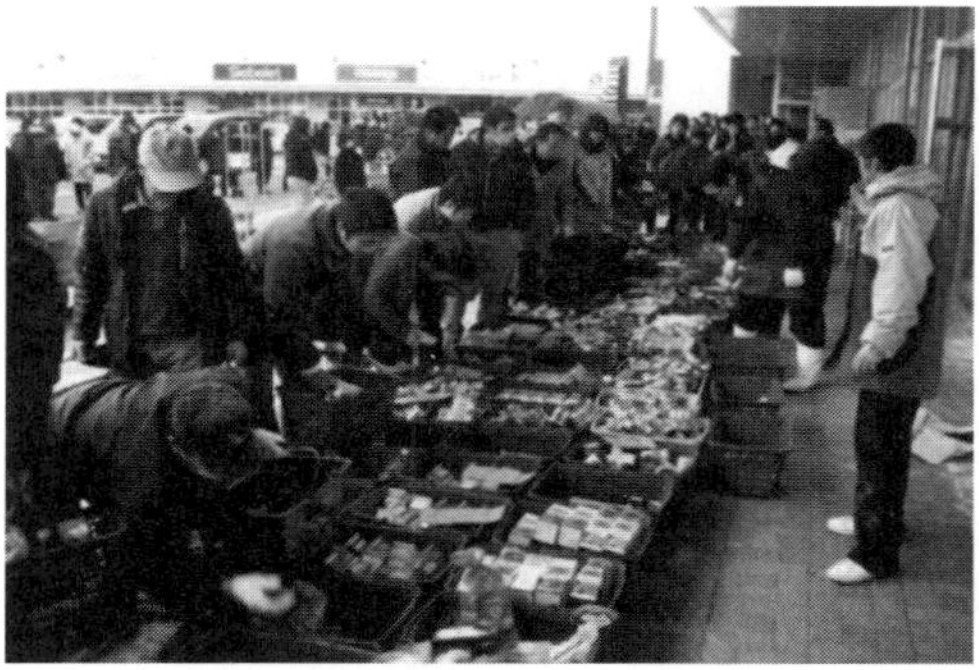
震災当日の店頭販売の様子

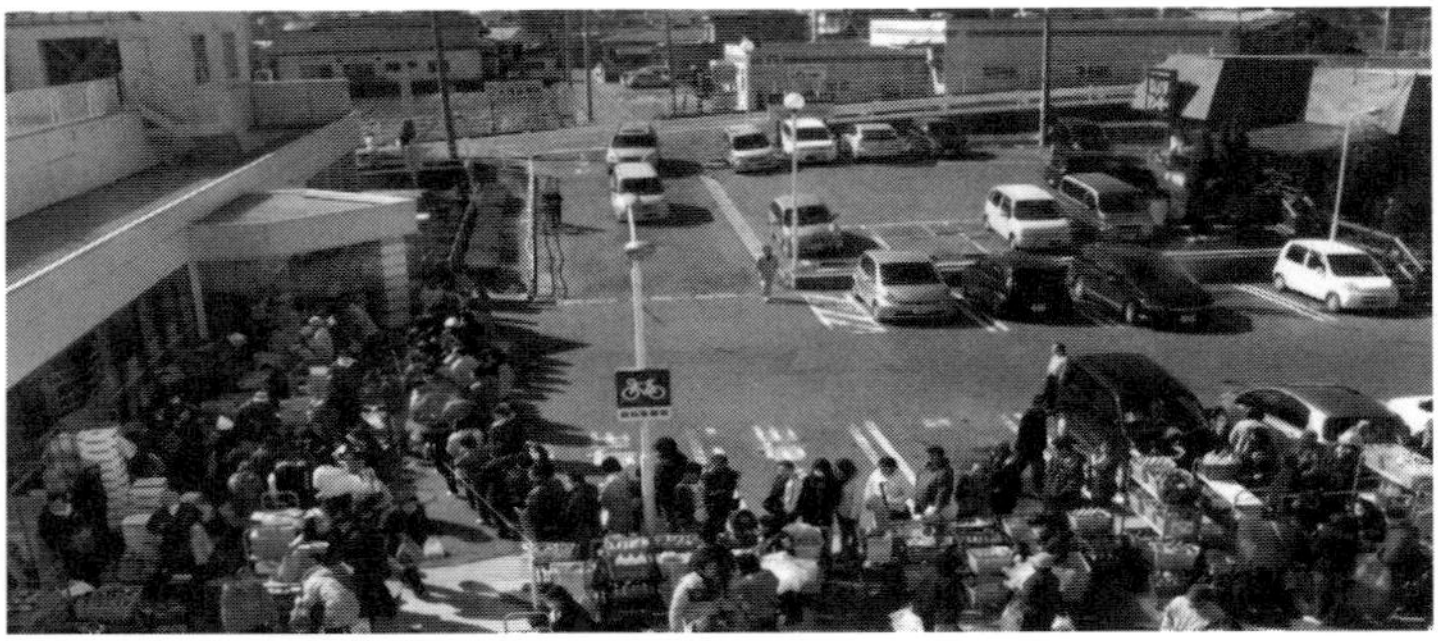

震災翌日の店頭販売に並ぶ方々

一方、今回の震災では、弊社は貴重な従業員を24名も亡くした。従業員の家族は149名亡くなり、自宅が全半壊した従業員は703名にも及んだ。特に緊急に移動が必要な原発周辺20キロ範囲内在住従業員とその家族を、社員寮に約250名、猪苗代のホテルに約300名避難させた。しかしながら現在（2012年10月）でも、津波と原発被害で6店舗を閉鎖したままだ。

セブン&アイ・ホールディングスの伊藤雅俊名誉会長、鈴木敏文会長からも毎日励ましの言葉や有形無形のご支援をいただいた。そんな努力の積み重ねで、5月4日に原発と津波ですぐには開店不能な7店舗を除き163店目の店を再開させ、復旧に一応の目処をつけることができた。苦労をいとわず協力してくれた全従業員を含め、支援いただいた全ての皆さんに、感謝する以外にない。それ無くしては現在の弊社も私も、そしてもしかしたら地域社会のこのスピードでの復興も、無かったと思われる。ただしいつまでも従業員らの頑張りに頼ってばかりもいられない。私なりにこの機会に、新たな成長に向け、危機管理に対するリーダーの考え方として、「五つの心得」を整理しておきたい。

その第一には「耐えること」。つまりは自分の置かれた運命の中で覚悟をすることである。ヨークベニマル創業者、大髙善雄からも「人生においては変えられるものと変えられないものがある。まずはそれを見分ける英知を持ちなさい。次に変えられるものは勇気を持って変え、変えられないものには立ち向かう知恵を求めなさい」と教えられて育った。今は亡き、前社長で私の兄である善二郎もよくそう言っていた。

二つ目は「決断すること」だ。あの時は地震、津波被害に加えて、目に見えず迫り来る原発の困難の中で、店舗の営業やお客様・従業員の安全、お取引先との関係など重い課題について、引くのか攻めるのかの即断即決をすることが必要だった。しかしこれは、私の今までの流通小売業経営体験を持ってしても容易なことではなかった。ある時は血圧が１８０を越えてしまい、ドクターストップがかかる中で、最愛の妻の助けも借りながら、何とか乗り切ることができた次第だ。

三つ目は「権限委譲すること」だ。１７０店舗の店長の行動は、自発的にそれぞれが決断・実行したことにより結果的に権限委譲となった。危機に際して、部下を信頼して現場に任せることができたのである。

四つ目は「使命感を持つこと」だ。今回、従業員一人ひとりが眼前の危機に機敏に対応して、地域の皆様のお役に立てたのは、日々の業務の中で、使命感につながる創業精神が脈々と息づいていたものと確信している。

五つ目は「軸をぶらさないこと」。そのためにはしっかりとした哲学と理念が必要だ。それが無いと、とてつもなく想定外の事態に遭遇した時、正しい判断も行動も不可能になる。こんな大試練の時には、原点に立ち返って仕事のできる胆力が求められるのだ。そのことを文字通り肝に銘じることとなった。

今回の震災では、電気・ガス・水道とともにスーパーマーケットもライフラインであることを実感した。大震災は天から与えられた試練と捉え、「困った時にベニマルがあってよかった」とお客様に思っていただけるように、これからも社会インフラとしての小売業をたゆまず続けてゆくとあの時誓った。

不安な子どもたちへの思い

震災から数カ月経つと、店舗の復旧作業に追われる中でも、地域の状況を少し落ち着いて見る機会が増えてきた。避難所で不便な生活を強いられている方々、原発事故の影響で農畜産物に出荷制限を受けている生産者の皆さん、放射性物質の健康被害に不安を抱え、屋外で遊ぶこともままならないお子さんや親御さんたち。テレビ、新聞などの報道や社内各部から上がってくる情報は、辛く悲しいものばかりだった。

地域に育てられてきた小売業として、とにもかくにも地域の皆様のお役に立てることを少しでも積み重ねようと必死になっていた矢先、8月29日朝6時45分からのＮＨＫ『おはよう日本』を見ようとしていた私の目に、子どもたちがトランポリンで飛び跳ねているローカルニュース映像が飛び込んできた。外で遊べない子どもたちを心配し、屋内遊び場として「夏のキッズフェスタ」を開催したところ、３日間で３５００人もの子どもたちが押し寄せたのだという。調べてみて驚いたことには、主催したのは「郡山市震災後子どもの心のケアプロジェクト」で、マネージャーは菊池信太郎医師であった。信太郎君といえば、私の同級生のご子息で、小さなころから知っている青年である。

私はさっそく菊池医師に連絡を入れた。面会して聞いてみると「子どもたちは外に出られないことで、頭痛や不眠、体力低下の状況にあり、かなりのストレスも抱えている。ストレスケアのボランティアを呼んだり、慶應義塾大学の恩師である渡辺久子先生に来郡いただいて相談にのってもらったりしている。しかしながら簡単に解決できる問題ではないんです」とのことだった。

そこで私はしばらく考えたのち、9月12日の夜、近くの料理屋の２階に菊池信太郎君をはじめ、プロジェクトの主要メンバー、郡山市関係者、弊社の幹部の合計13名を集めた。まず菊池医師が郡山の子どもたちの現状と具体的な対応コンセプト（遊ぶ、学ぶ、育つ）をプロジェクターで明確に説明してくれた。数時間皆で議論したのち、菊池医師から「屋内で遊べる施設を造ってほしい」という強い要望を受けた。私は即座に、建設を実行すること、開館日を12月23日とすることを決意した。即断は得意技であるが、何しろあと3カ月しかない。自分が段取りの先陣を切ろうとその時同時に思った。

なんとしてもクリスマスまでに、子どもたちに夢と希望を与えたい！

翌日、郡山市の栗山邦城副市長、渡邉保元副市長から郡山市の現状、すなわち市内体育館や市本庁舎の壊滅状態、復旧の将来、見通しの無さなどを聞いた。その時点でもまた、弊社が現在倉庫として使っている建物を提供しようと即決した。

さらに2日後の9月15日、「夏のキッズフェスタ」に協力していただいた株式会社ボーネルンドの中西将之会長、弘子社長ご夫妻を原宿本社に訪ね、遊具の設計と遊び場の完成、その後の運営等のアドバイスをお願いした。「郡山から子どもたちの笑顔を全世界に発信するための『世界最新の遊び場』を造ってほしい」と。また同日、株式会社ＡＢＣ Ｃｏｏｋｉｎｇ Ｓｔｕｄｉｏ丸の内本社を訪ね「この施設で、ＡＢＣさんと同レベルのキッチンとユニフォームを子どもたちに体験させたい」旨を伝え、横井啓之社長から快諾を得た。

次は建物工事だ。私はゼネコンの佐藤工業株式会社、加藤眞司社長に完璧な除染と復旧・施行を依頼した。しかもたった3カ月の工期だ。しかしどうしてもクリスマスプレゼントに間に合わせたいという、菊池医師や郡山市子ども部箭内研一部長、野口雅世子課長の要望になんとしても応えたかったから、ここでも直接会って懇願した。休み無しの徹夜を含む工事であることは承知の上だ。それでも社長は、喜んで引き受けてくれた。後日談であるが、このときの工事責任者は、3カ月間で7キロやせたと言っていた。

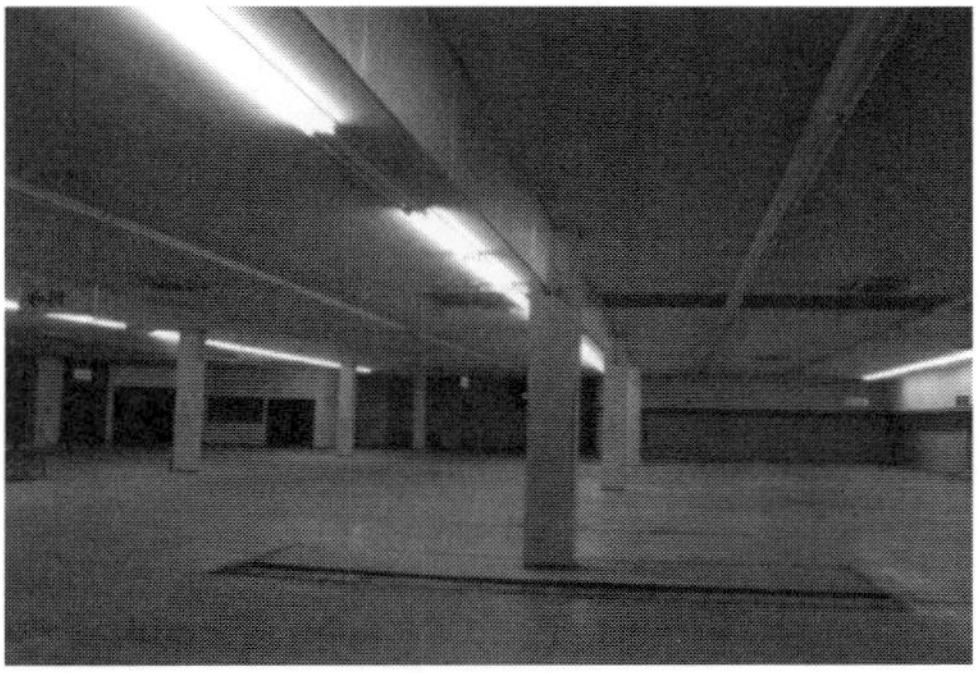

物品を片付けた時期の倉庫内

各関係者を集めた準備・確認会議は毎週、まだ一旦の片付けを終えただけの倉庫内会議室で行われた。工期にしても建設内容にしても皆が初めてのことであり、不安と苛立ちは隠せなかった。「いくらなんでも間に合わないよ」。「いや間に合わせるんだ」。弱気と強気が交錯した会議が続いた。それでも、弊社側で担当した者が言うところの「社長の超現実的なスピード感」がリーダーシップを果たしたようだ。その他にも、幹部の方針・政策確認は、それぞれが仕事を終えたあと、しばしば夜遅くまで続いた。皆、郡山の子どもたちのために本気だった。また、電気・空調・休憩室や会議室のオフィス設備・ロッカーなどほとんど全てが、話を聞きつけた弊社お取引先の株式会社岡村製作所、大槻電気通信株式会社などからの寄贈であった。大槻努社長は「こんな素敵なことに協力できるなんて、経営者冥利に尽きます」とまで言って協力してくれた。

繰り返しになるが、わずか3カ月での完成である。最初、郡山市に期日を持ちかけた時、「通常、最低3年はかかります。早くて再来年でしょうね」という回答だった。正直なところ、それを聞いて私は吼《ほ》えた。

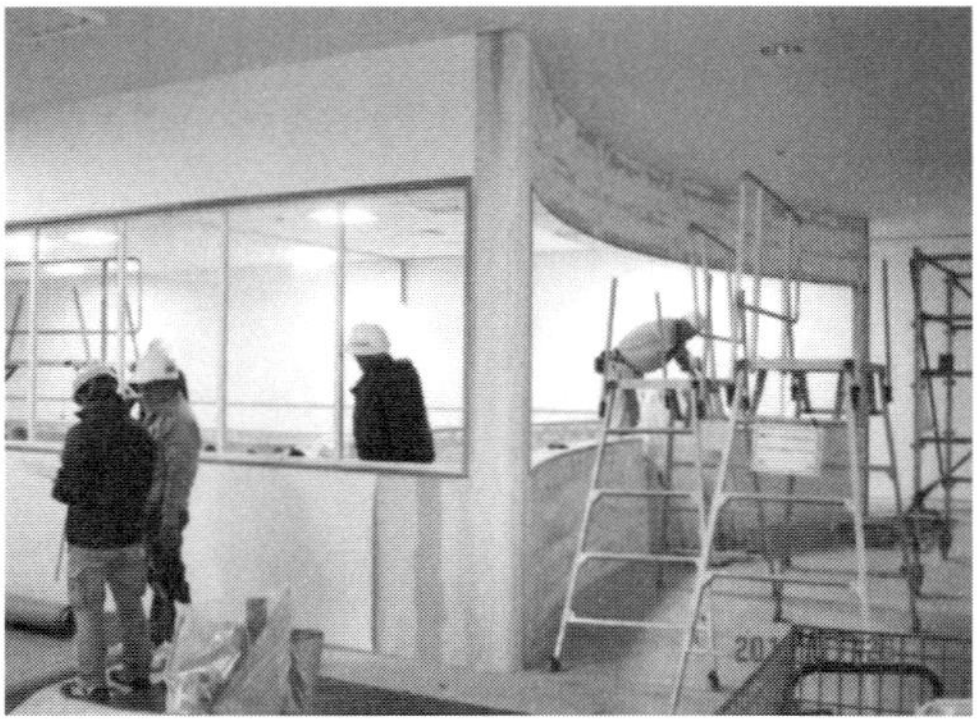

内装を始めたころの館内

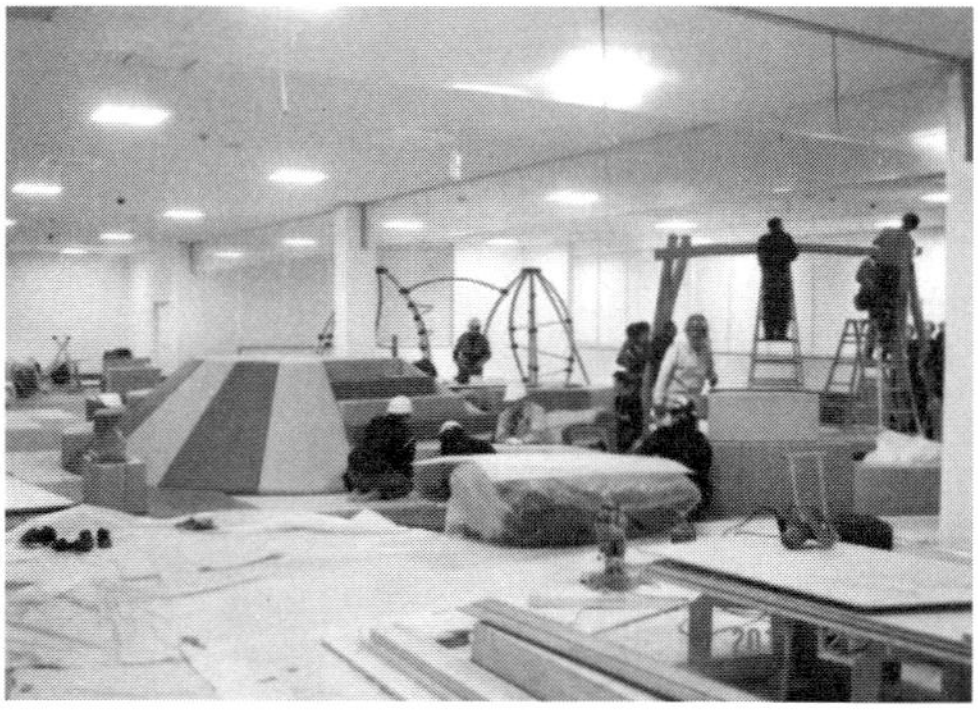

遊具の搬入開始のころ

「そんなことで郡山の子どもたちを救えるか！」

郡山市は、東京電力福島第一原子力発電所から約60キロの距離に位置している。原発事故発生からしばらくの間、空間放射線量は通常の30～40倍にあたる毎時1マイクロシーベルト前後を計測していた。

私が本気だと理解してくれたのは、郡山市子ども部の箭内部長と野口課長だった。2人は市の上層部に何度も働きかけ、臨時市議会を開いて、建築基準、消防、警察等の許可を短期間で得ることに成功した。今思えば、これもまたある意味奇跡的なことだ。原正夫郡山市長も市議会もよく通してくれたものだ。

私の半生と天命と

私は昭和15年、福島県郡山に生まれた。33年に紅丸商店に入社して、小売業一筋に約55年が経過した。既に半世紀以上の間、地域流通の振興と共に過ごしてきたことになる。今私も70歳を過ぎ、今までわれわれを、また弊社を、65年前わずか6坪の小売店から170店舗超、3500億円超の企業にまで育ててくれた故郷の地域社会に、少しでもそのご恩をお返ししたいという気持ちが一層強くなってきた。

弊社の創業者は私の父の大高善雄である。若いころ新聞記者をしていた父は、戦中郡山市の物資統制課長をしたのち市民課長を最後に退職し、自ら消費者に満足してもらえる食料品を提供しようと、商売を始めた。昭和23年、私が小学生のころである。

創業当時は、お店に来ていただけるお客様も少なく、多くは田舎に行って行商をし、お客様のお宅を一軒一軒訪ねることから始めた。10軒訪ねても20軒訪ねても誰も商品を見てもくれない。ようやく25軒目で、縁側にいた田舎のおばあさんが「何を持って来たんだい？　見てあげるよ」と声をかけてくれた。見てもらえるだけでうれしくて、創業者夫人である私の母、大髙さたは感激してその場で涙をこぼした。25軒歩いた気持ちで1人のお客様に誠実の限りを尽くす。この「野越え山越えの精神」が、母の体験からくる、弊社の「創業精神」である。

当時は食料も十分ではなかった。創業家の子どもたちも店を手伝った。もちろん家業の拡大発展も順風満帆のはずも無かった。あの幼いころから今の福島県の現状までを想い返している時、私の脳裏によみがえる一つの情景があった。それは、子どもたち6名が父親に先導されて映画を観に行った時の記憶である。黒澤明監督の『生きる』という映画だった。市役所一筋ひたすら真面目に勤めてきた渡辺市民課長（志村喬）が、ある日がんの宣告を受ける。余命が限られる中で、毎日うず高く積まれた書類に捺印するだけでなく、何か地域のためになる事業に一身を投じようと、子どもたちのための公園建設を成し遂げる。実績は上司のものとなってしまうが、彼は子どもたちが元気に飛び跳ねる姿を見るだけで満足だった。子どもらも家路についた夜遅く、彼は完成した公園のブランコで「いのち短し恋せよ乙女」（「ゴンドラの唄」）と歌いながら笑顔で息を引き取る。

あの映画の内容と親子で歩いた日のことが、どちらも映画の中の出来事のような、どちらも現実のような感覚となって私の心を突き動かす。無意識的に「何のために生きるのか」を考えてしまう。社長室の机に向かっていても、ただ生きるだけでなく、地域のために何か役立つことはないかという思いが思考のかなりの部分を占めるようになる。

父は何故あの時、まだ幼かった私たちにあの映画を観せたのだろうか。子どもたちの将来にいつ来るやも知れぬ困難、試練、逆境。そして何のために生きるのかという自分への問いかけ……。

それならば今回の大震災復興は、天が私に与えた使命。

そう思った時、私の半生がPEP Kids Koriyama《ペップキッズこおりやま》を立ち上げる決意につながった。

その後、この映画のＤＶＤを取り寄せ、郡山市長、副市長はじめ、市の関係者にもお送りして見ていただいた。

開館日、一斉に遊具に走る子どもたちの姿に大人は皆涙した

「遊ぶ、学ぶ、育つ」というコンセプトで、12月23日、ペップキッズは立ち上がった。郡山の子どもたちが日本一明るく元気に飛び跳ねることを願って。ペップ（ＰＥＰ）に、「元気な」という意味があるのは、ご承知のことと思うが、あえて横文字にしたのは、全世界に向けたメッセージにし

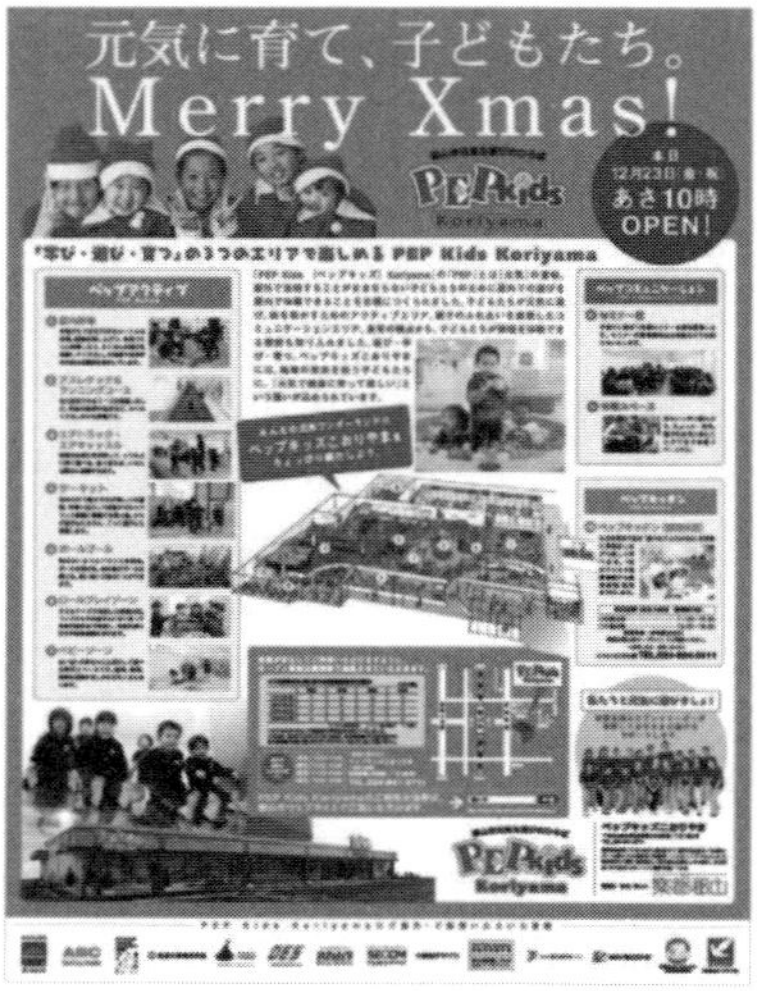

ペップキッズ、オープン告知ポスター

たいとの菊池信太郎医師の強い意志の表れである。

館内には、多くの工夫が盛り込まれている。遊びの理論に基づくことと、遊具を使うことにより自然に身体機能を高める仕組み。館内の内装デザインには福島の風景を取り入れており、ランニングコースのゴールは磐梯山、ボールプールは猪苗代湖をイメージ。目玉である国内最大規模となる約70平方メートルの砂場は、抗菌砂を使用し、水遊びも可能となっている。館内には運動施設の他に、食育のための調理体験キッチンも併設されている。

こういった工夫には、北海道旭山動物園の小菅前園長が「動物たちの息遣いを間近に感じられるほどの距離感」からの入園者満足度を達成したロジックプロセスを、プロジェクト関係者全員が学んだことも影響している。

開館以来、ペップキッズは予想を上回る入場者を迎えている。私も10万人ごとの入場者達成イベントにお招きいただきうれしい限りだ。毎日声をからし、息をきらして子どもたちの相手をしてくれている館内スタッフにもあらためて感謝したい。

ペップキッズの運営は、2012年7月1日から、NPO法人「郡山ペップ子育てネットワーク」（同年5月に発足）に受け継がれた。拡大充実させるために、弊社から2名、ヨークベニマル文化教育事業財団から1名が出向し、業務の一役を担っている。この法人の若きリード役である阿部直樹君は、震災直後発足の「郡山市震災後子どもの心のケアプロジェクト」からのメンバーだ。整形

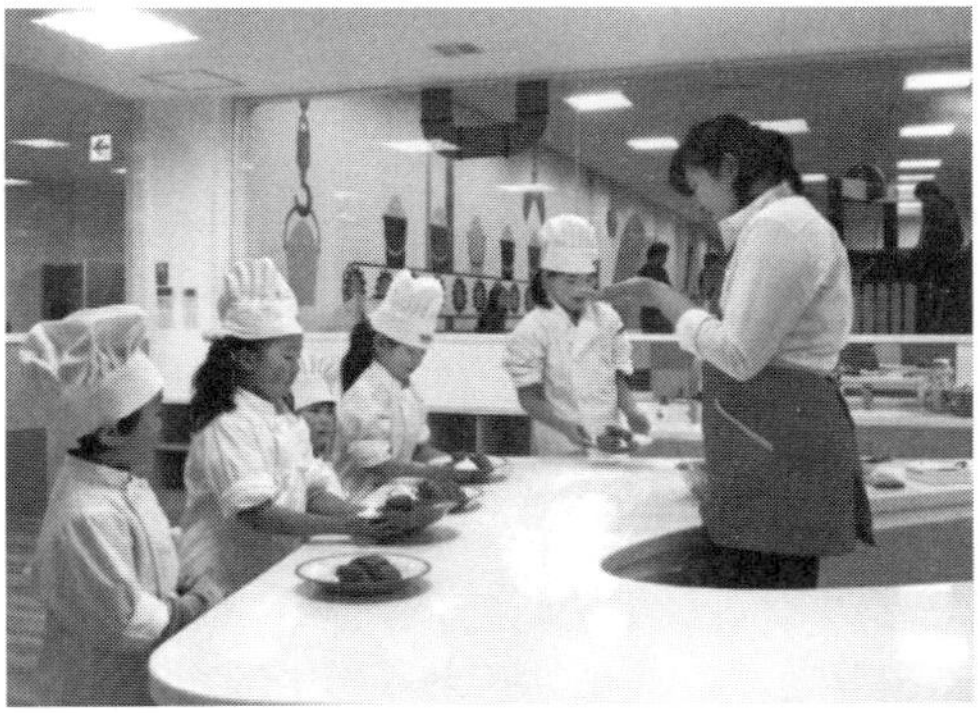

食育ルームのペップキッチン

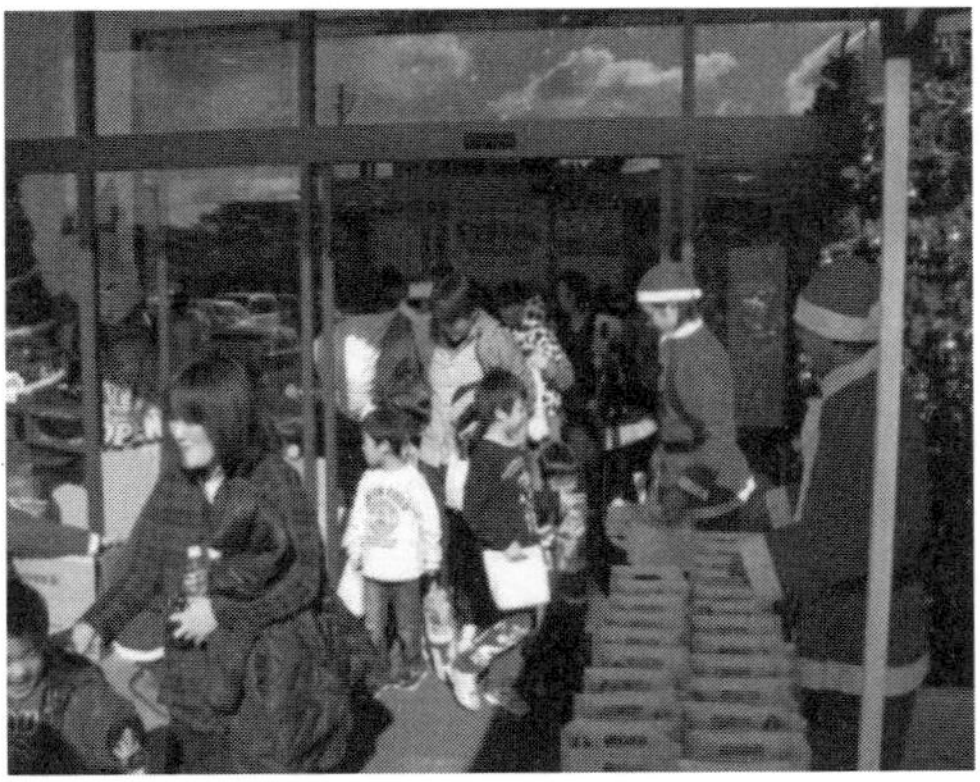

来館児童へのクリスマスケーキプレゼント

外科でアスレティックトレーナーをしていた人物である。彼は、ペップキッズ準備段階からスタッフのとりまとめを行ってきた。阿部君のような若くて志の高い青年やボランティア精神あふれるスタッフたちが今後も、郡山や福島県そして東北地方の子どもたちが、大震災にめげず、元気に育つ手助けをしてくれることを願ってやまない。

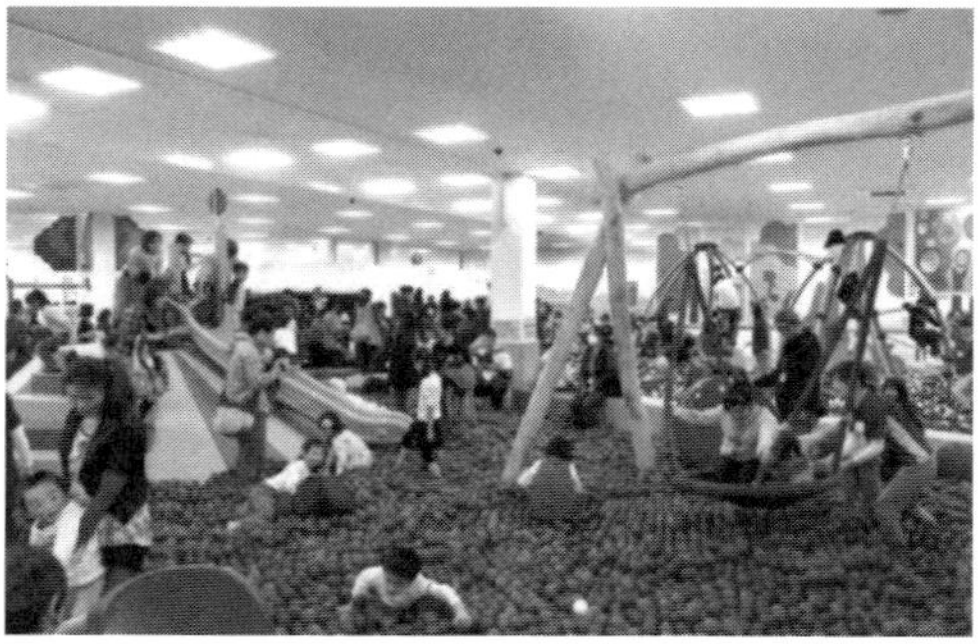

猪苗代湖をイメージしたボールプール

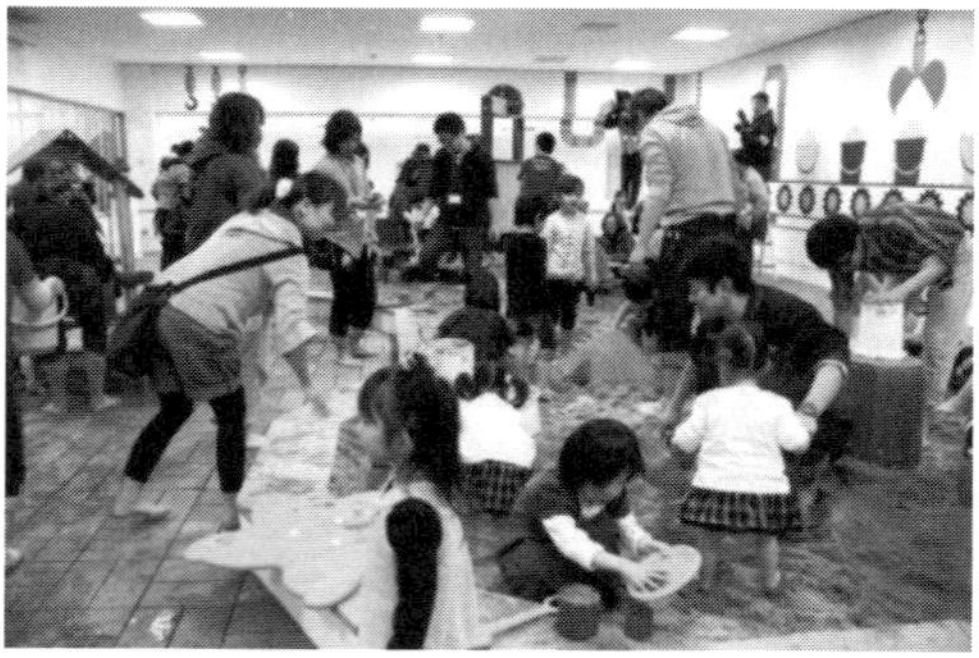

国内最大規模の屋内砂場

ペップキッズはまだ生まれたばかりである。これからも、ボーネルンド社から世界の遊具を取り入れ、スタッフのトレーニングアドバイスを受け、ますますその機能を向上させて、社会貢献に役立ててほしい。ただしハードはできたとしても、魂をこめるためには、まだまだ行政や民間の支援と、働くスタッフ自身のモチベーションアップが必要だろう。並大抵でない努力と思うが、遊びに来た子どもたちが笑顔で「また来たい」と言ってくれるように進化させてほしい。そしてそれが子どもたちの健康、安全につながり、県外にいる多くの子どもたちが安心して県内に戻れるようになる日を、私は待ち望んでいる。

私も、これまで育てていただいた郡山市の、そして福島県の将来に向け、さらなる地域貢献を、人生をかけて支援していきたい。最後に、プロジェクトに賛同し全面協力してくださった行政、事業者・工事関係者はじめ、夜を徹して「奇跡」を実現してくださった全ての方々に感謝して、この稿を締めることとする。

コラム10

あそぶことは生きること

池上貴久◉株式会社ボーネルンド取締役

郡山のプロジェクトは2011年5月下旬の菊池信太郎先生と渡辺久子先生の来訪が始まりでした。私たちボーネルンド（本社・東京）は「あそび」を通して子どもの健やかな成長を応援する会社です。震災後、玩具寄贈から支援を始め、現地の声をお聞きして長期的な取り組みを検討しようとしていたころでした。避難先のボーネルンドユーザーから「郡山、福島にこそ室内の遊び場が必要。ボーネルンドさん作ってください」との声も聞こえてきました。

それに呼応するかのように渡辺先生方の訪問を受け、現地の状況が詳細に伝わってきました。子どもたちは放射能の影響下で外遊びが制限されていること、室内で自制を求められていること、体重が増えていかないこと、子どもの飲料水など生活環境に敏感にならざるを得ない状況などが伝わってきました。また菊池先生から「震災は自然災害だから受け止めるしかないが、原発は大人が作り出したもので、子どもはその影響を受けている。大人はその影響の責任をきちんと果たす必要がある」との発言もありました。

震災直後に社内で結成した復興支援チームの常務の平を中心に、このような時こそ遊び場が必要になると確信し、菊池先生方に同行、3日間だけの遊び場を作ることを郡山市に提案し決定されました。「夏のキッズフェスタ」を8月26日から3日間開催しましたが、決定は6月下旬。時間がありませんでした。

フェスタは初日から子どもたちであふれました。驚いたのは子どもたちが遊ばないことに慣れ始めていたことでした。遊べない環境下でも遊ばないことに慣れていく子どもを目にしたのは、初めてでした。成長過程の中で必要とされている経験をせずに成長することによる弊害は、その時点でも指摘されていましたが、まさに目の前でそのようなことが起こっていました。しかし、遊びにきた子どもたちは大人の心配とは裏腹に、時間経過と共に遊び込む姿がたくさん見られるようになりました。帰る時に多くの子どもたちがよく「また明日」と帰って行きましたが、最終日はそれを言うことができずに多くのスタッフが言葉をのみ込みました。

子どもたちがのめり込んで遊ぶ姿は多くの大人の目に焼きつき、遊び環境の必要性を感じさせました。大人の責任で子どもの環境を奪ったこと。それをどう取り戻すのか？　短期間のフェスタを終え、どのように継続をさせることができるのか、必要性は理解できても実現は難しい状況でした。

フェスタの翌日、菊池先生から電話をいただきました。「このような場所で遊び場を作ることは可能ですか?」。写真を見ると震災の影響を受け廃墟と化した空間が写っていましたが、まずは現場を確認ということで急きょ視察を行い、判断をしました。「できる、やらなければ!」と。

ただしこれには条件がありました。よい遊び場を継続するにあたり一番重要なのは、遊び場の必要性と重要性を理解できる人たちの出現でした。大人の合理性ではなく子どもの合理性に向き合うために本気になる人がいないと、すぐに頓挫することが目に見えていたので、遊び環境を作り上げるための条件は信頼できる人をつけていただくことでした。


社内では郡山での遊び環境の必要性を理解した上で、最短の時間で最適かつこれまでにない巨大な室内の遊び場を作るプロジェクトがスタートしました。リクエストは三つ。走れること、三輪車に乗れること、砂遊びができること。これまで作ってきた「キドキド」を含む遊び環境作りの35年間の経験を生かし、リクエストに応えました。

子どもたちが遊びにのめり込んだり、遊び込んだりする姿を見守る大人のまなざしが優しいことを私たちは知っています。かつそのことは子どもにも大きな経験として残ることも知っています。遊び場が子どもの願いの一つを叶えられる場所になるために、大人が力を合わせて作った環境は、福島県でたくさんの室内あそび場ができる大きなきっかけにもなりました。

コラム 11

ペップでの「遊び」と「子どもの未来」

阿部直樹◉PEP Kids Koriyama チーフプレイリーダー

PEP《ペップ》 Kids《キッズ》 Koriyama《こおりやま》は２０１１（平成23）年12月にオープンし、平日は７００人、土日祝日は１５００人、約1年でおとなと子ども合わせ、35万人の方々が来館しました。そのうち約30％が郡山市外の利用であり、そのうちの５％は県外からの利用です。

ペップは「子どもの未来を守る」ため、さまざまなことを考え、多くの方が魂や願いを込めて立ち上げました。その魂や願いを受け止め、実現するためにわれわれのようなプレイリーダーが存在し、子どもがとことん遊べるよう、そして保護者が子どもと一緒に遊ぶことをとおして、子どもの成長を感じとれるようサポートしています。

ペップにはクレド（信条）があります。そのなかの一つに「常に子どもの動きに注目し、子どもの成長を肌で感じ、気づいてくださ い」とあります。子どもたちの成長や変化をプレイリーダーも家族の方々も感じています。プレイリーダーと家族がお互いにコミュニケーションをとるなかで多くの家族と共有した内容を紹介します。

・寝つきがよくなった。
・身体が引き締まった。
・砂を久しぶりに触った。初めて触った。
・生活サイクルがよくなった。
・できることが増えた（物を人に譲る、靴をしまう、片付けをする、など）。
・風邪をひきにくくなった。
・誰に対してもあいさつなどコミュニケーションがとれるようになった。
・思いやりをもてるようになった。
・自分から積極的に動いたり話したりするようになった。
・「ごめんなさい」「ありがとう」が言えるようになった。

など、ここでは書ききれないほどたくさんの話を聞かせてもらっています。ペップで思いっきり遊ぶことで多くのことを感じ、学び、成長しているのです。

子どもたちにとっては屋外も屋内も関係ありません。ペップで思いっきり走って、ジャンプして、投げて、ころんではおきあがり、おきあがって走り始めたと思えばまたころぶ。それでも夢中になって走りだす。全力で遊び、大きな声でしゃべり、友だち同士や家族と大声で笑う。砂場で泥だらけになって服を着替えたかと思えば、場内を動き回って服が汗でビチャビチャになりまた着替える。いろいろなことに挑戦し、失敗して泣き、泣きながらもまた挑戦し、できるようになって得意げに家族や友だちにみせたり、もっとすごいことをやろうと次のステップに挑戦する。そして帰る時間になると帰りたくないと泣き、家族に引きずられる子どももいれば、多くは思いっきり遊んで「楽しかった」「またくるね」「次は〇〇やろうね」などとプレイリーダーとハイタッチして帰る。

そんな光景が当たり前のように存在し、子どもの素晴らしい笑顔とそれを見守る家族の温かいまなざしがペップにはあります。子どもたちやその家族にとってかけがえのない1分1秒がここにはあります。

1周年のクリスマスの日でした。ゲームカセットをプレゼントにもらった子どもがゲームをしながらペップの受付にきました。受付をすませ、いざ場内に入るとなると自分からゲームをやめ、お母さんにゲームを渡し、「お母さんまだ？　ぼく先に行くね」と言って、お母さんをおいて先に場内に走って行ってしまいました。

ペップでゲームをしている子どもに声掛けをしたことはありません。入場の際に声掛けをしたことも家族の方が注意したこともありません。子どもたちが自らしまってから入場します。

「遊ぶ」とはどういうことか。その答えがここにはあると思います。

コラム12

PEP UP Koriyama——郡山の子どもたちを日本一元気に！

武田千恵子◉足立区立足立小学校主任教諭

〈出会いその一〉

私は、東京の公立小学校の教員です。東京都には小学校体育研究会というものがあり、その中で、幼少期の子どもたちの運動遊びについて研究や授業実践を行っています。山梨大学の中村和彦先生と出会い、「幼少期にさまざまな動きを身に付けることは重要であり、子どもたちが夢中になって遊びこむことが何より大切である」という先生の言葉に研究の後押しをしていただきました。そんな折、3・11が起こりました。東京にいながら、想像を絶する被害にただ何もできずに時が過ぎていきました。

〈出会いその二〉

震災後しばらくして、中村先生から、郡山の子どもたちの状況、さらに小児科医の菊池信太郎先生が「震災後の子どもの心と体をケアしなければ」と活動を始めたこと、菊池先生の人柄・熱い使命感に感銘を受け、100回郡山に入ることを宣言してきたこと、そして、現場の私たちに実技を通して協力をお願いしたいということを伺いました。

目に見えない災害への恐ろしさをあらためて実感するとともに「自分にもできることがあるんだ」という思いで、「もちろんです」と答えました。

〈当たり前〉

活動を始めたころは、「この活動にかかわれるはことは素晴らしいこと」であり、「自分にできることで、郡山の子どもたちの役に立てること」を誇りに思いました。周りの友人からも「素晴らしい活動だね」「何かあったら力になるよ」と応援され、やる気満々でした。しかし、活動を始めたら、何かが違うと感じ始めました。メンバーの皆さんがごくごく自然に「当たり前のことを当たり前に」行っているのです。「すべては子どもたちのために」を実現することは普通のことでしょ、と言わんばかりに。

〈なかま〉

最近では、〝ボランティア〟という言葉も使わなくなりました。毎月通っているうちに、自分のライフワークとして当たり前の活動になっているということ。そして、自分自身が郡山からパワーをもらっているということ。さらには、郡山で出会う人々とのつながりが自分にとってかけがえのないものになっているということ。

これからも、よろしくお願いいたします。

コラム13

東京の教師ができること

眞砂野 裕◉東京都昭島市立拝島第一小学校副校長

初めて郡山の駅に降り立ったのは、もう1年半近く前の平成23年10月ことでした。

山梨大学の中村和彦先生を中心に、東京や山梨の先生方と立ち上げた体育の研究会も軌道に乗り始めたころのことです。中村先生から「今度、福島に行ってみませんか？　郡山市です」とお誘いを受けました。「ぜひ！」と即答したものの、まだ震災の爪痕も生々しいころでしたから、少々戸惑ったというのが正直なところです。そんな僕に中村先生は「ついては、会ってほしい人がいるのですが……」と。これが「郡山市震災後子どもの心のケアプロジェクト」発起人である菊池信太郎先生とのご縁の始まりでした。

初めてお会いした菊池先生はとても穏やかな紳士でした。しかし、お酒も入った席でしたので、互いの会話が熱を帯びるのにさほど時間は要りませんでした。やがて菊池先生は、このプロジェクトの前身ともなる活動を始められたエピソードを語ってくれたのです。軽々に僕が持ち出す話ではないので、ここではその内容を差し控えますが、とにかく僕はその「熱さ」に惚れ込んだのです。もはや、郡山に足を運ぶことに何のためらいもありませんでした。

僕たちの活動は郡山市内の各地に出向き、幼稚園・保育園・小学校の先生方や親子を対象に運動遊びを伝達・体験してもらうことです。毎回、現地に行ってみないと人数など参加者の状況がわからないのはとてもスリリングですが、この活動の中心となっている武田千恵子先生と臨機応変に内容を工夫しています。2人とも教師生活20数年！　腕の見せどころです。

たとえば、ある日の研修会。事前には教師が30人程度と聞いていましたが……実際には教師60人、親子40組という内訳でした。まず初めは「ウォーキングアラカルト」。歩くという動作に次々と動きの条件を付加していくことで、参加者の心と体を十分にほぐすことが目的の活動です。ペアワークでは、じゃんけんなど簡単な動きやゲームをもとに、コミュニケーション作りを楽しみます。あちこちで笑顔や笑い声がこぼれ、会場に一体感が生まれるころには、僕自身もノリノリです。僕の専門であるボールを使ったエクサイズや、新聞紙など身近な素材を使った遊具の工夫などは、郡山の学校にも根付いてくれることを願いながらの活動です。特に、親子参加がある回にはスキンシップを重視します。この親子エクササイズは、僕自身が息子たちと遊んだものばかり。面白さは保証しますよ（笑）。初めは照れくさそうな親子が、何かを思い出したかのように無邪気に抱き合う姿は、本プロジェクトの目的を具現化した姿そのものではないかと自負しています。

実はこの活動を始める際、菊池先生から頼まれたことがありました。それは「参加した先生や親子を元気にしてあげてほしい。笑顔で帰っていってほしい」ということです。報道されない緊張感やストレスの中で、福島に生きる人たちが心から笑える時間を作りたい！　それが託された願いだと自覚しています。そのために全力を尽くすことが、ささやかながら僕たち東京の教師ができることです。

最後に、郡山の先生方へ。多くの仲間がみなさんを応援しています！　あのとき、どれだけの思いでみなさんが教壇に立ったのか。僕たちには想像するしかないその姿を胸に、僕たちは僕たちのできることを続けていきます！　がんばれ、郡山！　ＰＥＰ ＵＰ！

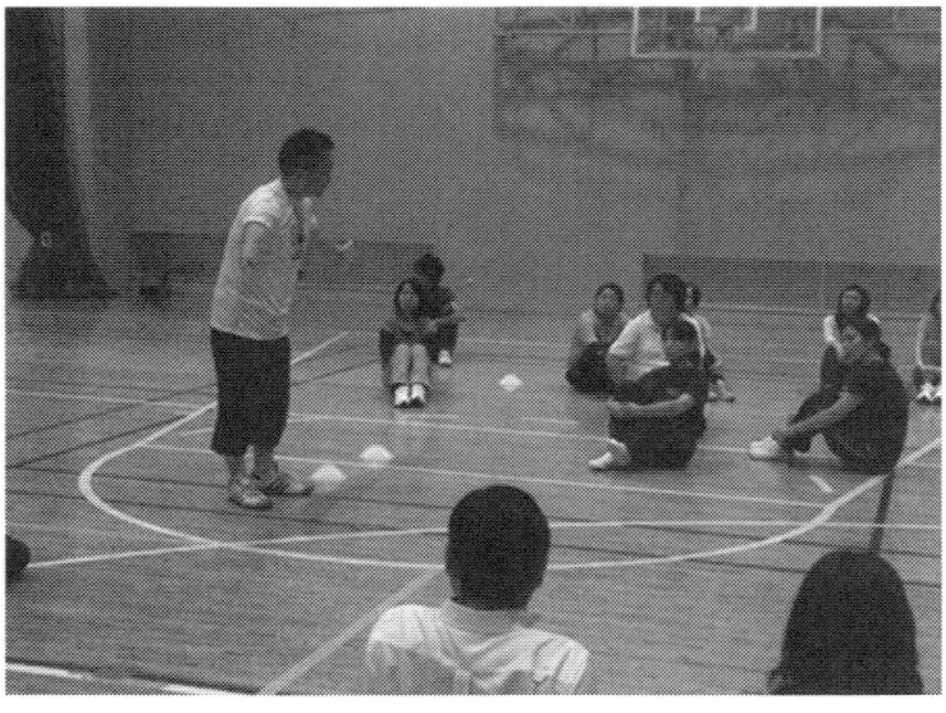

コラム14

あなたには、あの鐘の音が聞こえますか?

髙島俊文◉株式会社学研教育出版教育ソリューション事業部長

シナリオライターの伊丹万作（映画監督・伊丹十三の父、いずれも故人）に、『暮れ六つの鐘』という作品があります。それは、次のようなあらすじです。

「昔、ある貧しい村の青年が、人生の成功を夢見て村を棄て、みやこをめざします。あるところまで来ると道が二つに分かれており、彼はどちらの道に進むべきか迷います。ちょうどそのとき、右の道のほうから『暮れ六つ』（現在の午後6時ごろ）のときを知らせる鐘の音が聞こえてきます。そこで彼はそれを聞いて右の道を進んでいきました。……その後、彼の身にはいろいろなことがあり、それなりの幸せな人生を送ります。そしていま、彼は病を得て『死の床』にあります。いつまで生きられるかわからない、そんな状況のなかで彼の頭に浮かんでくるのは、あのときの『分かれ道』のことでした。『あのとき、右のほうから鐘が聞こえたので自分は右の道を選んだ。だが、もし左のほうから聞こえていれば、私はまちがいなく左の道を選んだはずだ。もし左の道へ進んでいたら、その後の自分の人生はどのようなものになったのか』という思いでした」

人は、自分が選ばなかった道の先に何があるか、を知ることなく死んでいきます。この話はそのことを印象深く伝えてくれます。ここで大切なことは、鐘の音が聞こえてこようとも結局は進むべき道を決めているのは自分自身であることです。人の人生にはいくつもの分かれ道が存在します。そんなとき、迷い、悩み、誰かに相談しながらも、人はいくつかの選択肢から自分で進路を選びとるのです。

2011年3月の東日本大震災と、それによる原発事故の大きな被害によって、被災地の子どもたちは、たくさんあるはずだった「分かれ道」の多くを失いました。たくさんの子どもたちが家族を失い、家を失い、大切なものを失い、楽しく幸せに暮らすはずだった街を失いました。そのうえ、放射能の影響で校庭では遊べない、太陽の下で友だちと走れないふるさとになってしまいました。

日本中の企業の多くが「自分たちに何かできないか」と悩み、考えました。私の会社「学研」は教育出版社です。新しい建物を作ることもできないし、安全な水を供給することもできません。どうすれば子どもたちの役に立てるのか、と思いをめぐらせていました。そんなときです、山梨大学の中村和彦教授から「郡山の子どもたちを助けたい。力を貸してください」といわれましたのは。

いうまでもなく、幼児から小学校中学年までは人の発育発達において重要な時期の一つで、この時期に屋外での運動を制限されれば子どもたちへの影響がたいへん心配されます。中村教授は、毎月ボランティアで郡山市に通い、子どもたちや先生方を対象として屋内でのよりよい体育指導を繰り返してこられました。そのため、いま郡山市の子どもたちの体力はどうなっているのか、そして中村教授らのご尽力でどこまで回復・向上しているのか、を比較・研究することが必要となったのです。幸い、私たち学研には文部科学省の基準に則った「新体力テスト」の分析処理システムがあります。郡山市に学ぶ3万人の子どもたちすべての「体力テスト」を、それぞれの学校で行っていただき、その実施データを学研の処理センターで分析し、その結果を返却する、これらを3年間にわたってすべて無償で行うことになったのです。

子どもたちのこれからの人生には、まだまだ多くの分かれ道が待っています。そんなとき、彼らには健康で強い体を持ったうえで聞いてほしいのです、それぞれにとっての「暮れ六つの鐘」を。そして自分で選びとってほしいのです、あなたの進むべき道を。

V章　心のケアから子どものケアへ

プロジェクト発足1周年

菊池信太郎

多くの専門家にご協力をいただき、プロジェクトの活動は多岐にわたった。かかわった全ての関係者は、自分の領域でできることを互いに献身的に行い、各方面で少しずつ定着してきた。マスコミや私たちの活動に興味を示してくださった方からは、「よくぞ震災直後から大きなプロジェクトを立ち上げ、異職種が連携して事業を行っていますね」とのコメントをいただいた。それまでの活動を総括するため、平成24年3月10日、11日の2日間にわたって、プロジェクト1周年記念フォーラムを開催した。関係者の方々から1年にわたる活動の報告があり、次の1年間に何を目標に活動するか、また気持ちを新たにする機会となった。

今回のプロジェクトは、行政と民間、専門家による絶妙なコラボレーションの上に成り立った活動である。行政は広く周知することが可能で、組織力を動員できる。民間は迅速な行動と、柔軟な発想が期待される。そして専門家は、専門的知識の活用とその発言による説得力がある。これらの要素が微妙にかつ有機的に合わさった結果、いくつかの大きな結果を生み出した。

他の行政者などから「プロジェクト成功のコツは？」と聞かれたが、その答えは日ごろからの連携であったと思う。つまり郡山市では、行政と教育委員会、医師会は、震災前から互いに連携して地域の活動を行ってきた歴史がある。今回の非常時でも、すぐに互いに連携しようという意思を共通に持ち、このようなプロジェクトが自然発生的に組織されたのである。

実際の活動としては、メンタルに関しては教育委員会、専門家の協力によるアンケート調査が行われ、その傾向と対策が検討された。体の発育発達の面では、長期にわたる運動不足の対策として、室内運動実技講習が毎月開催され、徐々に福島市など郡山市外の方の参加もあるようになった。また、医師、臨床心理士による教育関係者や保育士を中心とした子どもに携わる人々への講演会、子どもを対象にしたイベントなども随時開催された。

屋外活動の敬遠から、子どもたちの体力、運動能力の低下がはっきりするようになった。たとえば、階段を上ると息切れをする、すぐ疲れて寝込む、ボール投げが下手になった、幼稚園児で三輪車に乗れない子どもがいるなど、耳を疑うような情報も寄せられた。活動が屋内に限定されるという状況の継続から、子どもたちは明らかに遊べなくなった。

普通の視点から子どもたちの様子や生活を観察すると、この状況下で子どもたちの育ちをこのまま見ていていいのかどうか、大きな不安を覚えた。市内のある私立幼稚園に協力を要請し、まずは体重変化の調査を行った。運動量が減っているので、体重が増加するだろうと思っていたが、実際はその正反対であった。元来、子どもたちは適度な栄養がしっかりと与えられていれば、自然と体が発育していく。しかし、震災を挟んで体重の増加が鈍化したことは、子どもたちに重大な何らかの影響が及んでいることを物語っていた。一方、小学生以上では予想通り肥満の児童数が増加し、肥満度の加速も認められた。

次に、教育委員会と連携し、学研ホールディングスの支援を受け、市内全小中学生の体力テストを実施した。その結果は、全ての学年において全国平均と比べて体重は増え、体力・運動能力は劣っていた。当初から予想していた結果が示されたが、これから何をしなければいけないのか、私たちにはあらためて覚悟を決めるきっかけとなった。この危機感こそ、郡山の子どもたちが将来日本一元気になるよう、地域が力を合わせて取り組む原動力である。

このように、心のケアから始まった活動は、子どもたちの体の健康や生活環境、または保護者のケア、関係者への意識高揚へとつながった。さらに、子どもたちが健やかに心身が育つためには、心のみならず子どもたち全体を見回して、さまざまな面から彼らの育つ環境を作り出さなくてはならないことに気づいた。そのような意図から、これまでの心のケアから、子ども全体のケアへ移行することが提案された。そしてこれまでの活動を、より組織的により全市に広げるべく、「郡山市震災後子どものケアプロジェクト」と組織を拡充することになった。平成24年8月11日、行政や教育委員会から関係者のさらなる参加と、市内の幼稚園・保育園関係者、地元の大学、子ども関連の業種の方にも参集いただき、新たな組織として発足した。

子どもは未来──子どもをトータルにみるということ

渡辺久子

東日本大震災と原子力発電事故は、福島県の子どもたちの運命を一変しました。千年に一度の自然災害だけではありません。国のエネルギー政策の不備により、日本の子どもが放射能被ばくという複合災害にあったのです。人類がいまだかつて経験したことのない自然災害と人災の絡まる複雑なトラウマです。その記憶は一人ひとりの子の年齢、家族や学校状況、被災時にいた場所や、やっていたこと、発達段階や感性や資質により異なり、その影響も千差万別でしょう。しかしどの子の脳裏にも焼きつき、その生涯に影響をおよぼすに違いありません。ものいえぬ子どもたちは小さな胸に、全身で感じた痛みを抱えながら、今を生きています。いつの日かその思いを腹の底から全国に、そして世界に伝えてほしいのです。

日本にはおよそ900年前に『今昔物語』が書かれ、約100年前には、民俗学者柳田國男により『遠野物語』が書き記されました。『遠野物語』には昨日のことのように、地震と津波により家族を喪った庶民の悲しみが語られています。幸せな子ども時代を送ることはすべての子どもの権利です。ある日突然、いつもの生活を奪われた子どもは、怒り抗議する権利があります。その言葉は地球の未来に警告を発するものとなるでしょう。この『郡山物語』は、ものいえぬ子どもたちに全身で語るべき物語があることを痛感する私たちが、子どもたちの未来を祈りながら書いた物語です。

東日本大震災発生後10日目に「郡山市震災後子どもの心のケアプロジェクト」の第一歩が始まりました。その頃東京の診察室に来たあるお母さんが教えてくれました。「震災の日に、水や食料品を買いこみ『ただいま!』と玄関に入ったら、小学生の息子が『わー! お母さん、これみんな東北の人たちに送るんだね!』と目を輝かせたんです。この子なりに小さな胸を痛めていたとは。私は恥ずかしくなりました」。

同じ頃、岩手放送局には、匿名で保育園児から「空より高く」の歌が送られてきました。その歌を放送するとリクエストが殺到し、やがて『空より高く』という絵本が生まれました。後になり保育園の名がチャイルドスクールとわかり、園長の浪岡幸子先生に聞くと震災直後に「あなたたちにできることは?」という問いに、子どもたちは「歌が歌える!」と答えたそうです。そして「空より高く」の歌が送られたのです。長年小児の診療をしながらたくさんの障がいや病気をもつ子どものひたむきなこころから教えられてきました。特に親のまごころを受けて育つ子どもの温かさや深さにはいつも胸打たれます。

子どもは大人の親。そして「こころ」はカイロスの時

「子どもは大人の親（The Child is father of the Man)」。どんなに幼い子でも、子どもはすでに一個の人格であり社会の未来であることを、詩人ウィリアム・ワーズワース（1770－1850）が「虹」の詩（1802）の中で詠っています。

空の虹を見ると
私のこころは躍る
幼い頃もそうだった
大人となったいまもそう
年老いてもそうありたい
でなければ死を！
子どもは大人の父なり
私のいのちの一日は
自然の愛により結ばれていくようにと願う　（筆者訳）

幼い頃に虹に感動したこころこそが、人を人たらしめる魂の本質であると。

古代ギリシア人は、時間の概念を二つに分けました。ギリシア語の「カイロス」と「クロノス」の時間です。カイロスはその人だけの主観の時間、直観の時間、チャンスや一生忘れることのない思い出の瞬間です。かけがえのない、いのちの時ともいえます。クロノスは、1時間が60分、1日は24時間という客観的な時間です。効率のよい社会を生み出すためのビジネスの時間ともいえます。

こころはカイロスの時を生きる中から生まれます。そして子どもはカイロスの時を生きています。子どもにとりカイロスの時とは、自分の直観や感性をフルに使い、自分から感じ、考え、選びとりながら、主体的に行動し、その結果を振り返る時間。つまり子どもが、自由にのびやかに想像力をふくらませながら、夢中に遊び力を出し切り、親に甘えて気持ちを出し切る時間です。

まず腕白小僧を育てなければ、よい社会人は育てられない。

「まず腕白小僧を育てあげなければ、かしこい人間を育てあげることにはけっして成功しないだろう」

これは18世紀の啓蒙思想家ジャン・ジャック・ルソーが小説『エミール』の中で述べた言葉です。今日の私たちへの警告が満ち溢れています。

ルソーはいいます。子どもは「白紙（tabula rasa）」でも「小さな大人（homunculus）」でもなく、主体性をもつ生まれつき善に満ちた主体的な人なのだ。親の愛情を十分に受け、あるがままの五感をのびやかに使って自然の中で力一杯遊ぶことが大事なのだ。自らの感覚でものごとをとらえ、自分の感じ方にもとづいて考え、自分から行動することが守られる時、その子はしなやかな精神をもつ全人的な人間に成長できる。エミールという少年、その腕白小僧の姿がそれだ。このルソーの子どもの観察は、250年経た今日乳幼児のこころの研究においてニューロサイエンスレベルで実証されています。

ルソーはエミール少年がどんな艱難の中でも自分を喪わずに生きる人間として育つことをめざしました。「厳寒のアイスランドでも、灼熱の赤道直下でも生き抜けるたくましさ」です。しかしルソーは250年後に、低放射線環境で生きるという艱難を強いられる子どもがいることは想像できませんでした。福島の地震、津波、放射線被害は、人類初の未知の複合被害であり、福島の子どもたちの未来は厳しいものです。その意味で福島の子どもたちは人類のパイオニアであり、パイオニアとしての敬意を払われるべきです。罪なき子らに、このような運命を招いた戦後日本の工業化社会を生み出したのは私たち大人であり、私たちは一人ひとり、できることをやらなければなりません。

子どもはまずこころと体が一体です。子どもの体や体の動きこそ、雄弁な言葉でしょう。2011年の春の新学期に、郡山の幼稚園児の体重の増加が不良でした。震災、余震、親の不安、食生活の緊張、外遊びの禁止など一挙にたくさんのストレス要因が加わり食欲不振に陥ったのでしょう。子どものこころは体であり体はこころです。

子どもを見るということは、その子を一人のかけがえのない人として、大切にすることです。どんなに幼くても、その子の行動も感情も、こころも体も、強さも弱さも、その性格のいいところも悪いところも、丸ごと尊重し認めることです、ありのままの子どものその子らしさに心からの敬意を払い、ほれこみ、周りと比較したり平均値と比べないことです。

子どもをトータルに見るとは、目の前の子どもの瞳の奥の、言葉にならない豊かで深い世界に思いをはせ、その子の生きている実感を肌で感じ取ろうとすることです。それは今、目の前のその子が、しようとしていることの意図や動機を、よく観察し、理解することです。子どもは今、何かしようとしている自分を誰かが理解してくれれば、自分から解決の糸口を見つけていきます。

この未曾有の試練を、親や地域の大人とともに生き抜いた仲間として、被災地の子どもは一人ひとり、人間としての尊敬を払われてしかるべきです。一人の子どもの抱える問題を体の問題とこころの問題とに分けることはできません。体の問題はこころに響きこころの問題は体に響き、子どもにおいては、体とこころは不可分に結びついています。

子どもをより広い、成長しやすい世界に導くこと——そのためには世界の仲間とつながることです。

風評被害などにおびえている場合ではないのです。広い公平な社会が世界にはあり、そことつながりましょう。

子どもは、ものいわぬ赤ちゃんの時から、カナリヤの鋭さで周囲のストレスを察知し生き延びようとしています。子どもは、無防備な生身のいのちとして、今をここで刻々と生きているのです。生まれた時に、身にふりかかる火の粉から自分守るすべをもたないのです。一人ひとりの子どもの「今」「ここ」での生きる瞬間の安心と喜びが守られなければ、その子の未来はない。今世紀の代表的な乳幼児研究者のD・スターン（Daniel N. Stern）は、私たちの「生」の過去も未来も、この「今」の瞬間、せいぜい10秒くらいの時間の中に、「生きる」ことの実態が存在すると強調しています。そして「今」は必ず過去の「今」とのつながりで存在しているのです。

あの日、さっきまで普通の生活をしていた郡山市の子どもたちは、不意に大地の激しい揺れに驚き恐れました。翌日には原発事故により、全市が放射能に汚染され、そして全国からの風評被害にさらされたのです。郡山市の目の前まできた支援物資のトラックが別の方向にそれていったのです。その時、郡山市の大人たちは「浜通り」から着の身着のまま避難してきた県民を受け入れることで精一杯でした。

市内の多目的会議場のビッグパレットには、震災直後２５００人の人々が収容されました。郡山市の親、祖父母、保育士、教師、保健師、幼稚園教諭、民生委員、看護師、小児科医ら、およそ子どもにかかわる人々は皆、頭を抱えました。幼い子どもたち、発達期の児童、育ちざかりの中学高校生を、一体どうやって放射能の汚染から守ったらいいのでしょうか。逃げる人、逃げるべきかを迷う人、残るしかない人の誰にも最善の策はなく、よりベターな方法を各自が選択するしかなかったのです。

菊池医院には震災直後、県外の親戚の家に避難し、お転婆でいたずらなわが子が急におとなしいお利口さんになったと報告した母親がいました。そうではない、震災のショックと慣れぬ親戚の家での生活の気苦労とでこの子はこころを閉ざしていると菊池信太郎先生は見抜きました。おとなしい子がお利口な子ではない。本音をだせないくらい凍りつき、気持ちを押し殺している。子どもの身近な親や大人は、ものいわぬ目の前のわが子や生徒や患者や地域の子どもの気持ちを親身にとらえ直さないといけないと思ったのです。わずかにその子が見せた表情、行動、呟きなどには、その子のおびえや警戒心を垣間見ることができます。それをしっかり気に留め、覚えて、受けとめる誰かがいないと、見過ごされて忘れられ、語られないまま心の奥につもる辛さは、将来思いがけない葛藤や症状となって、その子を不意打ちするかもしれません。

トラウマから癒されるには、兎と亀の歩みにたとえれば、亀の歩みのようにじっくりと安全と安心を取り戻し、混乱した記憶を咀嚼《そしゃく》し、振り返ったり、思い返したりして主体的にプロセスし、同時に、混乱から解放されたエネルギーを、大好きなこと、生き生きとした活動に徐々に振りあてていくことです。

東日本大震災の被災児の体験の重さは、震災から2年経てても、まだ消化できなくて当然でしょう。しかし瞬間の恐怖体験を何とか生き延び、今がその積み重ねとしてあること、厳しい現実を生き抜いてきた証であることは間違いないことです。「よくぞ生き延びたね」としみじみ親子が振り返りねぎらえるようになるまでには、まだまだ時間はかかっていいのです。今、目の前にいる一人の子は、言葉で表さなくても、ありのままの自分を丸ごと抱えて生きています。その身体感覚が記憶となり、その子のこころの核を形成していきます。その核とは、時空間を通じてその子の内面の動機や意欲を形成し、こころの芯、そして人格の土台となり、表に現れなくても水面下で、その子の人生を方向づけていくものになります。

「こころ」は「いのち」の時の中に生まれる

子どもは生まれた時から、父母や周囲の人々のやりとりの織りなす関係性の世界を、オーケストラの音色を聴くように全身で吸収しています（D. Stern）。脳は心地よく楽しいことに反応して発達するのです。乳幼児の発達は、生き生きとした躍動感、つまり楽しさを引き起こすものにより促進されることが脳科学的研究でも実証されています。母親が羊水のようにものいわぬ乳児に寄り添い、父親が子宮のように母子をしっかり守る。親になることは不安や責任の重さや喜びの交錯する体験です。こみあげてくる全身感覚は、親子にとり二度と戻ることのない、かけがえのない、いのちの「時」となります。

朝日新聞の投書

「お母さん、私は福島県の女の子だから、将来結婚できない」と小学校の娘が聞いてきたという。福島の母親たちのせつなさが、震災直後の初夏の朝日新聞の投書欄「声」に寄せられていました。子どもは、身近な大人を黙って観察し、その生き方に感化されていきます。子どもは、場の異変に敏感で、半ば無意識に全身をアンテナにして、身近な大人の一挙手一投足を観察し、大人の意図を見抜く。なりをひそめ、こころを痛め、大人の対応を見きわめています。

郡山市の大人が、不意に原発事故により生活が破壊された時、まっさきに子どもらを守るために我を忘れて力を尽くした姿を身近に見ることは、何にもかえられない大人への信頼につながります。ライフラインのまだ復旧しない3月22日から、郡山市の一部の児童館、一部の保育園は、母子に園を開放しました。「ニコニコ子ども館」に子どもたちの笑い声と笑顔が響きわたり、大人を励ましたのです。自粛ムードの強い2011年5月5日の子どもの日に「元気なこおりやま・キッズフェスタ」は行われ、ボーネルンド社の協力により、夏休みの終わりには屋内の大型遊具による子どもの遊び「夏のキッズフェスタ」が開かれたのです。

夏のフェスタで汗びっしょりに遊ぶ子どもらの姿が、NHKのテレビでお茶の間に流れ、それを見た郡山市のヨークベニマルの大高社長が、小学校時代の腕白小僧、悪がき仲間の菊池辰夫先生に電話をし、そこから大高氏の私財の寄贈により、東北一の屋内常設遊び場ペップキッズこおりやまが生まれました。元気に思いっきり遊びたいという子どもの自然な要求をこそ満たそうとする、ふるさとの親心が全国に発信されました。

トラウマの克服――支えあいで深まる関係性の世界

台風、地震、津波など厳しい災害を生き延びてきた日本人には自然への畏敬があります。日本人の謙虚さは、簡素でささやか、ゆっくりで、ものしずかなものへの親和性とつながります。はかない、今、ここでの「いのち」の時を深く味わい生ききろうとするひたむきさです。幼な児の世界に通じるこころです。

「郡山市震災後子どもの心のケアプロジェクト」は、子どもたちを襲った闇に、ささやかでもいい、蛍の光であってもいい、温かいほっとする光を灯そう、という決意から始まりました。亡くなられた方々の魂が、私たちにのりうつり、私たちをかりたてているのかもしれないとも思いました。絆とはそのようなものでしょう。見えない放射能におびえる人がいると同時に、目に見えないこころの響きあいに奮い立つ人たちもいるのです。まごころ、親心を全身に吸い込んだ子どもたちは、全人的に成長する力を内部被ばく以上に蓄えます。トラウマを抱えながらも心豊かな愛情深い人に成長するに違いありません。

郡山は小都市です。地元の小児科医菊池辰夫・信太郎親子が立ち上がり、即座に地域の人々と手をつなぎ、統一性のある復興活動を始めました。その時、彼らは誰にも頼らなかったのです。今でもその瞬間の会話を覚えています。「東北はどうなるのだろう?」。「それは今誰もわからない。政府の誰も地域の誰もわかりようがないほどの想像を絶する被災の規模なのだろう。ここで起きた地震、津波、原発事故の複合災害の解決法を書いた教科書や処方などはどこにもない。なければ、私たちの手で作ろう。どんなに小さくてもよいから、確実に子どもたちの健やかな生活を回復し、生き延びていける方法を探そう」。

PEP Kids Koriyama〈ペップキッズこおりやま〉の1周年記念日に、保健師のSさんは、1歳の女児に話しかけました。「ねえ、この楽しい遊び場は、あなたのおばあちゃんが作ったのよ」。その子のおばあちゃんは、震災直後に寝ずの奔走をしていたこども支援課の野口課長でした。孫たちに伝えられるとは、なんて素敵なことでしょうか。

世界への発信

郡山市の絵本の読み聞かせ活動を、2012年南アフリカのケープタウンで開かれた第13回世界乳幼児精神保健学会で筆者は報告しました。アパルトヘイト後のソエト（黒人スラム街）でも英国の研究者による絵本作りと読み聞かせプロジェクトが実施されていました。でもその方法はずいぶん違います。郡山市の活動は郡山市に根ざした地元の自然な自発的な活動なのです。その地に生きる人々の主体性をとことん尊重し、外部からの支援者はあくまでも黒衣《くろこ》に徹する。それが郡山市のプロジェクトの特質なのです。

あるプロジェクト会議で、郡山市の公立保育園の保育士の一人は、園児に屋外遊びを1日30分しかさせてあげられないと涙を流しました。それを聞いた教育委員会の先生はその場で「除染された校庭に園児を連れて遊びにいらっしゃいよ」と誘ったのです。保育園と学校のバリアがこんなふうに、子どもを思う気持ちにより自然に取り払われていく瞬間でした。

「郡山市震災後子どもの心のケアプロジェクト」は、震災後1年5カ月後の2012（平成24）年8月11日に「郡山市震災後子どものケアプロジェクト」と改称されました。「心」の字が削除されたのは、被災はもはや子どものこころとか体とかを分けて考えられないほどの複雑で深刻な問題をうみだしているからです。

いのちのパラドックス――支えあいにより深まるコミュニケーション的音楽性

「いのち」のパラドックスということがあります。いのちの危機は、いのちの危険な瞬間であるとともに、いのちの機会でもあります。PEP《ペップ》 Kids《キッズ》 Koriyama《こおりやま》の実現に貢献された大髙善興氏は、「故郷の子どもたちに尽くす、このような機会を、自分が生きている間に与えられるとは幸運」と目を輝かせました。大髙善興氏と菊池辰夫先生はかつての地元の腕白小僧でした。当時2人はよもや65年後に、このような運命が待ち受けていようとは想像もしなかったでしょう。

いろいろな人生の不意打ちがあります。筆者も大学病院で、日々障がいをもつ赤ちゃんが生まれるのを見ています。両親は最初にうちのめされながら、やがてわが子を受け入れていきます。「『一緒に育てましょう』といってくれる温かい応援があるならどんな子でも育てる勇気が湧いてきます」とお母さんたちはいわれます。共に生きることの力ははてしないと思います。

台風、地震、津波など、厳しい自然を生き延びてきた日本人のこころには、簡素（simple）でさやか（small）、ゆっくり（slow）で、ものしずかな（silent）ものへの尊重があります。はかない、今、ここでの、「いのち」の時を深く味わい生き切ろうとする姿勢は、乳幼児の「今」を生きる世界に通じる心です。

赤ちゃんとお母さんのやりとりの阿吽《あうん》の呼吸は、実は音声学的に解析すると、リズムとメロディーにとんだ響きあいの世界であるとトレバーセン博士とマロック博士が研究し、「コミュニケーション的音楽性」理論と名づけています。「コミュニケーション的音楽性」は、「甘え」の本質を音声学的に解明したものともいえます。

日本の「甘え」と共生のこころ

シンプルで小さな、ものいえぬ赤ちゃんたちは、着実に発達し、私たちの「いのち」を引き継いでいきます。自然の力やいのちのはかなさを畏れる日本人には、捨て身で支えあう「お互いさま」のこころがあります。精神科医土居健郎先生はそれを『甘えの構造』として世界に発表しました。コロラド大学精神科名誉教授で乳幼児研究者のR・エムディは、「甘え」は人類に普遍的なもの。「甘え」の本質は相手の身になって共に生きること。「甘え」は共生のこころ。ｗｅｇｏと名づけようといいます。自我は英語でｅｇｏ。フロイトの考案した自分のこころの機能を示す言葉。エムディ博士は、人は一人で生きるのではなく、土居先生の指摘したように相手と共に生きる。だから人の自己は実はｅｇｏではなくｗｅｇｏ（ｗｅ私たち ｇｏ行く）なのだというのです。

内省によるトラウマの予防

小児科医と保健師が、絵本の読み聞かせのボランティア——保育士、教師や臨床心理士の声と一体になり、連帯する地域の大人の底力を発揮しました。静かに立ち上がり、黙々と粘り強く復興につくす地域の親心のたくましさには息をのみます。この地域の人々の、自然の猛威と人生の困難に対する地道で謙虚なとりくみは脱帽に値します。

ボストン大学のトラウマ学の専門家ヴァン・デア・コーク（Bessel A. van der Kolk）博士は、

2011（平成23）年6月の明治大学で開催された講演会で次のように語りました。「来日してみて、トラウマ学の専門家として驚くのは、民間に根付いたトラウマ克服法があること。和太鼓、祭り、能楽、そのすべてに癒しの力があります。外からの癒しの伝授はいりません。すでに自分らのもつものを発揮すればよいのです」と。その2週間後、カリフォルニア大学サンフランシスコ校精神科教授ヴァン・ダイク（Craig Van Dyke）博士が、慈恵大学で開催された東日本大震災シンポジウムで講演後、福島の被災地を視察された後におめにかかる機会がありました。その折、博士は福島の人々の礼儀正しいもてなしのこころに感嘆していました。この原発事故をめぐる福島の人々の行動は、日本を外国に印象づけました。原発事故の作業員100名の誰一人として逃げ出すものがいなかった。世界がそれを見て驚嘆しました。避難所はどこでもきちんとして、心配された感染の流行は起きませんでした。それらをすべて子どもたちは全身で吸い込んでいます。

すべてはつながる

「今」は、必ず、「過去」の生きた瞬間とつながります。子どもたちの未来の幸せは、「今」の大人の想いと姿勢にかかっています。小さな胸に子どもたちは、たくさんの悲しみや恐怖を抱えてしまいました。大震災を生き延びることは、拭い去ることのできない身体記憶を抱えて生きていくことになります。

その一方、恐れおののくこころを、しっかりと包んでくれる誰かに出会えば、トラウマは、人への信頼につながる明るい記憶に変容し、光に包まれた闇に変化します。子どもの未来には光がさしてくるのです。

深い闇にあってもほのかな光を感じとる力さえあれば、危機の瞬間は、自分を失わずに生きた瞬間でもあります。トラウマに押しつぶされないこころを英語ではレジリエンス（resilience）といいます。郡山の子どもたちは、今苦しみながら刻々とレジリエンスを身につけています。彼らこそ日本の未来を担うパイオニアです。

児童精神科医として40年間、私は戦後の日本社会の変化を、子どもたちと共に生きてきました。今こそ、庶民の一家団欒や人情を評価し直し、日本の風土に根ざした、子どものトータルなケアを構築していきたいと思います。そのように促しているのが、東日本大震災や虐待、生殖補助医療、拒食症などを生き延びる子どもたちです。地域の大人が一枚岩の親心で、絵本の読み聞かせのボランティア——保育士、教師や臨床心理士の声と一体になり、連帯する大人の底力や黙々と粘り強く復興をめざす親心のたくましさが、子どもたちの網膜に焼き付き、健やかな人格の土台となるのです。

おわりに

放射能は目に見えないだけに、怖い。それと同じように怖いのは人のこころではないか？　敗戦の焼け野原から平和な社会を生み出そうとしたのに、私たち日本人はいつの間にか効率中心の考えにまきこまれてしまった。このことが原発事故という人災につながっている。今振り返らなければ、同じ過ちは再び繰り返されるでしょう。

郡山市の屋内常設遊び場PEP《ペップ》 Kids《キッズ》 Koriyama《こおりやま》がオープンした日の翌日のクリスマスイブの午後、雪のちらつく街を私は駅からPEP《ペップ》 Kids《キッズ》 Koriyama《こおりやま》に向かって歩いていました。するとすぐ横を小学校3、4年生位の男の子が自転車ですーっと通り抜けました。その横顔は目を輝かせている。きっとペップに行くに違いない、と目で後ろ姿を追うと、はたしてその子はPEP《ペップ》 Kids《キッズ》 Koriyama《こおりやま》の駐車場で自転車から降りるなり、すごい勢いで遊び場にかけこんでいきました。私には「ああよかった」という安堵と感謝がこみあげてきました。

PEP《ペップ》 Kids《キッズ》 Koriyama《こおりやま》は、子どもたちに笑顔を取り戻そうとする郡山の大人の親心のシンボルです。理不尽な運命を前に、まず子どもたちの「今」を守ろうと、郡山市の大人は立ち上がりました。「悲しみこそまことの人生のはじまり」という柳田邦男先生の言葉があります。あの日を境に、子どもたちは、口を一文字に結び、今まで見たことのない集中した瞳で活動する大人たちをまのあたりに見ました。親や先生たちが、苦しみ、たじろぎ、嘆きながらも、投げ出さずに、黙々とがんばる姿を、子どもたちはまざまざと目撃したのです。こころの襞《ひだ》に刻み込まれていく一つひとつの記憶が、子どもたちの、生きることや人間に対するビジョンのスケールを変えていくでしょう。次に記すのは、それまで、おそらくふつうに生きてきたある子どもの詩です。郡山市教育委員会の吉川和夫先生らの編纂した小学生の文集『ぼくらのひろば』(平成23年度第45号)に掲載されています。

つよさ

小原田小学校　3年　濱津息吹

つよいってことは
まけないってことじゃない
つよいってことは
なかないってことじゃない

つよいってことは
まけても
あきらめないこと

つよいってことは
ないても
またわらえること

困難と向きあって生きる時こそ、人はまぎれもない自分の主体を実感し、いのちの実感が湧くものです。いのちと死の不安や危機とが一体になって、生きるということなのです。私たちは、未来を生きる子どもたちの前で、健やかな怒りと克服の希望をもつ、品位ある大人の中の大人でありたいものです。その思いはあの3月の震災直後からさらにはっきりと響き続けています。人類のいのちの危機に警鐘を鳴らすことができるのは、いのちによりそう確かなまごころをもつ人です。私たちは日本の子どもたちを、本来の健やかな笑顔と希望に満ちた子どもによみがえらせるために、郡山市の子どもたちを支え続けていきたいと思います。

◆参考文献

・作詞・新沢としひこ、作曲・中川ひろたか、編曲・クニ河内、写真・石井麻木（２０１３）ＣＤ絵本『空より高く』クレヨンハウス

・渡辺久子編（２０１２）「赤ちゃんの精神保健―地域ではぐくむ乳幼児のこころ」『こころの科学』１６６　日本評論社
・清水将之、柳田邦男、井出浩、田中究明（２０１２）『災害と子どものこころ』　集英社
・小林麻里（２０１２）『福島、飯館　それでも世界は美しい―原発避難の悲しみを生きて』　明石書店
・ひまわりをうえた八人のお母さん、葉方丹（文）、松成真理子（絵）（２０１２）『ひまわりのおか』　岩崎書店
・郡山市教育委員会総合教育支援センター編（２０１１）『ぼくらのひろば』平成23年度第45号
・山折哲雄（２０１１）「大震災に思う」『東日本大震災2　サンデー毎日緊急増刊』　毎日新聞
・和合亮一（２０１１）『詩の礫』　徳間書店
・ルソー著、今野一雄訳（１９６２）『エミール』上　岩波書店
・澁井展子（２０１１）「母と子の絆」東京都医師会雑誌　第６１７号
・Palgrave, F. T. ed. (1875). The Golden Treasury, p.289, W. Wordsworth, My heart leaps up when I behold.
・（２０１１）「つなみ　被災地の子ども80人の作文集」『文藝春秋8月臨時増刊号』文藝春秋
・ＮＰＯ法人「元気になろう福島」編（２０１２）『ふるさとはフクシマ　子どもたちの３・11』　文研出版
・佐々木千佳子（２０１１）「不安押し殺す福島の子ども」２０１１年5月24日　朝日新聞「声」投書欄
・七木田方美　アンプロンプチュ―福島と広島の声をあわせて　非売品

コラム 15

福島の子どもたちの笑顔のために

森田倫代◉テレビディレクター・プロデューサー

私が初めて郡山に行ったのは、2011年8月25日のことでした。思いもよらなかった原発事故に心底震えた3月の記憶もまだ生々しい特別な夏……郡山のニコニコこども館に集まってくださった100名を超える先生たちから感じられる緊張感は、かなり高かったことをはっきりと覚えています。友人経由で菊池信太郎先生からNHKの子ども番組『からだであそぼ』のカリキュラムを知りたいとのご連絡があり、監修をしてくださった山梨大学の中村和彦先生といっしょに、当時原発事故からの避難の方がたくさんいらっしゃった郡山へうかがったのです。

私はフジテレビの子ども番組『ひらけ！ポンキッキ』『ポンキッキーズ』やNHKの子ども番組の制作にかかわって30年近くになりますが、子どもたちと演劇を使ったコミュニケーション・ワークショップもしているので、ニコニコこども館のホールで子どもにかかわっている先生たちに身体遊びのワークショップをさせていただきました。その当時の郡山の皆さんがどれほど大変な思いをされていたのか、東京から行った私にはわからなかったのですが、講演を聴く先生たちの真剣な顔を見るだけで、いかに大変な状況だったのかを感じることができました。お母さんが不安になれば、子どもたちも不安になります。先生たちご自身も、被ばくへの恐怖や、将来の不安を感じているのに、そんな子どもたちや親の不安をうけとめ、子どもたちの健康を守らなければならないのですから、大変な重圧だったのだろうと思います。

シーンと静まりかえったホールの中、動くこともままならないくらいたくさんの先生たちが、一生懸命私の言うことを聞いてくださり、グループで怪獣やお城を身体で作りました。子どもたちも行うワークですが、知らない人とも無理矢理ふれあい、共同作業をしているうちに、自然にたくさんの笑いが起き、押さえ込まれていたみんなのエネルギーが爆発したように感じました。あの時のワークショップで感じた熱いエネルギーは忘れられません。その笑顔を見たら、ああ、きっと大丈夫、福島の方たちは、この試練を乗り越えられる！　と確信しました。先生が笑顔になれば、子どもも笑顔になる、子どもが笑顔になれば、大人も笑顔になれますから。

次に郡山に行ったのは、その年の12月、同じくニコニコこども館でのクリスマスイベントの時です。オープンが決まったPEP《ペップ》 Kids《キッズ》

Koriyama《こおりやま》を見学させていただきました。

8月に菊池先生から子どもたちが外で遊べなくなり、成長にも問題が見られるというお話をうかがい、何もできないことに心が痛みましたが、急きょ建設が決まったペップ。信じられない短期間でのオープンでしたが、できあがった施設は、明るく、楽しく、子どもたちが思う存分走り回ったり、飛び回ったりできるものでした。何より忘れられないのは、そこで遊んでいる子どもたちの笑顔です。頬を真っ赤にして夢中になって遊んでいる子どもたちのエネルギーは圧倒されるほどでした。

子どもは私たちの未来です。未来が明るくなるためには子どもたちの笑顔が必要です。

再度、私は思いました。福島は大丈夫！福島の未来を担う子どもたちの笑顔のために一生懸命動いてくれる大人たちがこんなにたくさんいるのだから。

震災は私にも多くのことを考えさせてくれました。私も子どもたちの笑顔のために、郡山の皆さんにならって、労力を惜しまず自分にできることを精一杯やらなければと心から思っています。

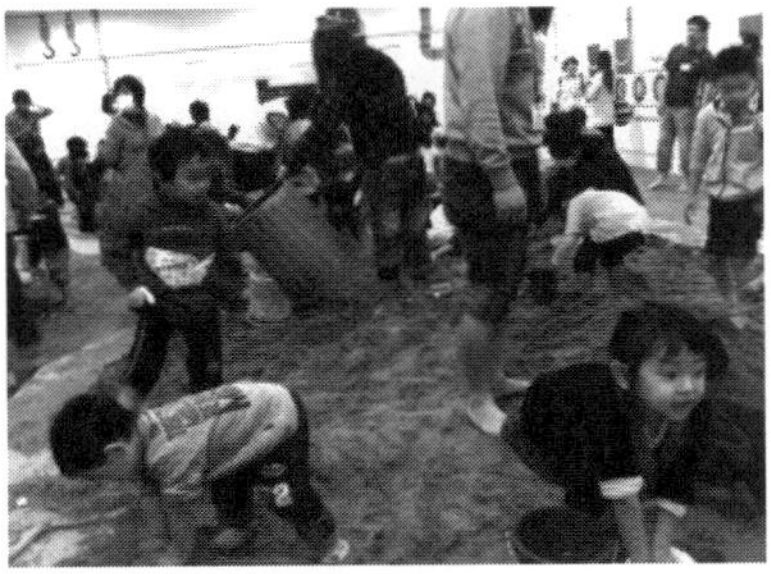

コラム16

小指の痛みは全身の痛み――沖縄からみた福島

町田宗正◉沖縄県浦添市教育委員会教育部社会体育課主任主事

夏の暑い2012年8月下旬、緑濃い郡山のニコニコこども館で郡山の子どもたちとの交流のための舞台リハーサルの途中で、沖縄から参加した青年に思いをぶつけた。

「なぜ、君たちはこの舞台に立っている」「緑濃い郡山の自然の山々を見て、こんな豊かな自然の中に放射線を測定し表示する機械がある」「郡山の外で思い切り遊べない子どもたちやそれを育んでいる親や支えている人たちのことを感じないのか」

福島県郡山市の菊池信太郎先生と沖縄での「ペップキッズこおりやま　大運動会ＩＮおきなわ」の開催を約束したのが同年4月初旬、郡山駅のカフェで初めてお会いした15分間で決めた。

出会いは一瞬であるが、菊池先生とお話をするなか、子どもは、体を動かすことが仕事なのに、郡山の子どもたちは、それができない現状をお聞きした。そこで、青い空、青い海の沖縄で思い切り遊ばせようと8月初旬に郡山の子どもたちと沖縄の子どもたちの大運動会を菊池先生と開催した。私はこの事業を成功させるため、新たな受け入れ団体「福島絆プロジェクト」を沖縄の経済界の方や福祉関係者、演劇の団体で構成し発足させた。

子どもは五感を動員して体も心も育っていく。この貴重な体験の時間を沖縄の太陽の下で、汗だくになりながらやりたいだけ遊び切ってもらった。子どもたちの屈託のない笑顔とその姿に感動をもって見守る親の心は、震災後のたくさんの思いがあふれ出し、涙する姿や思いを語る場面に出会えた。

福島を取り巻く環境は、沖縄がこれまで歩んできた道と似ていると感じた。私が住む沖縄県浦添市は琉球の王統発祥の地であり、三度の大戦（尚巴志の乱・薩摩侵攻・沖縄戦）を経験し、特に去った沖縄戦では、激しい地上戦でたくさんの住民と日本・アメリカ両軍の兵士が亡くなった。その結果、戦後67年を経ても未だに米軍基地が存在し続けている。福島の原子力発電所と沖縄における米軍基地とは、一概に比較はできないが、国策に翻弄され、苦労を強いられているという点においては、共通点もあるのではないか。

私は福島と沖縄が——戊辰戦争の会津若松、白虎隊に象徴される愛国忠臣の武士道、安積疏水に代表される開拓精神の福島と国として威厳を放つ琉球国として——お互いの地域の歴史、文化を大切にし、誇りを持って福島と沖縄の交流を深めたいと考えている。

沖縄と福島の絆は深く、沖縄県で今も8月の旧盆に各地で演舞されるエイサーは、磐城国出身の袋中上人によってもたらされた念仏踊りが原点。1600年代の当時、袋中上人に帰依した琉球の王様が浦添出身の尚寧王である。

このように琉球の時代から沖縄と福島は絆で結ばれており、これからも私はできる限りの支援を続けて、さらに絆を深めていきたい。

出会いの4月、菊池先生は私に「今、福島で起きていることは、実は沖縄で起きていることとまったく同じだと感じた。震災で傷ついたことを忘れてもらいたくない。でも沖縄で基地の問題で傷ついたことを私も含めて気づかなかった」と話された。


私は先生に「小指の痛みは全身の痛みです。福島の交流はまず10年続けましょう」と話した。このあと湧き起こる温かい感動体験が福島と沖縄の絆を深め、さらに日本や世界中の人々が福島と沖縄の痛みを感じ、優しさや明るい時代が来ることを願って。一燈照隅、万燈照国、「心こそ大切なれ」。

コラム17

沖縄にきた郡山の子どもたち

瀬底幸江◉沖縄ツーリスト株式会社広報企画部マネージャー

『Go Ahead Your Way!』

震災の年に当社が作った復興チャリティーCD。この曲からすべてが始まりました。

遅い桜の開花を待ちわびていた2012（平成24）年4月中旬、CDの売上の寄付金を届けるため、郡山を訪れたことがきっかけとなり、その夏、郡山と沖縄の子どもたちとの交流事業がスタートしました。

「10年続けましょう!」と始まった交流の第1回目のタイトルは「大運動会―Nおきなわ」。外遊びの制限がある郡山の子どもたちに、思いっきり体を動かし、放射線を気にせず遊んでもらいたいという願いが込められたものに決定し、当社の仙台支店でお手伝いをすることになりました。

ツアーの参加が決まってから、それぞれの思いでこの日を迎えた沖縄旅行。郡山から貸切りバスに乗り、仙台空港よりいざ出発です。

那覇空港到着後、鮮やかな紅型の着物を着た琉装のお姉さんたちに迎えられ、空港を後にした一行は、琉球王朝浪漫を今に伝える首里城を見学し、夜は琉球絵巻に囲まれ歓迎会に参加しました。

今回のツアーで、交流やサポートを引き受けてくれたのは、沖縄県浦添《うらそえ》市で演劇やオペラをとおし、琉球の歴史や文化を継承する活動を行っている浦添ゆいゆいキッズシアター。「Go Ahead Your Way!」を元気に歌っている子どもたちです。歓迎会では琉球オペラやダンスで会場を盛り上げてくれました。那覇空港に降り立ってから、琉球づくし、琉球三昧、RYUKYU DAY! ここはまるで異国の地。

2日目の運動会会場は、東京ヤクルトスワローズが沖縄キャンプ時に使用する、浦添市多目的屋内運動場。その日に行われたスポーツ少年団の運動会に参加し、開会式には「PEP《ペップ》 Kids《キッズ》 Koriyama《こおりやま》」のプラカードを掲げ、堂々の入場行進です。名前が呼ばれた瞬間、会場からは大きな拍手。今回は未就学児が多かったため、地元の保育園に協力してもらい、合同ミニ運動会を実施しました。沖縄の保育園児のエイサー披露、玉入れ、オセロゲーム、お菓子取り競争など、子どもたちは元気に楽しそうに走り回り、ママたちは虫刺されと水分補給の心配をしながら、運動会の様子を優しく見守っていました。

ホテルに戻りしばしの休憩後、夕方から沖縄戦の平和メッセージ絵本『つるちゃん』の読み聞かせを行いました。県内で読み聞かせ活動を行い、平和へのメッセージを送り続けている小学校教頭の金城明美先生が書いた絵本です。沖縄戦の絵本であるにもかかわらず、スクリーンに映し出された挿絵を真剣なまなざしで見つめ、先生の話を静かに聞いている小さな子どもたち。絵本の主人公である幼いつるちゃんが、67年の時を超え、つるおばあちゃんとなり目の前に登場した時の、みんなの驚いた顔が忘れられません。つるちゃんがみんなに伝えたこと。「生きてさえいれば何でもできる」。

読み聞かせの後のエピソードがあります。機材の片づけの最中、ひとり、またひとりとお母さまたちが訪れ、震災後の心境を語り、涙する人も。辛い沖縄戦を体験した者、未曾有の震災を体験し放射線の脅威といまだ戦っている者。親たちの心が解放された一瞬がここにありました。

3日目は天気に恵まれ、みんな大喜びです。ホテル出発後、旅の思い出に作った色とりどりの琉球ガラスのコップ。そして何よりの楽しみは美ら海水族館。ジンベイザメやマンタ、クマノミ（ニモ）にも会えるかもしれません。海洋博記念公園では、水族館でのんびりもよし、青い海が広がるエメラルドビーチで泳ぐもよし。それぞれの家族で南国らしい1日を過ごしてもらいました。

夕方からは、浦添ゆいゆいキッズシアターの子どもたちと交流会。全員で、ゲームやダンスの楽しいひととき。みんなの笑顔がいっぱいです。

沖縄滞在も残すところ2日。台風の当たり

年となった沖縄には、この時も3個目の台風が接近し、4日目はやむなくホテル待機です。近くのアウトレットに行ったり、ブルーシールアイスクリームを食べたり、1日中貸切りの会議室では、端から端まで折り紙が並び、ガラス越しに風にゆれる木々や外の雰囲気に興味津々です。

いよいよ最終日。台風の影響でビーチバーベキューと国際通りの散策ができなかったものの、空港の混雑も「テレビで見たことのある風景だ〜」と笑いながらお土産をたくさん買い込むみなさんの姿にほっと胸をなでおろし、出発ゲートまでのお見送りです。あっという間の5日間。帰りたくないと泣いてしまい、バイバイができなかった女の子、また来てくれると約束してくれた親子、この沖縄旅行が楽しい思い出となり、子どもたちの元気と笑顔を引き出すお手伝いができれば旅行会社としてこんなにうれしいことはありません。

交流が10年続くことを願い、ホスピタリティーの心を大切に、今後も観光交流を通じて平和な社会の構築に貢献していくことができれば幸いです。

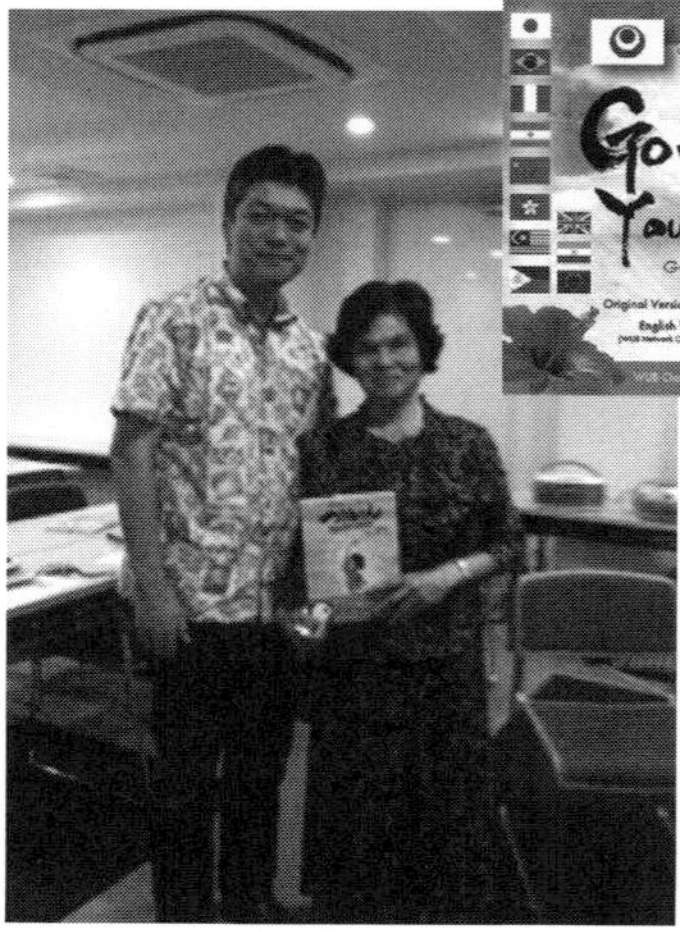

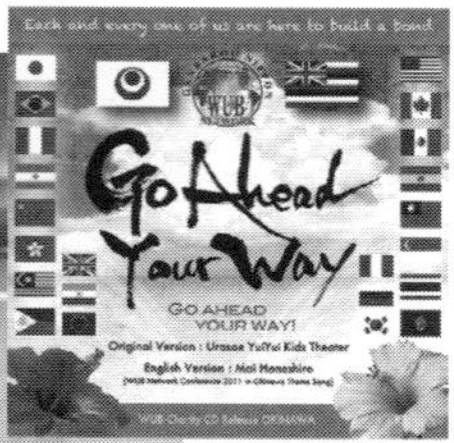

コラム 18

甲状腺の不安と解消

百渓尚子◉東京都予防医学協会内分泌科部長

甲状腺の病気はいくつかありますが、その中には患者さんが風評被害を受けているものがあります。奇病だとか難病だとかいわれるバセドウ病や橋本病がそれです。これは日本特有の風評です。そこで甲状腺の専門家として、これをなんとかしようと、正しい知識を提供する仕事を長年やってきました。そこで痛感していたのは、暗い情報には説得力があり、「思い込み」は容易に改まらないことでした。

そこへ2011年3月11日の地震、津波、続いて原発事故が起こり、放射能による影響について、誇張された情報が毎日のように流されました。人類が滅多に経験したことがないことだったので、これは無理もないことです。放出された主な核物質は放射性ヨウ素で、甲状腺がんの原因になり、ことに子どもは放射線の影響を受けやすいとなると、「がん」という響きと、なにか情報が隠ぺいされているのではないかという疑惑も重なって、親御さんたちはどんなに不安だったでしょう。それが過剰な心配だったのは、甲状腺がんについての知識が欠けていたためでした。そこで郡山では、そこをなんとかしなければと考えた人たちが、みなさんが不適切な情報に惑わされないよう、何度か私を郡山に招いてくださいました。

まず甲状腺がんはどのようなものか説明してみます。みなさん「がん」にどのようなイメージを持っていますか？　一言でいうと、甲状腺がんはその思い込みを変えなければならないところがある「がん」です。甲状腺がんにはいくつか種類がありますが、被ばくで増えるのは甲状腺がんの90％ぐらいを占める「乳頭がん」（細胞の並び方からつけられた名前で、乳がんとは関係ありません）という「がん」です。もともと甲状腺の「しこり」は、良性のものが大部分ですが、「がん」も超音波と細胞の検査をすると1センチ以下のものが100人のうち2～3人ほどの人に見つかるといわれます。最近の進んだ超音波装置を使うともっと見つかるでしょう。さらに詳しく調べるために、何かほかのことが原因で亡くなった人たちの甲状腺を細かくみてみると、6～36％の人が甲状腺がんを持っていました。症状がなく、なかなか大きくならないことがほとんどなので、一生知らずにいたわけです。これらは小児で調べたものではありませんが、分かっているのは、年齢が低いほうが心配ないということです。「がん」は若い人ほど進行がはやいなどと言われることがありますが、この甲状腺がんは50歳前にみつかるものはなかなか進行しないという特徴があります。

今回の原発事故でこれからこのがんが発生する可能性ですが、それについては福島原発事故より25年前に起きたチェルノブイリの事故が大変参考になり、事故後すぐには発生しないということが分かりました。被ばく量が多かった地域で子どものがんが増え始めたのは、事故後４年ほど経った時でした。なお福島で今後増えたとしても、かなり少ないと言えるのもこの事故があったからです。その理由のうち最も大きなものは、チェルノブイリ事故で甲状腺がんが増えた最大の原因が乳児の〝汚染された牛乳の飲用〟であり、これが、福島にはなかったことです。また福島の場合は放出された放射性ヨウ素の量がチェルノブイリの数分の1だということもあります。他にもヨウ素の摂取の違いもあります。チェルノブイリ周辺のように、ヨウ素の摂取が不足している地域では、放射性ヨウ素がたくさん甲状腺に取り込まれますが、日本では、海産物やヨウ素の入った「だし」がいろいろな食品に入れられているため、甲状腺に入る放射性ヨウ素はずっと少なかったはずです。

なおチェルノブイリ事故後日本の甲状腺外科医たちは、手術の技術の低さを目の当たりにして驚き、技術指導に行くようになりました。

やはり心配するほどのことはなかったと分かる時が必ずくるはずです。情報は故意に曲げられたものでなくても、受け取り方によっては不安を煽ります。慎重に、適切に受け止めてみてください。

Ⅵ章　新しい日常へ向けて

New Normal

子どもたちの真の復興に向けて

菊池信太郎

原発事故の終えんが見えない混とんとした毎日は、子どもたちのみならず、その保護者、教育関係者、子どもに携わる職種の人にとっても非常に過酷な日々である。しかし、子どもたちにとっての1分1秒は、二度とは戻ってこない大切な時間である。そして子どもたちは成長を続ける発達の連続段階の途中にあり、特にその後の一生を支える心と体の基礎は幼少期に形成される。その大事な時間を子どもたちがどう過ごしたか、あるいはどう過ごすか、非常に難しくかつ重要な問いかけに直面している。しかし、残念ながら人々の危機感は日ごとに薄れ、福島県内外のみならず、同じ地域の中でさえその傾向は加速度を増している。

今回の大震災そして原発事故は、日本における子どもたちの育ち環境の問題点を浮き彫りにした。放射線にまつわる諸問題の面では、マスメディア等による情報氾濫の渦中で、一部の人々は根拠のない不安を植え付けられ、その後の生活に多大な影響を受けた。雑多な情報の中から適正な情報を入手選別して、情報の裏に隠れた背景や意味を読み取る力を試された。しかし、現在の日本ではこの点に関する問題意識は薄く、教育の目的が〝知識を植え付けること〟に集中していると思われる。幼少期からの教育を改めて見直す時期にあるのかもしれない。

子どもたちの生活環境の面では、屋外という環境を失ってしまい、子どもたちをどうやって遊ばせるか、どこで遊ばせるか、何をさせればよいのか、その対応に苦慮した。運動が十分にできない環境に直面して、初めて子どもたちの運動に対する質と量の問題が問われた。子どもたちの体が健康に育つための食のあり方が問われた。心のケアの必要性が叫ばれ、専門家集団によるばらばらのアプローチと、被災した人々がまるで研究材料のような調査も行われた。保護者や教職員、子どもたちと接する職種へのケアはほとんど行われてこなかった。

今もっとも重要なことは、ここに暮らす全ての子どもたち一人ひとりに向き合うことである。子どもたちが、将来にわたって心身ともに健康に育っていくためには、今子どもたちに何が起きているのか、何が問題になっているのかをあらゆる角度から調査検討する必要がある。そして、できることから早急に対策を講じなくてはならない。これまで行われてきた調査の多くは、全体的な把握が目的とされている。結果として、ある特定の地域の子どもたちに見られる傾向は把握できても、具体的にどのように介入すればよいのか、またはどの子ども、またはその保護者に支援をすべきなのかが見えてこない。

このような観点から、プロジェクトでは子どもとその保護者一人ひとりに寄り添い、適切な対策と支援を行っていくことを計画している。その最初のステップが、全小中学生に対する新体力テストの実施である。そして、第二のステップとして、その体力テストに連動する形で、運動習慣や食生活を網羅した生活環境の把握、心の状態の把握である。同時に、保護者が気軽に悩みを打ち明ける場や、母親同士のコミュニケーションがはかれる場の提供、さらに子どもとかかわる多くの職種の人へのケアを主眼においた活動を継続していく。

震災から2年が経過したが、人々の生活はとりあえず復旧したように見える。これから復興へ向けてどのような一歩を踏み出すかが、子どもたちの未来にかかっている。福島県の人口は、特に小さな子どもを中心に減少の一途にある。人口減少は地域の力の衰退を意味し、子どもの数の減少は未来の力の陰りを示している。これから福島が復興するには、とにかく子どもを健やかに育むための生活環境を新たに創造しなくてはならない。子どもという言葉には〝未来〟という意味が込められている。子どもを育むことは、未来を育むことである。子どもたちがこの地域に「夢と希望」を持てるようなプランをつくることが、復興の原動力となる。

私たちの活動は「郡山の子どもたちを日本一元気に！」をモットーにしてきた。郡山の子どもが元気になれば、福島の子どもも元気になる。郡山の取り組みを日本の各地で見本にしてもらえれば、日本全国の子どもたちが元気になる。人類史上初めての地震・津波・放射線汚染という複合災害により、ピンチに立たされたからこそ、子どもの未来を真剣に考えるきっかけが生まれた。このチャンスを生かすかどうかは私たちの腕にかかっている。そう信じて、今後も活動を続けていく。

教育行政現場での取り組み

郡山市教育委員会

はじめに――未来を担う子どもたちのために

平成23年3月11日午後2時46分、歴史的な「東日本大震災」が起った。この大地震で本市の小中学校では、校舎や体育館が被害を受けたにもかかわらず、小中学生と教職員の誰一人も負傷しなかったことは、奇跡に近い幸運であった。

しかし、それに伴う東京電力福島第一原子力発電所事故の放射線被害により、郡山市民と福島県民は、かつて人類が経験しなかった低放射線状況下における厳しい生活を強いられることになった。放射線から子どもの安全・安心、命、そして未来を守る戦いが始まった。

震災の直後、地震の被害確認や小学校の卒業式の実施などを協議するため、緊急の校長会議を開催した。その後も放射線事故から子どもを守る対応や、ふるさとから突然の別離を強いられた相双地区の子どもたちへの対応など、日々増える課題解決のための臨時校長会議は、ガソリン不足で参集することが困難な状況であったが、3月12月から4月4日までの間に合計6回開催された。そして回を重ねるたび、校長をリーダーとした各学校の教職員と教育委員会は、未曾有の大震災から子どもたちを守るため、一致団結して取り組む使命感を熱いものにした。

3月29日。大きな支援組織「郡山市震災後の子どもの心のケアプロジェクト」が発足した。震災後わずか2週間余りで画期的な組織が起動したのは、震災前から教育委員会、学校、医師会が連携していた「心のケアモデル事業」の大きな成果であったと思う。チェルノブイリの放射線事故後の医療にかかわった医師や、阪神淡路大震災後の子ども心のケアに携わった人々の存在は心強かった。

3月31日。実施が困難と思われた小学校の卒業式を、郡山市は58の全小学校で実施した。市当局の迅速な校舎の復興と教師の熱意、誠意、創意を結集した結果であった。限られた環境ではあったが、子どもと家族、教師が心を通わせた手作りの式は、生涯一度きりの卒業式の感激を卒業生に残すことができた。この感動は、「未来を担う子どもたちのために、可能な限り大人の責任で最善を尽くす」という震災後の施策の基本軸とすることを示唆してくれた。

その後も子どもの心を第一に考えた取り組みは続いた。

本市に避難した皆さんの4月以降の避難宿舎が未定のまま入学式が迫っていた。入学する学校の決定や、その子たちの机や椅子、学用品、制服の準備、名簿の作成などは入学式の朝まで続いた。夢や希望があふれる最良の日であるべきその日を、これ以上悲しませないために、学校やＰＴＡ、地域の人々は懸命に取り組んだ。地震・放射能の影響を受け、自らも被災しながら利他の精神を発揮した郡山市民の尊い姿があった。その心に支えられ、記念写真を撮影する皆さんの笑顔は、忘れることができない。

今日まで郡山市教育委員会は、これらの笑顔のため、そしてその笑顔を力にして困難を乗り越えてきた。以下、郡山市教育委員会学校教育部の学校管理課、学校教育課、教育研修センター、総合教育支援センターが「未来を担う子どもたちのため」に取り組んできた事業を記述する。

学校管理課の取り組み

「子どもたちを放射線から守るプロジェクト」について

平成23年度から、子どもたちの安全・安心を最優先に五つの柱から構成される「子どもたちを放射線から守るプロジェクト」を策定し、鋭意推進しているところである（左頁図参照）。

放射線量の低減化について

（1）校舎等除染活動事業

平成23年4月27日の郡山市立薫小学校を皮切りに、校庭の表土除去を他に先がけて実施し、同年12月10日に湖南小中学校を除く、小学校60校（分校を含む）、中学校27校の表土除去作業が完了し

平成２４年度

子どもたちを放射線から守るプロジェクト

思う存分学べる環境づくりをめざして！

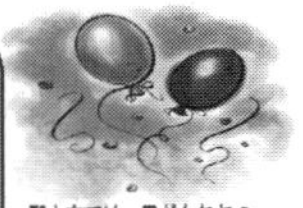
郡山市では、子どもたちの
安全安心を最優先に考え
心とからだを守ります！

1　放射線量の低減化を図ります！

○学校の除染

（１）校舎等除染活動事業
学校の校庭等の表土除去を実施しました。（Ｈ２３）
校舎、比較的線量の高い地点、プール（本体・周囲）、屋上等の除染活動を実施します。

○通学路の除染　○放射能に対する不安解消

（２）通学路放射線マップ作成及び除染活動事業
ＰＴＡや町内会等関係団体との連携を図りながら、通学路の除染活動を実施しました。（Ｈ２３）
通学路放射線量マップを作成し、安全安心な通学路の確保に努めます。

2　子どもの心と体の健康を守ります！

○放射線による健康被害防止　○放射線によるリスク対応

（１）個人積算線量測定事業
子どもたちに個人積算線量計を配付し、外部被ばく量を測定し、健康管理に生かします。
（２）安全安心な給食提供事業
給食センター及び自校給食校６４校に市独自の放射線測定器を設置し、検査体制の充実を図り、米や食材の安全確保に努めます。
（３）健康診断・管理事業（新規）
ホールボディカウンターで内部被ばく量を把握するとともに甲状腺検査を実施します。

○被ばくをしないための対策等　○子どもたちの健康への不安解消

（４）子どもたちのケア事業
「震災後子どものケアプロジェクトチーム」が、放射線研修会や子どもたちの遊び場を提供するとともに体力づくりのアドバイスを行います。
また、子どもたち及び保護者の方に対して、スクールカウンセラーを全校配置し、相談体制を整備し不安解消に努めます。
（５）出会いふれあいこども館　親子体験交流事業
親子体験、異年齢交流、親同士の交流を図り、親子の絆づくりや子育ての不安を解消します。
（６）屋外活動制限
学校における屋外活動時間を３時間以内とした教育活動を実施しました。（Ｈ２４．４．１解除）

3　子どもに元気を届けます！

○心身のストレス解消　○体力の低下予防　○不登校・反社会的な行動の未然防止　○内部・外部被ばくの不安解消

（１）屋内プール代替事業
屋外プールでの水泳授業の代替え措置として、市有施設と民間施設の協力により屋内プールで水泳授業を実施します。
（２）湖南小学校屋内プール開放事業（新規）
夏休み期間中、体力づくりの一環として湖南小学校の屋内プールを小中学生に開放します。
（３）湖南林間学校事業（Ｈ２３）
夏休み期間中、湖南地区で宿泊体験活動を行い、安心して思う存分、笑い、楽しみ、学ぶ活動機会を提供しました。
（４）わくわく！　湖南移動教室事業（新規）
体育のほか、環境学習（風力発電・猪苗代湖・水生生物調査等）や登山などの体験学習（授業）の場を提供します。
（５）のびのび！親子体験活動（新規）
少年湖畔の村を無料開放し、通年で各種体験活動の場を提供します。
（６）「届け！救援物資、子どもたちの心へ」事業（Ｈ２３）
家族と共に感謝の気持ちや未来への希望を強く持てるよう、子どもたちの手へ（家庭へ）保管救援物資をお届けしました。
（７）「元気を届ける体験活動」事業
思う存分遊び、体を動かす体験活動や心を癒す音楽活動など、多彩な屋内活動の場を提供します。
（８）廃校・公民館等利活用事業
子どもたちがのびのび活動できる場として、廃校の体育館等を開放します。

4　放射線に対する正しい理解に努めます！

○教職員の放射線に対する正しい理解

（１）教職員への放射線研修事業
市内の先生方が「放射線理解講座」を受講し、正しい理解のもとに子どもたちの日常生活の指導や放射線教育を行います。

○子ども及び保護者等の放射線の正しい理解

（２）児童生徒への放射線を正しく知る事業
授業の中で「放射線」の正しい知識を学び、理解を深める中で、見えない放射線に対する不安を解消します。
（３）放射線から身を守る教育の徹底
「マスク着用・うがい・手洗いの励行」等を指導し、自ら身を守る方策を指導します。
（４）シンポジウムの開催
教職員や保護者の方々を対象に、専門家によるシンポジウムを開催し、放射線についての理解を深めます。

5　正確な情報を提供します！

○学校内外の正確な放射線量の情報提供　○除染活動の情報提供　○子どもたちの健康に関する情報提供

（１）学校放射線量測定事業
各小中学校の屋内外の放射線量、給食の食材及び給食全体の測定値、通学路放射線マップを市のウェブサイトや学校だより、Ｈ・Ｐ等でお知らせします。

H24. 12月現在　　郡山市教育委員会

た。このことにより、校地内の放射線量が大幅に低減し、大きな成果を得ることができた。

さらに、平成24年5月からはプール本体およびプール周囲や校地内で比較的線量の高い箇所の除染を行うとともに、同年12月からは各学校の校地周辺部の除染作業や校舎屋上の除染作業を継続して実施しており、線量低減化を図りながら各学校の授業が震災前と同様に行えるよう学習環境の整備に努めているところである。
(2) 通学路放射線量マップ作成及び除染活動事業
平成23年4月26日付で、教育委員会から保護者や地域の皆様に校舎等の除染について協力をお願いした。また、夏休み中には各学校で通学路放射線量マップを作成し、完成したマップを全保護者に配付するとともに、通学路の除染を依頼した。このことにより同年11月9日現在、全小中学校において、最低2回以上、校舎等の除染活動を行うことができた。通学路についても、同年11月30日現在57校において除染活動を行うことができ、線量低減化に成果を得ることができた。
(3) 各小中学校の屋内外の放射線量等については、市のウェブサイトや各学校のホームページや学校便り等でお知らせしているところである。

個人積算線量測定事業について

平成23年10月5日より、希望した小中学生を対象に積算外部被ばく量を測定するためにバッジ式の個人積算線量計を配付し、線量を正確に把握することで、不安の解消や健康管理に努めているところである。

平成23年度は3回、24年度は4回に分けて実施しているが、回を追うごとに全体の平均値の年間推計値が減少しており、23年の第2回目の結果以降は1ミリシーベルトを下回っている。

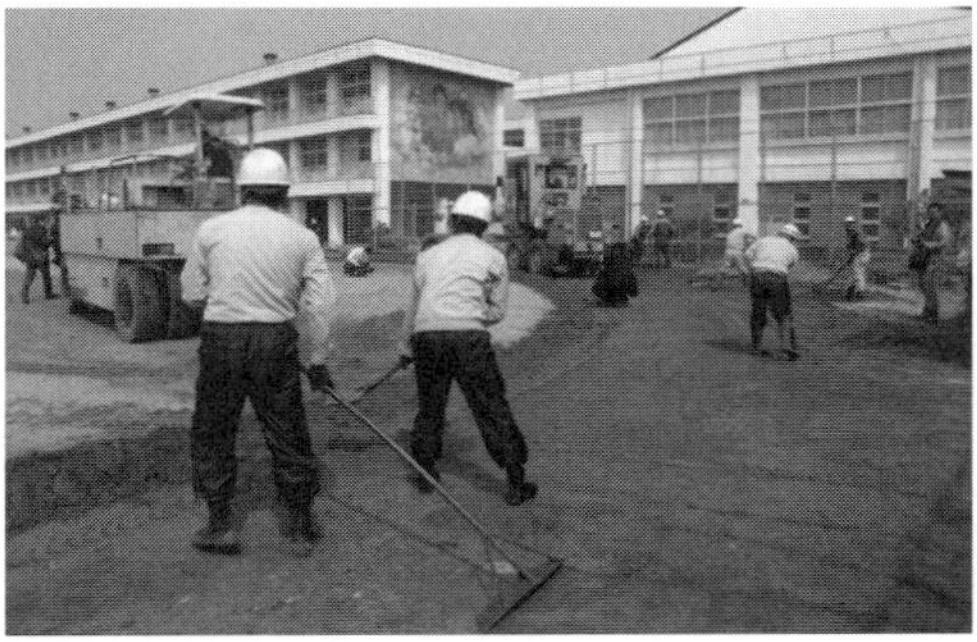
校庭の表土除去

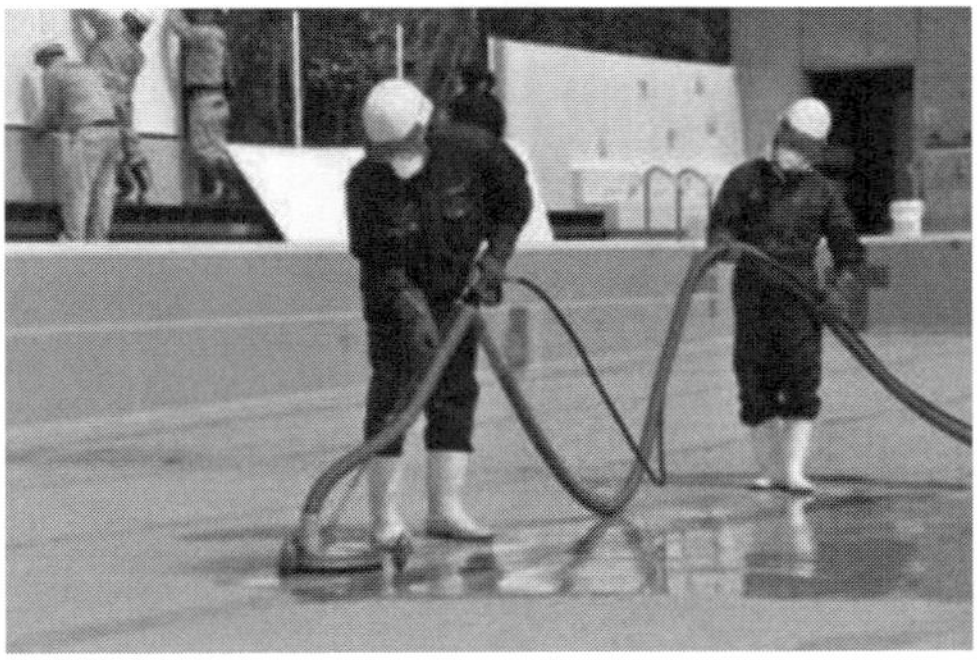
プールの除染作業

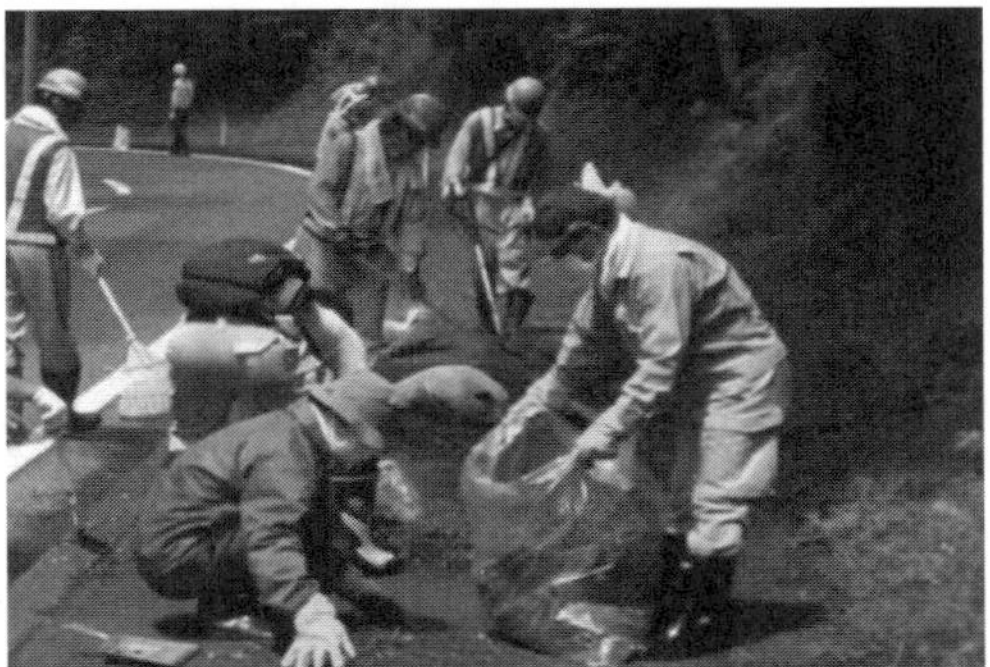
通学路の除染

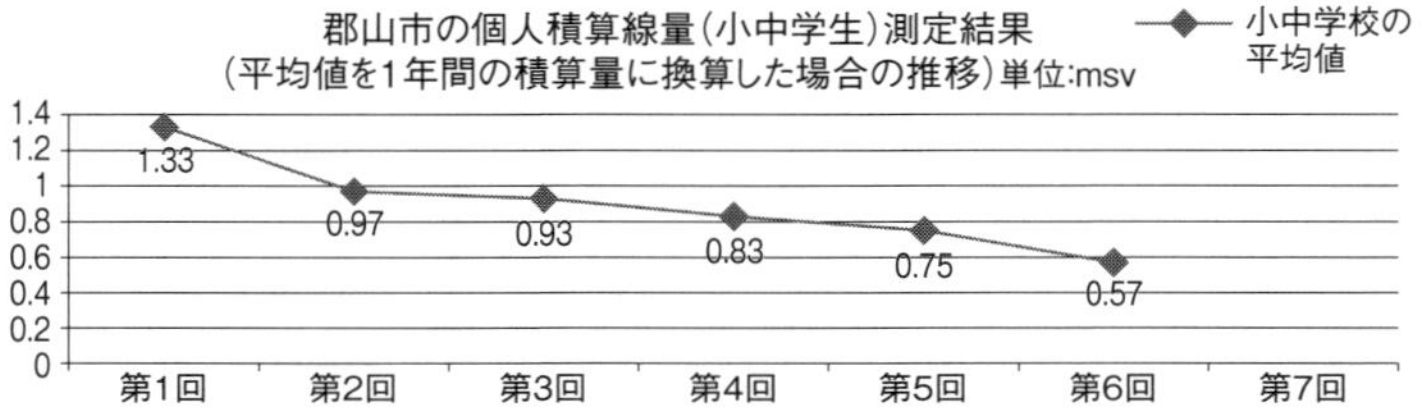

［平成 23 年度］
第 1 回　H23.10/5 ～ 11/6（33 日間）
第 2 回　H23.11/7 ～ H24.1/9（64 日間）
第 3 回　H24.1/10 ～ 2/29（51 日間）

［平成 24 年度］
第 4 回　H24.5/21 ～ 6/24（35 日間）
第 5 回　H24.6/25 ～ 8/26（63 日間）
第 6 回　H24.8/27 ～ 11/4（70 日間）
第 7 回　H24.11/5 ～ H25.1/7（64 日間）

個人積算線量年間推計画の推移

安全安心な給食提供事業について

平成23年11月より学校給食使用米「あさか舞」の使用に際しては玄米・精米等の段階で三重の検査体制を整備し、検査器の検出限界である10ベクレル未満の基準のもと不検出の米を使用することとした。また、平成24年2月末から2カ所の給食センターに測定器と検査員を配置し、食材や給食一食まるごとの検査を、各学校毎のローテーションに基づき週1回実施した。さらに、同年2学期からは自校給食校64校すべてに測定器と検査員を配置することで、より一層の給食の検査体制の充実と安全管理に努めてきた。

食材検査や子どもたちが食する直前の給食をまるごと検査する方法で実施しているところであるが、平成24年12月現在、基準値（10ベクレル未満）を超える給食は検出されていない。

湖南小学校屋内プール開放事業について

平成24年7月27日から8月19日までの連続24日間、子どもたちの体力づくりの一環として湖南小学校の屋内プールを午前と午後の2回に分けて開放した。利用した子どもたちの合計は１３１３名であり、１日平均約55名の利用があり、子どもたちの健康増進や体力の向上が図られた。また、親子連れには家族の絆を深めるよい機会となった。

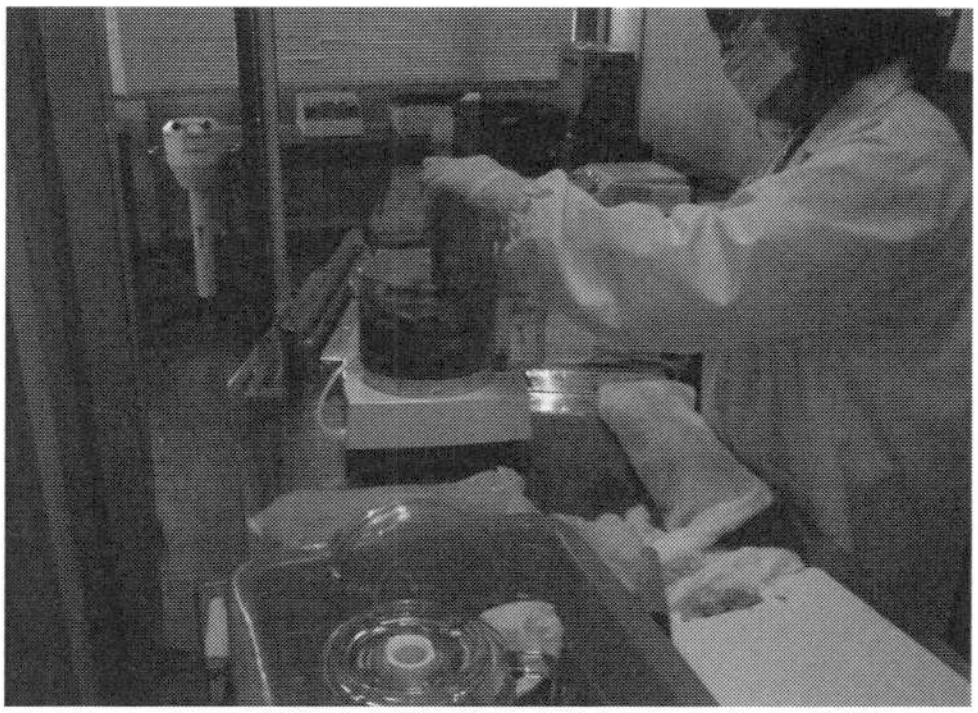

給食における放射性物質測定の様子

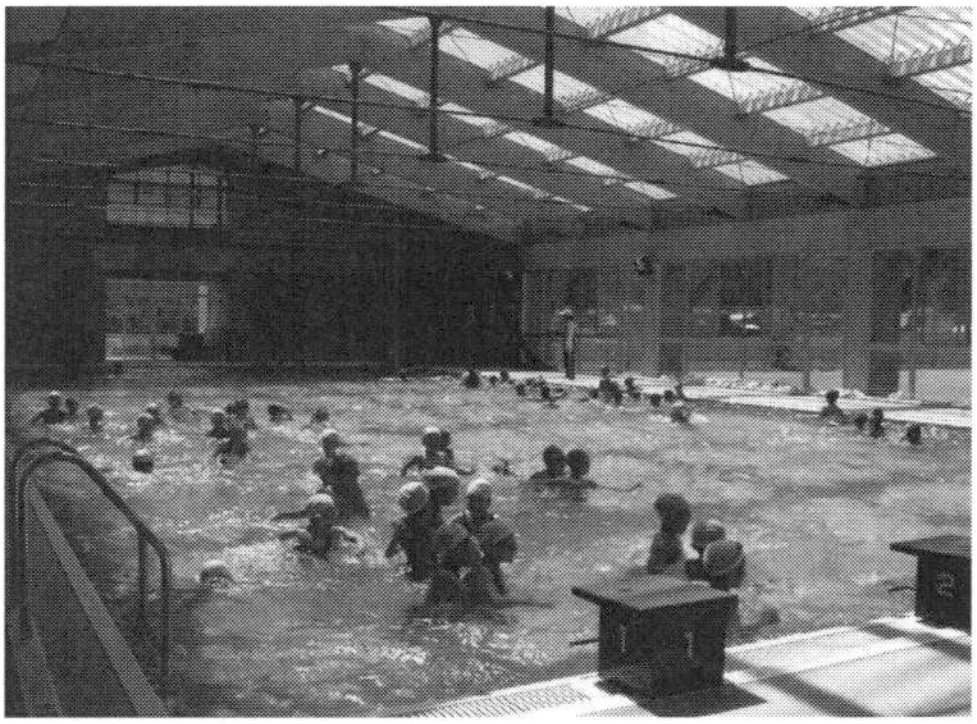

湖南小学校屋内プール開放事業

小・中学生体力・運動能力等調査事業について

平成24年度から「郡山市震災後子どものケアプロジェクトチーム」と連携して、市内の小中学校の小学1年生から中学3年生の全員を対象に体力・運動能力調査を長期的に実施し、実態把握に努めるとともに今後、体づくり・健康づくり・生活習慣づくりの視点から総合的な体力の向上を図り、「子どもの健康日本一」をめざす。

学校教育課の取り組み

絆を確かめ合った卒業式《平成23年3月31日》

震度6弱というこれまで経験したことのなかった大地震の直後から、通信が不通になり、児童生徒の安全の確認が難航した。教師が子どもたちの自宅一軒一軒を訪問するなどして、市内の小中学生全員の無事を確認した。学校は震災直後に臨時休校の措置をとったが、3月31日には、校舎の安全な区画を利用して小学校全校で卒業式を挙行することができた。先行きに不安を抱えながらも、共に学んだ級友たちとの絆を確かめ合った瞬間であった。

校舎の安全を確認して新たなスタートへ《平成23年4月11日》

震災による校舎の被害状況の確認と応急措置など校舎の安全性の確保を最優先に行い、新入生を迎え、新たなスタートとなる入学式は、例年の6日から5日遅れの4月11日に実施した。子どもたちの安全を確保するために、学校、保護者、地域、そして行政が一体となりさまざまな対策にあたった。

避難指定市町村からの児童生徒の受け入れ

震災により郡山市内の避難所等で避難生活を余儀なくされていた児童生徒が郡山市の小中学校で学ぶことができるよう、指導主事が各避難所を回り、臨時の就学相談会を実施し、転入学への不安解消に努めた。

子どもたちの心のケアを目的とした全校訪問

教育委員会の指導主事を全小中学校へ派遣し、地震や放射線への恐怖や不安などから心身に変調をきたしている児童生徒の実態を調査し、学校や総合教育支援センター等との連携のもと、早期発見、早期対応に努めた。

平成23年度湖南林間学校の実施（生涯学習スポーツ課との連携）

屋外の活動が制限されている子どもたちに、23年の夏休み期間中、恵まれた自然環境の中で、安心して思う存分学べる活動の機会を提供する目的で、湖南地区で宿泊体験活動を3回にわたり実施した（1・2年生は1泊2日、3〜6年生は2泊3日）。保護者68名を含む小学生424名が参加し貴重な思い出を作ることができた。

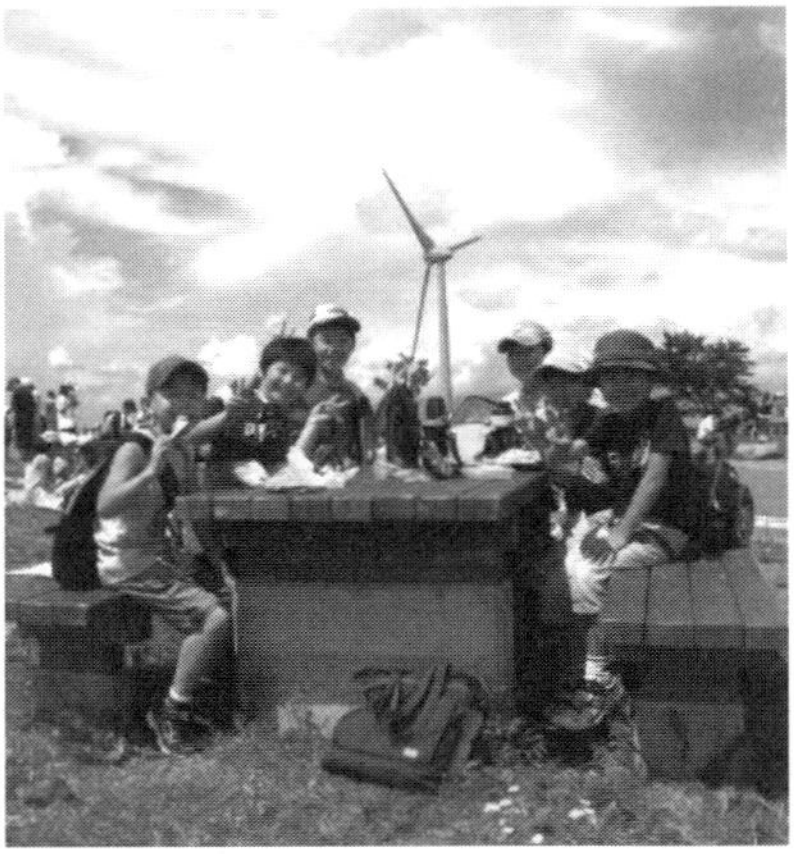
布引風の高原で

平成24年度のびのび！わくわく！湖南林間学校の実施

平成23年度実施の林間学校の成果と課題をふまえ、湖南地区のボランティアの方々、公益社団法人セーブ・ザ・チルドレン・ジャパン等の支援を受けて二つの事業を実施した。

（1）のびのび！親子体験事業（生涯学習スポーツ課）

土・日の週末と夏休み期間を利用し、少年湖畔の村を拠点に親子で宿泊体験活動を行った。4234名の親子が参加し、親子の絆を深め友情の輪を広げることができた。

（2）わくわく！湖南移動教室（学校教育課）

各学校が教育課程に位置づけた環境学習や体験活動を、恵まれた自然環境の湖南地区において地区のボランティア団体等の支援を受けて実施した。市立小学校全児童を対象とし、1万7670名が参加した。子どもたちは、思う存分、豊かな自然の中で活動し、心と体をリフレッシュすることができた。また、湖南の文化財、豊かな自然に触れて、郡山のよさを再発見し、ふるさと郡山を誇りに思う気持ちを育てることができた。

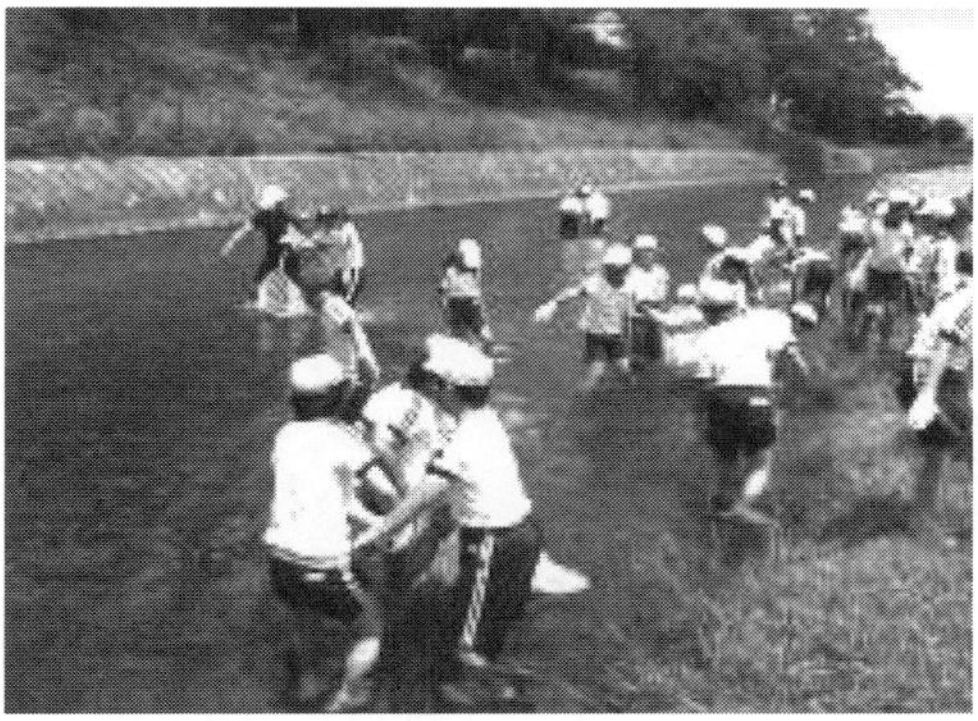

舟津川で水生生物調査

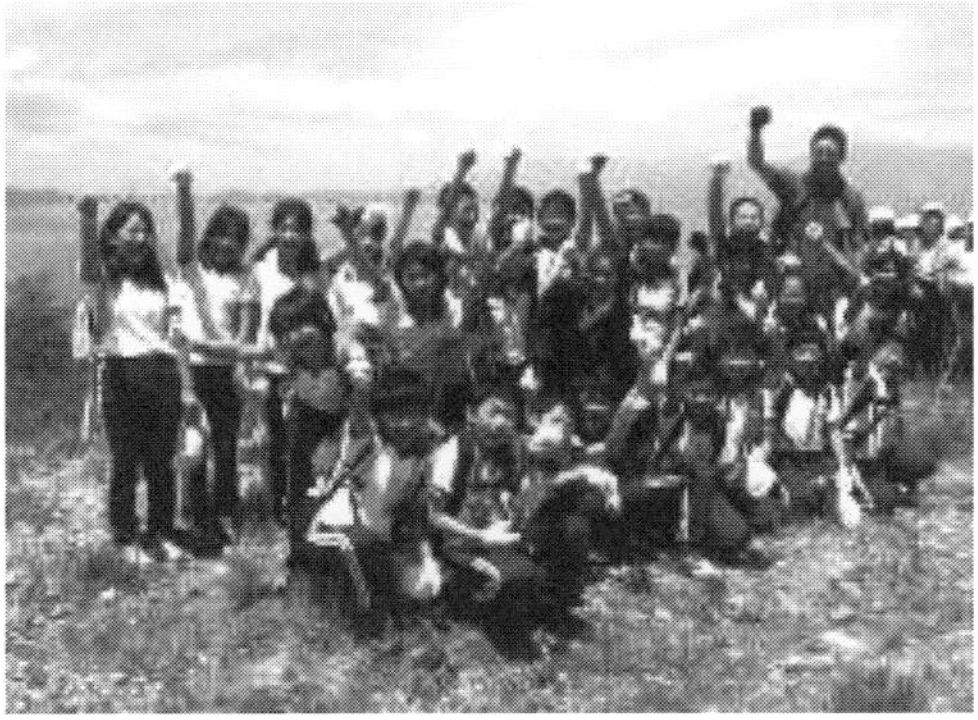

麓山登山

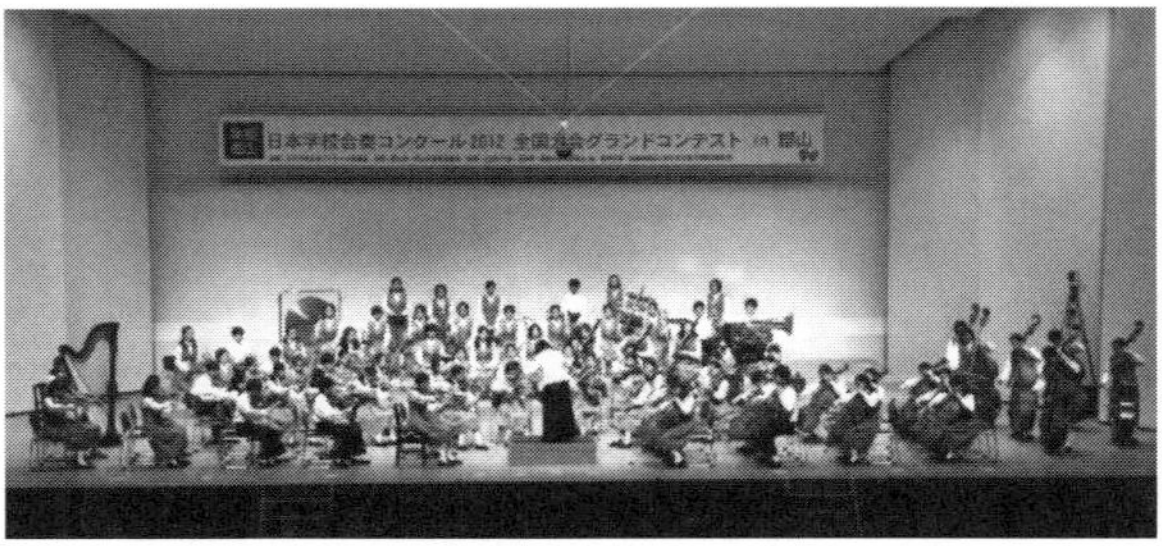

全国へ「楽都郡山」の元気を発信

〈主な活動〉風力発電見学　布引高原散策　写生会　吟行　湖岸散策　砂遊び　水遊び　湖岸清掃　水生生物調査　生き物探し　川遊び　麓山登山　名勝・史跡見学　民話学習　民具見学　木工工作

自治体等が主催する体験プログラムへの協力

郡山市の子どもたちの心身のリフレッシュを図ることを目的に、全国の自治体や教育機関等が実施する自然体験プログラム等の情報を保護者や児童生徒へ提供するとともに、実施に向けた連絡調整、引率者派遣等を行った。

（1）のびのび和歌山体験（和歌山市教育委員会主催）

（2）2012リフレッシュ奈良（リフレッシュNARA実行委員会主催）など

「日本学校合奏コンクール全国大会2012」開催で郡山の元気を全国に発信！

平成24年11月10日、11日の2日間、郡山市民文化センター大ホールにおいて、「日本学校合奏コンクール2012　グランドコンテストin郡山」を開催した。全国から予選審査を通過した、小学校23校、中学校31校、高等学校12校の合計66校の児童生徒3669名が、全国トップレベルの生演奏により、のべ約8000名の入場者を魅了した。審査の結果、郡山第二中学校が中学校管弦楽部門最高賞の郡山市長賞と中学校の部の日本一である文部科学大臣賞に輝き、金透小学校、郡山第五中学校が金賞を、薫小学校、郡山商業高等学校、帝京安積高等学校が銀賞を受賞した。「奏でよう、復興へのフィルハーモニー」のスローガンのもと、「楽都郡山」の笑顔と元気を広く全国に発信し、復興元年のシンボル的大会となった。

教育研修センターの取り組み

3・11の震災発生以降、平成23年度に予定していた研修は中止、延期を余儀なくされた。それは、建物被害による研修会場の確保ができないことや、各学校では教職員が自分の学校の復旧にあたっており研修に出かけることができない状況にあったことによる。

しかしながら、平成23年6月、各学校の復旧とともに「郡山市の子どもたちを守る」「どの子も思う存分学べる環境づくり」を遂行するという強い使命感により研修を再開した。放射線の不安への対応のための「放射線理解講座」や「子どもの心のケア講座」などを充実し、可能な限り研修講座を設定した。また、研修講座への参加は教職員ばかりではなく、保護者、市民への公開講座として行った。がんばって学んでいる子どもたちのために教職員の指導力向上の研修など、多くの研修講座は時期を変更しながら実施した。

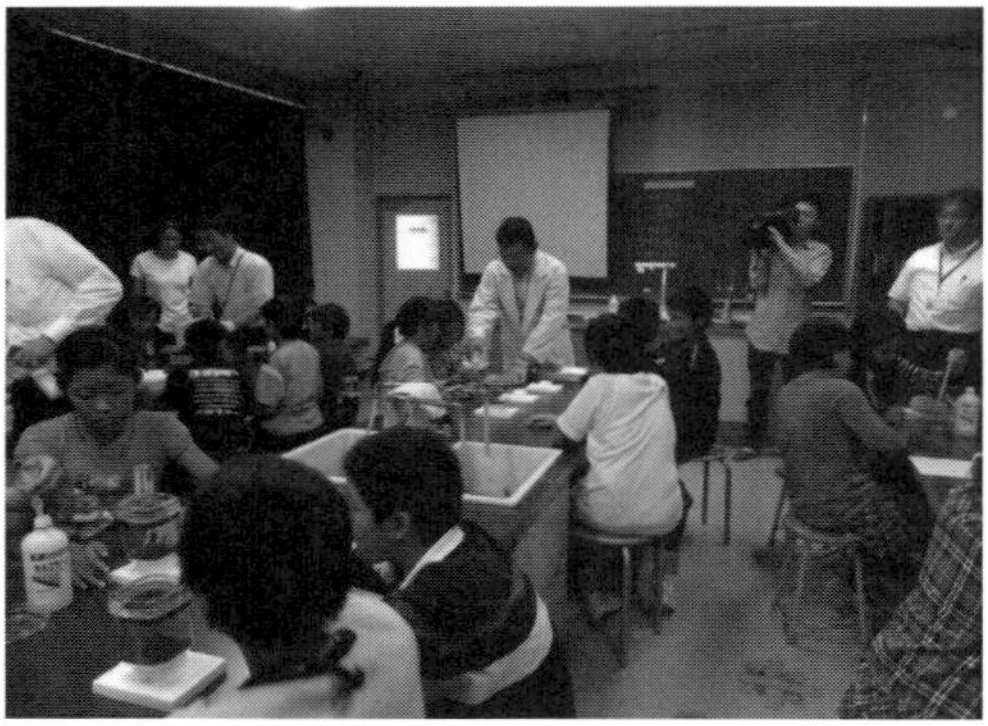
放射線教育研修講座

平成23年度に実施した研修講座

（1）児童生徒の心のケアに重点をおいた研修講座

①緊急対応を要する学校への「心のケア」出前講座

②養護教諭等研修～脳科学の視点で取り組む「心のケア」

③管理職研修（教頭悉皆）～中越沖地震とその後の心のケア

④子どもの心のケア講座～保護者・一般公開講座

⑤カウンセリング基本研修講座

⑥構成的グループエンカウンター講座

⑦小中連携に視点を置いたＱＵテストを活かした学級経営講座

（2）放射線教育に対応した研修講座

①市原子力災害対策アドバイザーを講師とした放射線理解講座

各研修講座では、地震被害や原発事故被害から想定される児童生徒の心の状態を心配する学校現場からの要望を受け講座を準備した。また、放射線に対する理解を深めるため、放射線理解講座を設定した。

平成24年度の研修講座

平成24年度は教育委員会の柱の一つである「子どもたちを放射線から守るプロジェクト」に基づき、年度当初から計画的に児童生徒の心のケアや放射線対応の研修講座を設定した。除染が進み、各学校では日常活動が平静を取り戻してきているが、放射線に対する理解をさらに進め、放射線の内容を児童生徒に指導するための研修や1年を経過して想定されるPTSDなどを踏まえた心のケア対応の研修講座を実施している。

（1）児童生徒の心のケアに重点をおいた研修講座

①子どもの心のケア講座～保護者・一般公開講座

②養護教諭等研修～児童生徒の心や体のストレス軽減にむけて

③カウンセリング基本研修講座

④構成的グループエンカウンター講座

⑤ソーシャルスキル講座～よりよく生きようとする態度を育てるために

⑥小中連携に視点を置いたQUテストを活かした学級経営講座

（2）放射線教育に対応した研修講座

①市原子力災害対策アドバイザーを講師とした「放射線理解講座」
②放射線教育研修会～放射線学習の実技研修会
③放射線に対する取り組みの協議（教務主任研修会）
④理科教育講座～教科で取り組む放射線教育について
⑤子どもの体の健康講座Ⅰ～放射線の影響について
⑥子どもの体の健康講座Ⅱ～甲状腺検査について
⑦「郡山の教育」実践発表会～放射線に対する学校の取り組みと専門家を交えたシンポジウム

今年度は放射線理解講座の要望が高く、全体で行った研修に加え、小学校2校、中学校1校において単独で研修が行われた。また、放射線教育研修会を行い、授業に取り入れる実技研修会を市内5方部で実施し「霧箱」の実験実習（放射線を可視化する実験）を行った。他に新たに子どもの体の健康講座を設定し、現状と健康についての研修や、甲状腺検査の実施に合わせた研修を行った。

毎年、優れた実践を紹介している「郡山の教育」実践発表会では、放射線除染に取り組む学校の発表で、市が行った校庭表土除去に合わせ、学校の職員、PTA、地域と一体となった校地や通学路の除染の実践が報告された。また、食の安全に取り組む学校からは、生産地の放射線量を事前に調べ、安全な食材確保に努めた食育担当者の日々の取り組みが発表された。

シンポジウムでは、実践発表を行った校長や、放射線の専門家、食の専門家、子どものケアプロジェトマネージャー等から現状や今後に対する意見が出された。

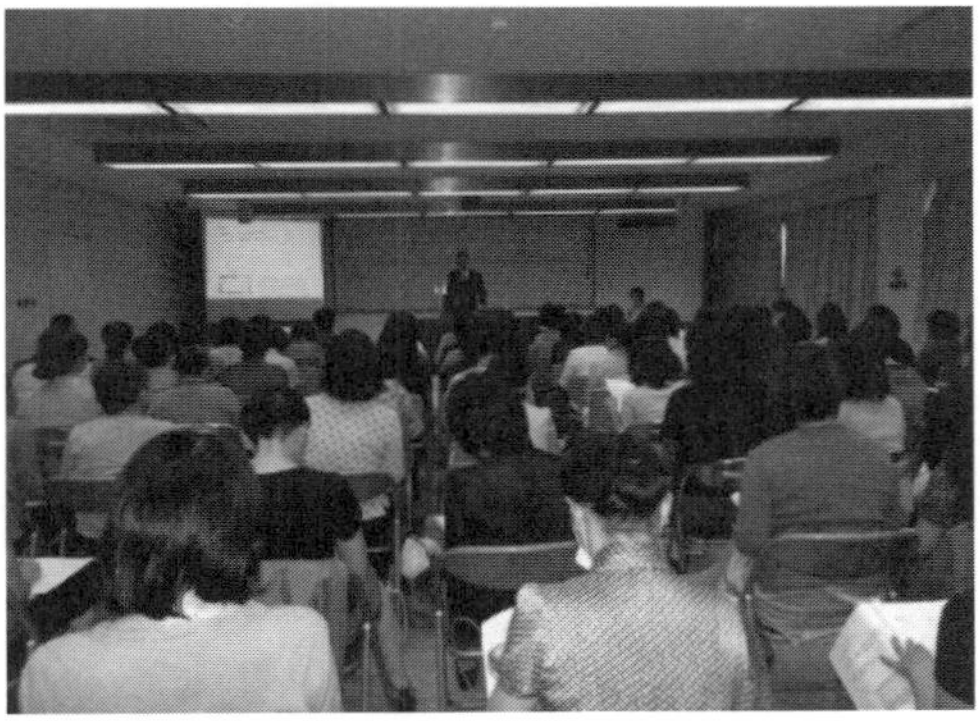

放射線教育研修講座

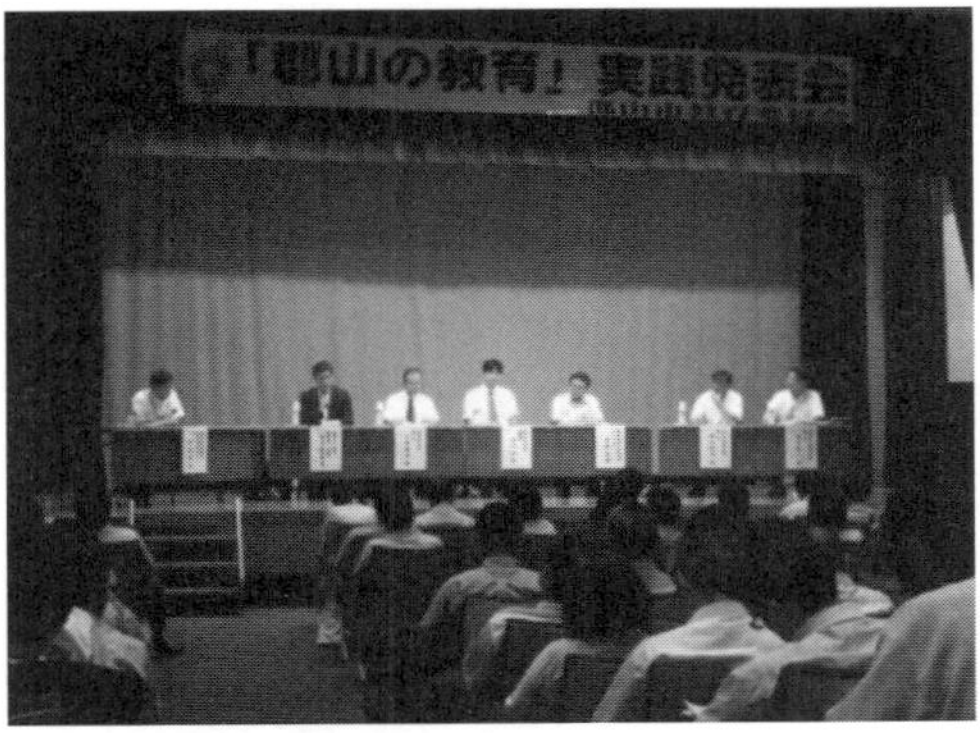

「郡山の教育」実践発表会

教職員研修の今後について

放射線理解講座のニーズを踏まえ、今後も継続して実施する必要がある。放射線教育研修会（今年度は放射線を可視化する実験の実技指導）は教材開発を継続的に行い、小中学校で学ぶ子どもたちが放射線を理解できるように指導していきたい。また、保護者・地域への公開講座を継続して実施し、放射線理解の向上や不安解消の情報発信に努めていきたい。

総合教育支援センターの取り組み

子どもたちの心のケア【震災後1カ月】――震災後の早急な相談体制の整備

（1）ニコニコこども館（こども総合支援センター）の相談窓口の開設

震災4日目。余震が続き、放射線の不安も重なった状況の中で、不安や悩みを話せる相談窓口が必要と考え、こども支援課と連携しながら、適応指導教室、こども家庭相談センターをはじめ、通常通りの業務を開始した。また、こども館は避難所にもなっており、親子で避難している家族を対象に、適応指導教室の専門指導員が、館内を巡回して話し相手になるなどの心のケアにあたった。「とにかく、被災者のために何かしなければ」の気持ちが職員には強かった。

（2）スクールカウンセラーの派遣

3月11日以降、児童生徒の安全確保のため、小中学校は臨時休校となった。各学校では、家庭訪問をしながら、子どもの状況の把握に努め、心のケアが必要な子どもがいる場合には、要請によりいつでもスクールカウンセラーを派遣した。また、新学期の開始に向け、スクールカウンセラーが教職員を対象とした子どもの心のケア研修会の講師を務めるなど、子どもたちの相談体制の整備に努めた。

（3）郡山市震災後子どもの心のケアプロジェクトとの連携

親として、教職員として、子どもの心に寄り添うことが重要であることから、慶應義塾大学の渡辺久子先生の監修により、子どもとのかかわりを示した教職員向けと保護者向けのリーフレットを作成し、全校に配付した。このリーフレットは、「フラッシュバック」の懸念があった震災1年目を迎える際にも学校へ配付した。

さらに、要請のあった学校においては、教職員、ＰＴＡを対象とした子どもの心のケア研修会の講師として協力いただいた。

心に不安を持つ子どもの早期発見・対応――市内小中学校全校訪問

4月11日（月）に実施した入学式・始業式は、震災以来、初めて登校する子どもたちも多く、「フラッシュバック」による情緒不安定や、心の不安による不登校などの懸念があることから、学校教育課と連携し、入学式の翌日から学校訪問を実施した。心に不安を持つ子どもの把握に努め、

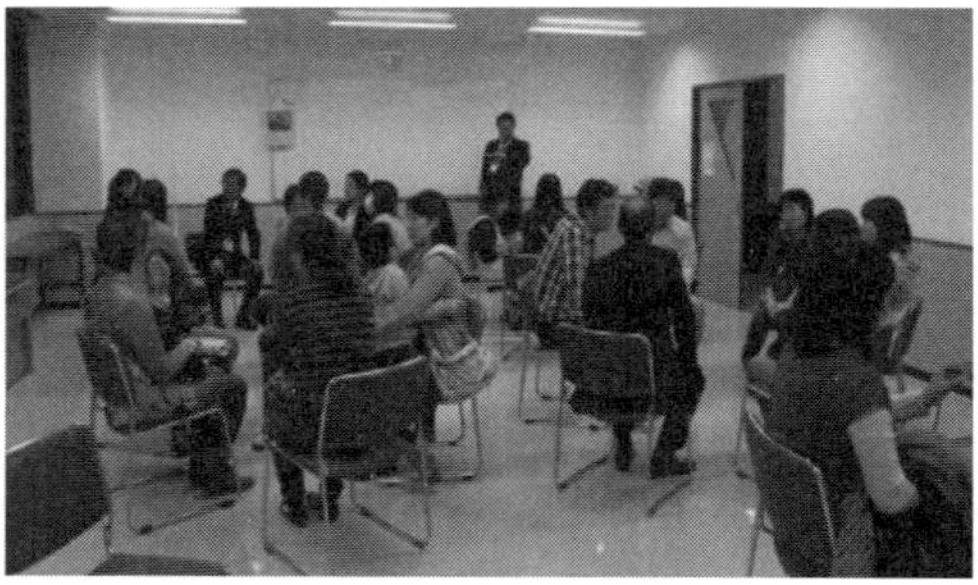
親同士の交流会

学校との連携を密にしながら、早期に組織的な対応を図ることとした。また、ＰＴＳＤ等については、プロジェクトチームの協力により、専門的な支援を実施した。

子どもたちの心のケアと保護者の不安の軽減【震災後２カ月】

――楽しい体験活動の継続的な実施

平成23年度がスタートして1カ月あまり経った5月14日をスタートとして、幼児・小中学生を対象とした「元気を届ける体験活動」を12回実施した。この事業は、放射線の影響により屋外活動の制限を受けている子どもたちのストレスの解消、保護者の不安軽減を目的として急きょ計画したものである。ニコニコこども館の多目的ホールを会場として、親子ダンス、屋内ゲームなど、親子で思う存分体を動かして楽しめる活動を実施した。また、親同士が気軽に話し合える場所も用意した。総参加者数は６７５名だった。保護者は、率直に放射線の不安を口にし、同じ不安を持つ保護者同士が話し合うことで、「心の支え」ができたとの感想も数多く聞かれた。活動終了後は、笑顔の少なかった子どもたちと保護者にも笑顔がみられた。

このような活動は、通常行っている体験活動にも生かし、「出会いふれあいこども館親子体験交流事業」では、親子体験のほか、子ども同士の体験、親同士の交流を取り入れて実施した。特に、親同士の交流会は、井戸端会議的な要素を取り入れ、何でも自由に話ができる場とした。その輪の中に、こども館の指導主事や保健師、保育士などが入り、保護者の不安の軽減に努めた。話し合いの中心は、放射線に対するものがほとんどだった。

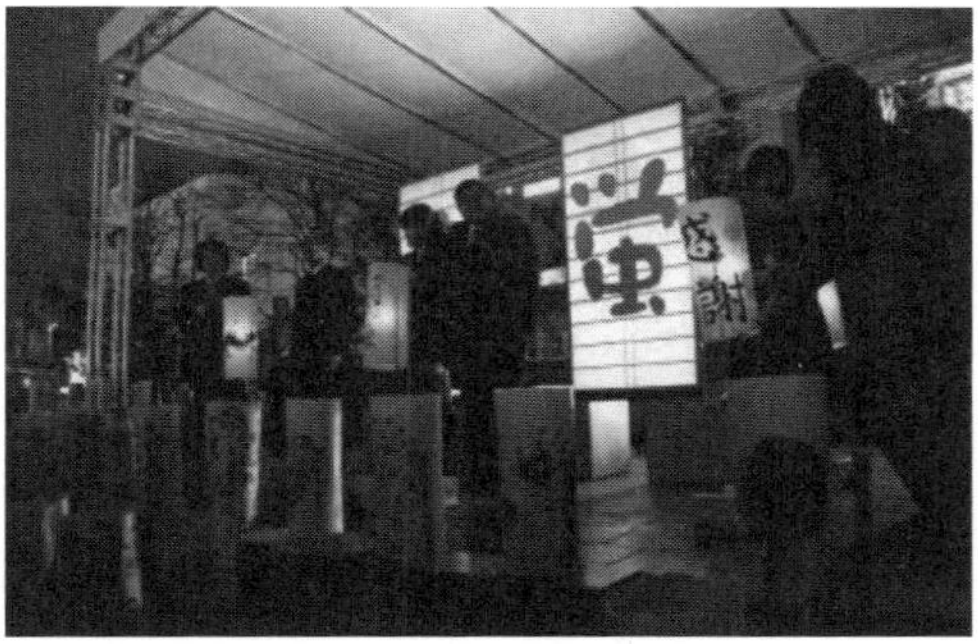
春蛍点灯式

郡山の元気発信【震災後4カ月から】
――まちなかハーモニー体験活動事業

中心市街地に関心を持ち、郷土意識を高めることをねらいとして、「うねめ踊り流しへの参加」「まちなか絵をかくつどい」「海老根和紙を使った灯ろう作りと展示～春蛍」などの実施を通して、多くの市民の参加を得ながら「郡山の元気」を発信した。8月に実施した「うねめ踊り流し」では、外国人を含め親子、一般市民97名が参加し、楽しく踊る姿を披露した。また、10月に実施した「絵をかくつどい」では、まちなかでの写生と共に、親子による「笑顔の花」の部を設け、たくさんの笑顔の絵が描かれた。参加

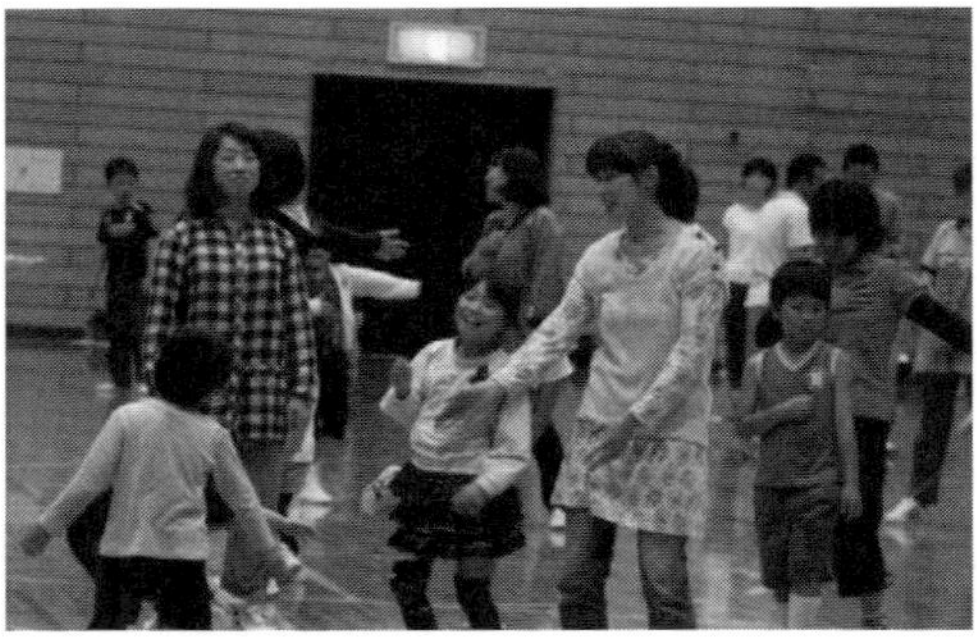
元気を届ける体験活動

作品125点は、郡山市立美術館など市内3カ所に展示した。

さらに、震災1年目にあたる3月11日に開催した「春蛍」では、海老根和紙を使った600を超える灯ろうが、西口駅前広場に光を灯し、復興への力強いメッセージとなった。

郡山の子どもたちを日本一元気に【震災後7カ月から】
――運動実技研修会

10月から、郡山市震災後子どもの心のケアプロジェクトと連携して、幼稚園、保育所、小学校の教員を対象とした、運動実技研修会を開催した。山梨大学大学院教授の中村和彦氏が講師となり、基本的な運動遊びの研修と実技講習により、屋内でも十分に体を動かせる運動について学び、子どもたちを指導するものである。現在も月1回実施している。

平成24年度以降と今後の取り組み【震災後1年目から】
――体験活動、相談体制、幼児期の子どもたちへの支援

郡山の子どもたちをさらに元気にするため、引き続き、工夫改善を加えながら事業を展開している。「元気を届ける体験活動」では、12回の活動のうち、3回を「運動実技研修会」と合同で実施した。教師と親子が共に活動することで、家庭での実践にもつながっていくことが期待できる。昨年度とは違い、放射線の不安を口にする保護者はほとんどいなかった。しかし、活動の様子や保護者の話し合いの内容から、子どもたちの運動不足によるストレスは精神面に影響するのではないかと懸念する声もあった。

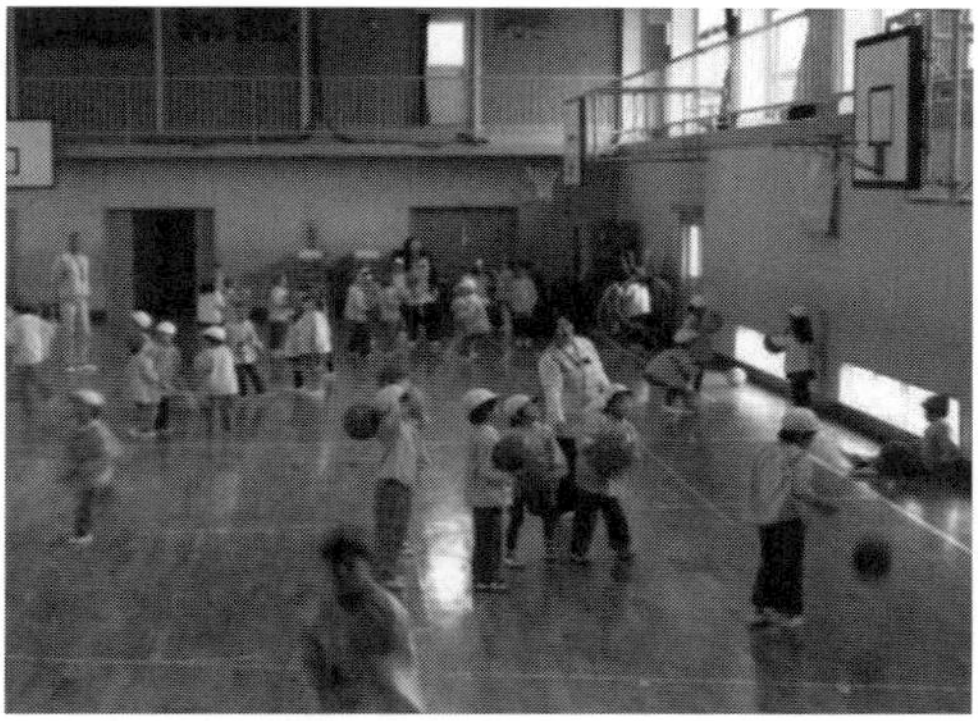

小学校体育館の有効活用

——見守り続ける相談体制の充実

心のケアは、長期間にわたる支援が必要なことから、平成24年度以降、引き続きスクールカウンセラーを全校配置すると共に、相談時間を増やし、「どの子も気軽に相談できる体制」の充実を図っている。また、適応指導教室やこども家庭相談センターにおける、学校や家庭への訪問相談を充実することで、学校と連携して心のケアが必要な児童生徒の早期発見・対応に努めている。

――幼児期の遊びの場と体を動かす機会の確保

平成24年度の幼保小連携推進事業の合同研修会では、前年の運動実技研修会に続いて、山梨大学の中村教授を招いて、幼児期の運動の重要性についての講演会を実施し、約１００名の幼稚園、保育所、小学校の教員が参加した。小中学校においては、屋外活動制限が解除になり、通常の教育活動に戻ってきているが、保育所等では依然、屋内での活動が中心である。限られたエリアの中で子どもたちを効果的に運動させる取り組みに努力しており、参加者は危機感を持って講演会に臨んでいたと思われる。講演終了後の感想には、運動不足による疲れやすさ、体力の低下を懸念する声が数多く寄せられた。

このようなことから、屋外での活動が十分とはいえない幼児期の子どもたちへ、思う存分体を動かす機会を確保するため、小中学校の体育館・校庭の開放や、市有の体育施設等の活用を進めている。さらに、今後は体を動かす機会の充実と共に、発達段階に応じた運動プログラムを提供し、幼児期から小・中学校へと一貫性のあるトータルな取り組みにつなげていきたい。

おわりに

間もなく震災から2年が経過する。以上記述した事業は、今後、状況の変化に応じて柔軟、かつスピード感を持って対応することが必要になる。教育委員会、学校、ＰＴＡ、地域はもちろん、

「郡山市震災後子どものケアプロジェクト」との連携を深め、思う存分学べる環境づくりを推進して「日本一健康な子ども」をめざしたいと考える。さらに、震災後の体験から学んだ様々な道徳的な価値を、子どもたちが生涯変わらない心の糧とし、社会に貢献できる人材となる教育活動も展開しなければならないと考える。

郡山市には夢がある。20年、30年後、この震災を乗り越えた子どもたちが大人になり、「あの震災の時、郡山の大人たちは私たちのためによく頑張ってくれた。その精神を継承し、郡山をますます住みよい街、日本一の街にしよう」と誇りを持って語ってくれることである。

仕事という観点を超え、子どもたちの笑顔、健康、未来のためという歴史的な使命感を持って遂行することで、それは実現すると考えている。

子どもたちの笑顔を取り戻すために――今、私たちおとながもできること

野口雅世子◉郡山市こども部こども未来課長

平成24年8月11日、医療法人仁寿会菊池医院副院長の菊池信太郎氏をマネージャーとする「郡山市震災後子どものケアプロジェクト」が立ち上がりました。このプロジェクトは震災直後の平成23年3月29日、郡山市と郡山市教育委員会そして郡山医師会が連携し、子どもの心のケアのために立ち上げた「郡山市震災後子どもの心のケアプロジェクト」が名称を変更し、子どもの心だけではなく、体も含め、子どもを取り巻くすべての環境整備を推進するために、新たなプロジェクトとして組織されたものです。

震災後、行政としては、さまざまな取り組みを行ってまいりましたが、その中でも、このケアプロジェクトに着目し、経過や背景、そして活動などを紹介したいと思います。

避難所として活躍した「ニコニコこども館」

3月11日の大震災の日、私は保健・福祉・教育が一体となった子育て支援施設「ニコニコこども

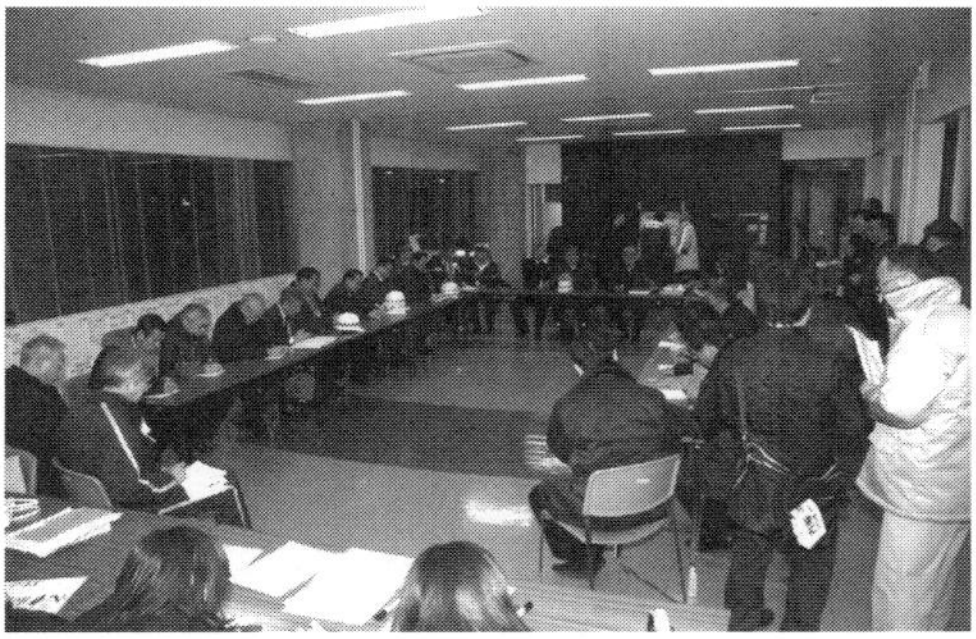
郡山市災害対策本部会議の様子

館」に勤務しておりました。こども館では20組前後の親子がプレイルームや子育てサロンなどを利用し、楽しく過ごしていました。

午後2時46分、突然、体にドンッと大きな衝撃を感じ、次の瞬間、今までに経験したことがない激しい揺れが私たちを襲いました。移動することも、立っていることもままならず、激しい揺れは長く長く続きました。

泣き叫ぶ子どもたち、それを必死に抱きしめる親たち、私たち職員は玄関のドアを開放して避難口を確保し、うずくまる親子の方へ駆け寄りました。お互い寄り添いながら、揺れが収まるのをじっと待っていました。少し収まったところで、子どもや親御さんたちをこども館前の芝生の広場へと誘導しました。

外は、この大地震を象徴するかのように、晴れ間がのぞいたかと思うと一変して真っ黒な雲が空を覆い、冷たい雪が吹き荒れていました。市役所の展望台は崩れ落ち、ラジオからは恐ろしい津波のニュースが流れ、本当に日本は沈没してしまうのではないか、という不安でいっぱいでした。午後5時過ぎ、すべての子どもと親御さんたちを帰した後、私たちは停電となったこども館から開成山野球場に設置された避難所へ移動し、避難者の受付や案内を行いました。野球場バックヤードのスペースは、次から次へと訪れる避難者であっという間にあふれかえってしまいました。
夜10時過ぎ、こども館の電気が復旧したので、私たちは急ぎこども館に戻り、主に小さな子どものいる家族やお年寄りを優先しながら、避難者の受け入れを開始しました。一時は２００名を超すほどの避難者を抱えながら、こども館職員が全員で、昼夜の別なく避難者の対応にあたりました。

予期せぬ出会い

その混乱のさなか――3月の20日前後と記憶しております――郡山医師会長の菊池辰夫先生と、息子の信太郎先生、慶應義塾大学医学部小児科の講師で児童精神を専門としている渡辺久子先生と永寿総合病院小児科の鴇田夏子先生の４人が突然こども館におみえになり、こども支援課母子保健係の安司美代子係長とともに、お話をうかがいました。
「大きな災害を経験した子どもは、円形脱毛、赤ちゃん返り、母子分離不安などの症状を呈するＰＴＳＤ（心的外傷後ストレス障害）に陥ってしまうことがある。そうならないために、早期に対応していくための組織が必要である。子どもの心のケアを行う専任プロジェクトチームを結成し、専門家、各種団体からのアドバイスを受けながら、いち早く将来を担う子どもたちを守るための活動を開始しなければならない。こどもの拠点施設であるニコニコこども館を中心に、組織づくりを進めてほしい」という内容のものでした。

避難者対応に明け暮れていた私は疲れ果て、多分、目の焦点も定まらない状態で4人の話を聞いていたのではないかと思います。どう対応したらいいか、雲をつかむような思いでした。でも「子どもたちをわれわれおとなが守っていかなくてはいけない」という4人の熱い思いが私の心を動かし、プロジェクト結成に向けての準備が始まりました。

郡山医師会からの提案により、震災発生10日後の3月21日には、子どもたちの長引く避難生活や震災によるストレスの緩和などを目的として、まだ避難者がいる中ではありましたが、ニコニコこども館のプレイルームと子育てサロンを開放するとともに東部・南部地域子育て支援センター、明健小学校のホールも開放しました。これが震災後最初の子どもたちへの遊び場の提供ということになります。

余震がまだなお続く不安な日々の中ではありましたが、子どもたちの遊ぶ姿を目の当たりにして、「この子どもたちの笑顔を取り戻すためにも頑張ろう！」という思いが込み上げてきた瞬間でもありました。

子どもの心のケアプロジェクト結成

3月29日、「郡山市震災後子どもの心のケアプロジェクトチーム」はマネージャーに菊池信太郎

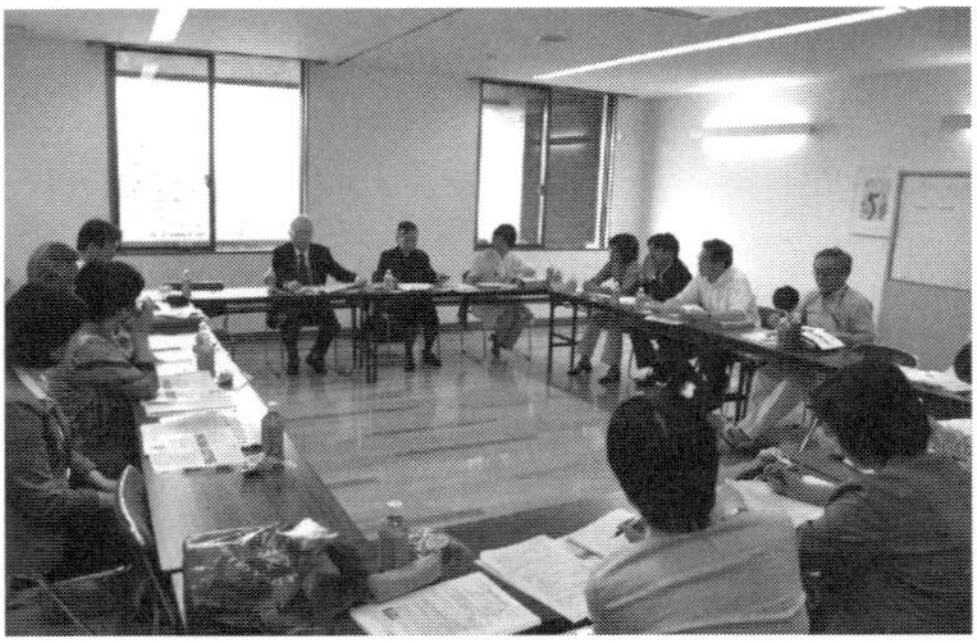

郡山市震災後子どもの心のケアプロジェクト会議の様子

氏、リーダーが私、そして郡山医師会長をはじめ、小児科医、臨床心理士や看護師、助産師、保健師、保育士など、子どものメンタルヘルスにかかわる方々を主なメンバーとしてスタートしました。アドバイザーが渡辺久子先生で、先生の愛弟子である東京の永寿総合病院の小児科医鴇田夏子先生も応援に駆けつけ、メンバーに加わっていただきました。

プロジェクトの柱となる取り組みが、絵本の読み聞かせです。被災した子どもたちの心の癒しに、絵本の読み聞かせが大変効果があるということで、金森和心会クローバー子供図書館の中島京子館長が市内のボランティア団体に呼びかけをし、避難所や支援センターにおいて、子どもたちへの絵本の読み聞かせを行いました。また、渡辺久子先生にリーフレットを作成していただき、市内の子どものいる家庭や幼稚園、保育所、小学校、中学校の保護者に配布しました。

リーフレットには、子どもたちがこんな状態の時どうしたらいいか、ということが、わかりやすく書かれています。

♪お子さんの不安を包んであげましょう！

「（子どもが不安な様子のときは）抱きしめましょう」

「何度でも『大丈夫』と言ってあげましょう」

♪「手当て」をしてあげましょう！

子どもは不安を言葉で訴えるかわりに身体の症状で表します。

「病院にかかる前に、まず優しく手をあてて、なでたり、さすったりしましょう」

「こころの『手当て』も、まず暖かく手を当てることからはじまります
どの子も必ずほっとするでしょう」


このリーフレットは、保護者はもとより、保健師、保育士などの支援者にとっても、大変効果的な支援マニュアルとなりました。このような取り組みが功を奏してか、5月中旬に行った保育園、幼稚園などの保護者へのアンケートの中では、重篤なＰＴＳＤに陥るようなケースは見当たりませんでした。

次に取り組んだ事業は、臨床心理士による支援者への研修会でした。針生ヶ丘病院居宅支援事業所の大森洋亮所長や福島県臨床心理士会の成井香苗副会長を中心に、5人の市内臨床心理士による研修会を5日間行いました。講師は針生ヶ丘病院の高橋澄子先生と橋本節子先生、西ノ内病院の岡

田乃利子先生、星ヶ丘病院の藤井理子先生と安藤ヒロ子先生です。

「職員、保護者の受け止め方に個人差があって、どう対応していいかわからない」

「保育士も子どもたちも体を動かして思いきり遊べない。ストレス解消の方法はないのか」

「自然とふれあう機会がなくなり、子どもたちの育ちに影響はないのか」

など、支援者からの切実な声に、各先生方が一つずつ丁寧に対応しました。

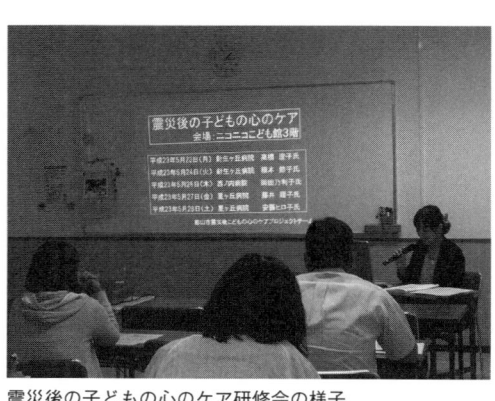

震災後の子どもの心のケア研修会の様子

また、子どものメンタルヘルスケア研修会として、4月9日にはノンフィクション作家で評論家の柳田邦男先生と渡辺久子先生、6月29日には乳幼児の精神保育の研究で世界的に有名なジョイ・オソフスキー教授と渡辺久子先生による研修会を開催し、被災した子どもたちの心のケアと健康に関しての情報の共有化と知識の習得が図られました。さらにはNPO法人西神戸トラウマカウンセリングルームの臨床心理士である大上律子先生が10月から毎月1回、はるばる加古川市からおいでいただき、阪神淡路大震災の体験を生かし、支援者に対する指導や助言、保護者や支援者への心のケアを行っています。

菊池辰夫先生や信太郎先生によるセミナーや講習会も数多く開催し、保護者や支援者の放射線への正しい知識の習得と、子育ての不安や悩みなどの解消に努めました。成井先生を中心とする臨床心理士会の方々による相談会は、ニコニコこども館やPEP Kids Koriyama〈ペップキッズこおりやま〉で、毎月2回実施されています。

子どもたちの体力の維持増進のため、8月25日には「子どもの遊びと運動に関するワークショップ」が開催され、これを皮切りに、10月から月1回のペースで室内運動遊びの講習会がスタートしました。この講習会は山梨大学の中村和彦教授とその仲間である東京の動きの研究会（東京都内の学校の先生方が主なメンバー）の方々にご協力をいただき、ニコニコこども館や市内の公共施設において、支援者等を対象に行っています。中村先生は幼児期の基本的な動きの発達や子どもの運動遊びなどを研究され、ＮＨＫ番組の『からだであそぼ』『あさだ！ からだ！』の監修者でもあります。福島の子どもたちを日本一元気にするために、なんと、１００回郡山にきてくださるということです。１００回目を迎えるころには、放射能の問題がすべて収束し、元気あふれる郡山になっていることを心から願うものであります。

PEP《ペップ》 Kids《キッズ》 Koriyama《こおりやま》 ——子どもたちへの大きなクリスマスプレゼント！

子どもたちに元気を取り戻すため、多彩なイベントも実施してきました。５月５日、こどもまつりが中止となったため、その代わりのイベントとして「元気なこおりやま・キッズフェスタ」を開催しました。以降「夏のキッズフェスタ」「冬のキッズフェスタ」「春のキッズフェスタ」と続きますが、いずれもプロジェクトを支える全国のＦＯＵＲ　ＷＩＮＤＳ乳幼児精神保健学会のメンバーが郡山市のために何か手助けをしたいと、子どもたちが楽しめるさまざまな遊びやパフォーマンス、そして、たくさんのプレゼントを持ち、集まってきてくださり、地元の皆様の協力などもいただきながら、開催されてきたものです。

中でも、８月26日から28日までの３日間、まちなかにあるハーモニーステーション郡山において開催した「夏のキッズフェスタ」は、予想をはるかに上回る大盛況となり、これがきっかけで、東北最大規模の室内遊び場「PEP《ペップ》 Kids《キッズ》 Koriyama《こおりやま》」の誕生につながっていきます。このイベントは、放射能の影響により屋外活動が制限される中、遊びをとおしてストレスや運動不足解消を図るため、十分に体を動かせるスペースを創出したものでした。

１階には昔遊びコーナーや相談コーナー、読み聞かせのスペース、２階には東北初となる大型遊具のエアトラックやサイバーホイールを設置、乳児のためのベビーゾーンも整備しました。震災以降、外遊びが制限され窮屈な思いをしてきた子どもたちが思いきり汗をかき満面の笑みを浮かべ遊んでいる姿は、私たちおとなに大きな希望の光を与えてくれました。３日間の入場者が３５００人。市民の皆様からは再度の開催や常設を望む声が数多く寄せられ、当市は幅広く地域の子どもたちに遊び場を提供するため、９月議会に大型遊具購入の予算を計上することにしました。

これらの情報は「何か地域に役に立ちたい！」と思っていたヨークベニマルの大高善興社長にも届き、子どもたちが安心して遊べる施設を一日も早く整備し、郡山市に提供したいとの申し入れがありました。「とにかく、子どもたちのために、早急に施設を作ってほしい」ということでしたが、行政としては前例のないことであり、しかも12月23日までに完成させたいというので、最初はそんな短期間では到底できるはずはないと思いました。しかし、そんな行政の思いとは裏腹に、菊池先生を中心とする若いメンバーによる「屋内遊び場設置準備委員会」の発足や、ベニマルさんの方では建設現場での打ち合わせ会議が始まり、着々と準備が進められていきました。

われわれ行政側としても、何とかしなければという機運が高まり、こども部内に、遊び場設置のためのプロジェクトチームが結成されました。リーダーは当時の箭内研一こども部長、メンバー

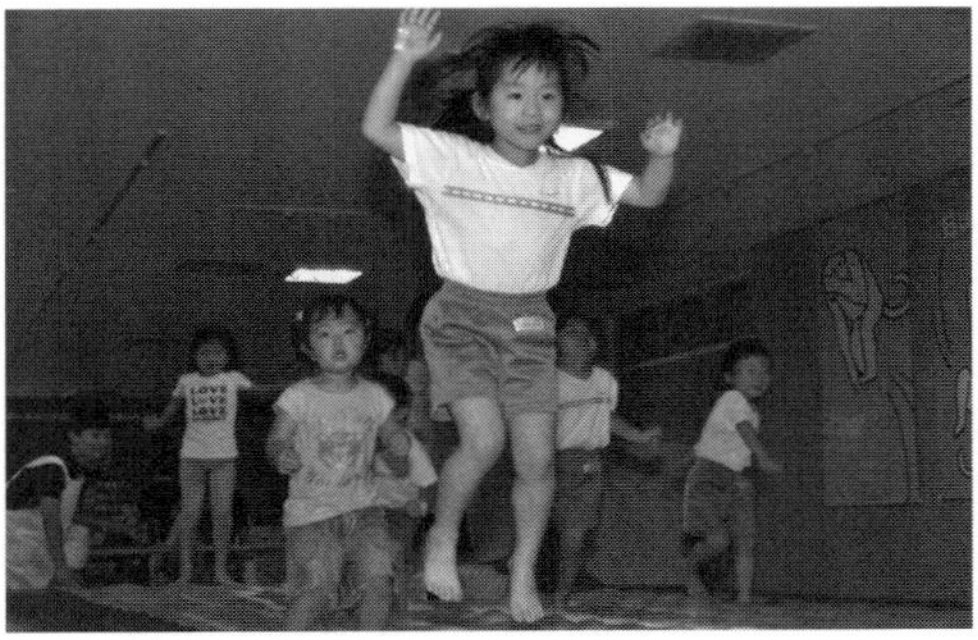

夏のキッズフェスタ

は、こども支援課の山口勇課長補佐と子育て支援係の助川由紀江係長、保育課の本田一美課長補佐、こども未来課の寄金孝一課長補佐とこども企画係の渡邉健剛主査と、私の7人でした。

　屋内遊び場設立準備委員会や建設現場での打ち合わせ会議には、市から私が出席し、行政としてできること、民間としてできることなどのすり合わせを行い、そこで出された課題をプロジェクトに持ち帰り、整理検討し、次の準備委員会や現場打ち合わせ会に提示する。準備委員会は水曜日の午後7時から、現場打ち合わせ会は金曜日午後3時から、施設のオープン間際まで毎週欠かさず開催されました。プロジェクトチームの打ち合わせも何度となく行われました。ベニマルさんとの契約締結や条例の制定に向けて、他部局との調整と連携、スケジュール管理、そして記者会見や臨時議会の開催など、すべてが急ピッチで進められました。

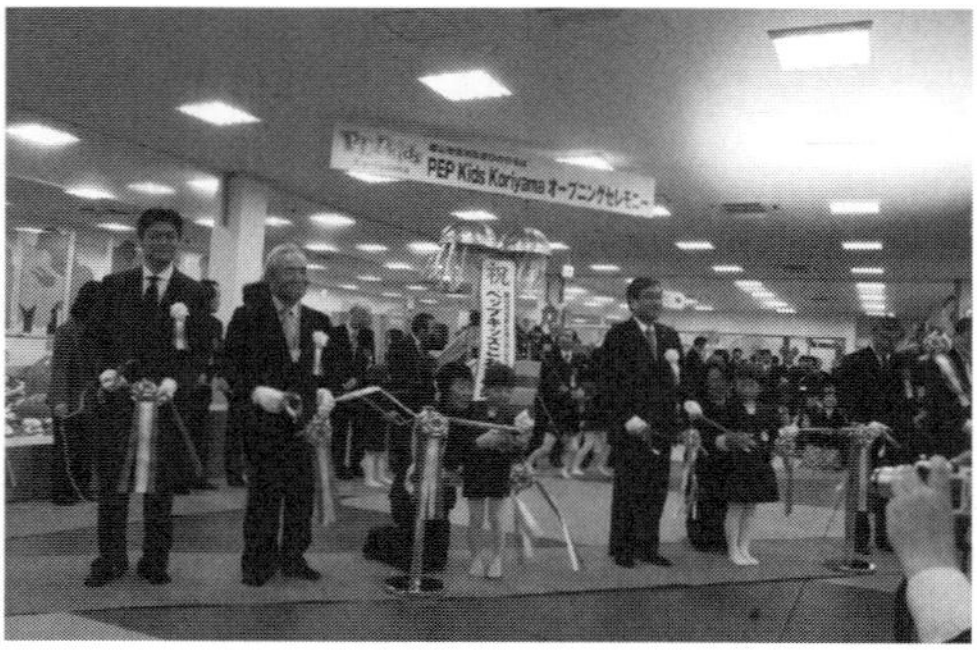

2011年12月23日 PEP Kids Koriyamaのオープニングセレモニー

　11月後半からは、20名のスタッフを雇用するための面接の実施やスタッフの研修、パンフレットや対応マニュアルの作成、12月議会への条例案の提出、そして地域説明や警察署との打ち合わせ、プレオープン、プレセミナーなどを行いました。準備期間わずか3カ月、行政としては異例のスピードで12月23日のオープンに漕ぎつけることができました。

12月に入ってからは、時計の針が深夜0時を回ることが何度かありましたが、「子どもたちへの大きなクリスマスプレゼントに！」という思いで、この日のために、みんな頑張ってきました。オープニングのときの子どもたちの喜び、驚きの笑顔は、遊び場建設に携わってきたすべての人たちへの最高のクリスマスプレゼントになりました。

東北最大の室内遊び場として完成したこの施設は、元々ベニマルさんが倉庫として使用していた建物をベニマルさんが改装、遊具を整備し、郡山市に土地建物を無償で提供していただいたものです。遊具はすべて寄贈。除染のため駐車場の舗装は全部張り替え、屋根もすべて除染済みです。市は運営を担い、子どもたちが気持ちよく利用できるようにプレイリーダーがお手伝いをしています。「遊び・学び・育つ」をコンセプトとした元気な遊びのひろばは、「PEP《ペップ》 Kids《キッズ》 Koriyama《こおりやま》」の愛称のもと、連日、大勢の子どもたちの笑顔と歓声があふれる施設となっております。

「子どもの心のケア」から「子どものケア」へ

震災から1年がたった平成24年3月10日と11日の両日、震災後子どもの心のケアプロジェクト1周年記念フォーラムが開催されました。

1日目は原正夫郡山市長のあいさつの後、マネージャーの菊池信太郎先生から、プロジェクトの

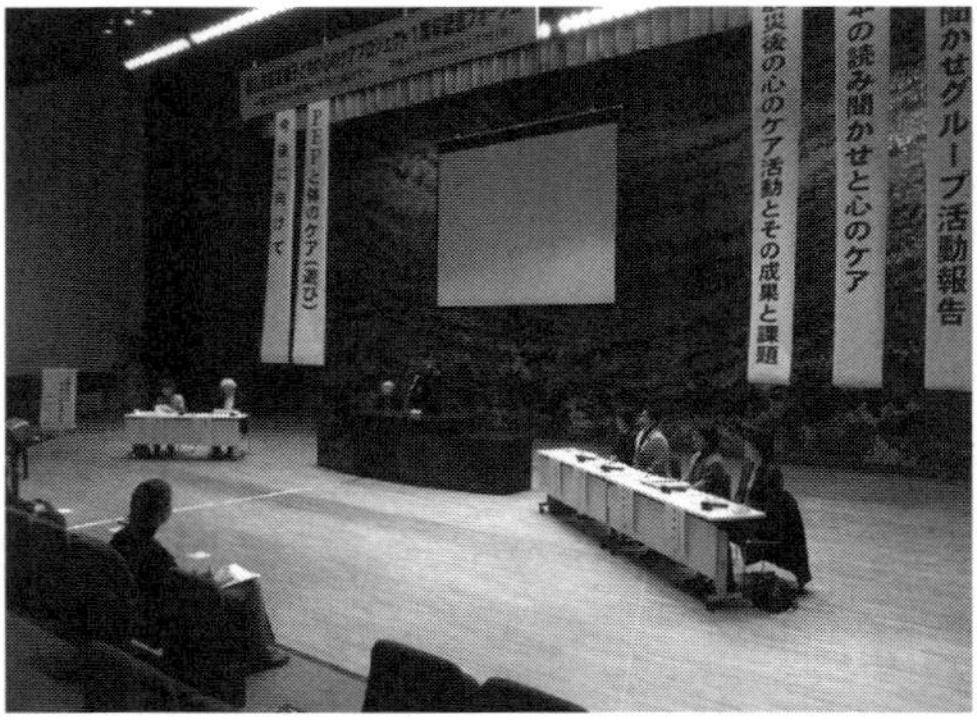

震災後子どもの心のケアプロジェクト１周年記念フォーラム

活動報告、菊池辰夫先生からは、郡山医師会の活動報告がありました。市の取り組みについては箭内研一こども部長が、教育委員会の取り組みについては岡崎強学校教育部長がそれぞれ報告しました。記念講演として、柳田邦男先生には「悲しみと生きなおす力」と題して、自分のお子さんを亡くされて、やるせない思いと立ち直るまでの心の動きなど、さまざまなお話をいただき、渡辺久子先生には「子どもと寄り添う」と題し、被災地での乳児と母親の出会いから見えてくる親と子の絆などについて、熱く語っていただきました。

２日目の午前中は読み聞かせグループの活動報告と、「絵本の読み聞かせと心のケア」と題し、柳田邦男先生と奥様であるいせひでこ（伊勢英子）さんによる講演会を実施。お昼には甲状腺の専門家として知られる百渓尚子先生によるランチョンセミナー「甲状腺を知ろう」を行い、午後は、「震災後心のケア活動における成果と課題」のシンポジウムを開催しました。シンポジストは、大森洋亮先生、成井香苗先生、大上律子先生、サンフランシスコ大学医学部の佐藤エイミーさんの４人で、コメンテーターが柳田邦男先生と渡辺久子先生でした。

そして、1年前の東日本大震災の発生時刻、午後2時46分。1分間の黙禱。参加者それぞれの心に、1年間のさまざまな思いが駆け巡ったことでしょう。この日は、郡山駅西口駅前広場においても追悼式が行われ、多くの市民の皆様が黙禱し、犠牲者のご冥福をお祈りするとともに、心を一つにして復興への道を歩んでいくことを誓いました。

黙禱の後、PEP《ペップ》 Kids《キッズ》 Koriyama《こおりやま》の遊び場のプレイリーダーである阿部直樹氏と、中村和彦先生、砂場の神様または貴公子と自称する笠間浩幸先生からペップと体のケアに関連した講演をしていただき、いよいよフォーラムの最後は菊池マネージャー、ペップ運営委員会事務局長の伊藤清郷氏、柳田邦男先生、渡辺久子先生、中村和彦先生、笠間浩幸先生、郡山市総合教育支援センター吉川和夫所長から、それぞれの立場で今後の方向性などを語っていただきました。ここで提案されたのが、今後は低下している体力の維持増進のため、子どもの体も含め、保護者や支援者のケア、さらには子どもを取り巻くすべての環境づくりのために、「子どもの心のケア」から「子どものケア」として、プロジェクトの活動をさらに充実させていくべきである、というものでした。

プロジェクトの使命

新年度を迎え、早速、新しい組織づくりへ向けての準備を開始しました。前年度のプロジェクトの運営費は既存の予算内で対応し、県外からの支援者はすべてボランティアでした。新年度においては、国の補助メニューに「学びを通じた被災地の地域コミュニティ再生支援事業」というものがあり、文部科学省に確認したところ、ケアプロジェクトの活動がこの事業の趣旨に合致していたので、この補助を活用し実施していくことになりました。

「震災後子どものケアプロジェクト」の組織は、代表者会議をピラミットの頂点として、その下に実務者会議、その下に検討会を置きました。代表者会議のメンバーは、リーダーの佐久間卓見こども部長、副リーダーの齋藤義益学校教育部長、以下、郡山医師会の菊池辰夫会長、郡山市保健所の阿部孝一所長、郡山市私立幼稚園協会の平栗祐司会長、NPO法人郡山市私立保育園連絡協議会の遠藤重子理事長、認可保育所長合同会議の吾妻利雄座長、学校法人郡山開成学園郡山女子大学短期大学部の滝田良子准教授、NPO法人郡山ペップ子育てネットワークの菊池信太郎理事長、山梨大学の中村和彦教授、慶應義塾大学医学部小児科の渡辺久子専任講師の計11名です。

検討会は子どものメンタルヘルス、子どもの遊びと運動、子どもの生活環境のケア、ペップキッズこおりやまの運営、放射線に関することの五つで、実務者がそれぞれの検討会に所属し、その中で具体的な内容について検討を重ね、実務者会議で調整し、代表者会議に報告するというものです。

この『郡山物語』は、心のケアプロジェクトの最後の会議のなかで、震災後、私たちが感じたこと、私たちが行ってきたことを、本に残して後世に伝えていきたいと、渡辺久子先生から発案されたものです。

今振り返ってみて、本当にたくさんの人々との出会いがありました。大勢の人々の支えがあったからこそ、ここまで頑張ってこれたと思っております。貴重な経験だったと思います。しかし、私たちの活動は、これで終わったわけではありません。いまだ収束をみない放射能の問題をかかえ、これから、どう生き、どのように子どもたちを守り、育てていくか、ということが今後の課題であると思います。

子どもたちがこの郡山の地に生まれ、健やかに育ち、成長していくためにも、新しいプロジェクトの果たす役割は大きいものと考えております。

コラム19

子どもたちを守る
――ウルトラ警察隊に込めた思い

小笠原和美◉前福島県警察本部警務部長

子どもたちを守り勇気を与える、福島県ゆかりの永遠のヒーローといえば、ウルトラマンです（円谷英二監督が同県出身）。2012年2月1日、福島県警に、被災地復興支援のため全国から特別出向警察官350名が着任しました。彼らの愛称として付けたのが「ウルトラ警察隊（Ultra Police Force）」です。2月6日、胸に円谷プロダクションさんから無償で提供していただいたウルトラマンデザインのバッジを、腕に赤とシルバーのウルトラマンカラーの腕章を付け、福島市内の警察学校体育館にウルトラ警察隊員350名が勢ぞろいしました。遠くは北海道、鹿児島から、福島の治安と福島県民の安全を守るために来てくれた彼ら。福島県の大人からも子どもからも親しみを持ってもらいたい、地元の方々との会話のきっかけになってほしい、そう願ってウルトラの名前を付けさせていただきました。

　ウルトラの腕章を付けた警察官が子どもたちを見守るために足しげく訪れている場所の一つがPEP《ペップ》 Kids《キッズ》 Koriyama《こおりやま》です。これまでに何度もウルトラ警察隊員が顔を出させていただいたと思います。また須賀川市で開催されたウルトラマンショーにも、ウルトラ警察隊員や地元警察署のパトカー乗務員らがお邪魔して、来場した子ども連れのご家族と交流しました。

　震災直後、被災地を除く全ての都道府県警から続々と応援部隊が入り、救助や行方不明者捜索のほかに、県内各地の避難所を回る被災者支援の活動も行いました。震災後に訪れた避難所で感じたのは、子どもたちの笑顔が周りの人を明るくするということです。震災後の被災地や警察活動の写真と職員やその家族の手記をまとめた本『ふくしまに生きるふくしまを守る』（福島県警察本部監修）の中にも、たくさんの子どもたちの笑顔が出てきます。大阪府警のパトカーの前に集まって笑顔で写る子どもたち、島根県警のおまわりさんと楽しそうに触れ合う子どもたち、神奈川県警の女性警察官に遊んでもらってはしゃいでいる子どもたち。不安を抱えながらも、その瞬間は子どもの顔に笑顔がはじけています。日本の警察は都道府県ごとの組織ですが、いざとなれば全国から集まり、お互いに仕事を助け合います。遠くから来たおまわりさんが、被災地の子どもたちに勇気や元気、安心を与えられる、そして周囲の大人も元気になれる。あらためて、警察官はとてもいい仕事だと感じました。

　福島県には、自然の豊かさ、人の温かさ、食べ物の美味しさ、由緒ある歴史、福島を愛する心、そういった素晴らしい要素があります。私が出会った福島県人の多くの方は福島県がとても好きです。福島県警にも、福島に生まれ、福島に育ち、福島を愛し、福島を守る仕事を選んだ人たちが大勢います。でも、東日本大震災は、放射能汚染によって福島県民の生活を一変させてしまいました。放射能への不安を抱えながら、家族がバラバラに暮らすストレス。県警に勤務する職員とその家族もそうです。特に放射能に関しては、知識や情報のないことが不安を増すので、職員家族向けの講習会を開催し、家族同士の横のつながりを持つ機会をつくるなど、試行錯誤しながら進めています。

　県警は、地域防犯の主役である皆さんと一緒に、震災の後も、この福島の地で、安全なまちをつくるために力を尽くしています。

　遠いところからやってきたウルトラ警察隊はいずれは故郷に帰ります。彼らの力を存分に活用していただけたらうれしいです。

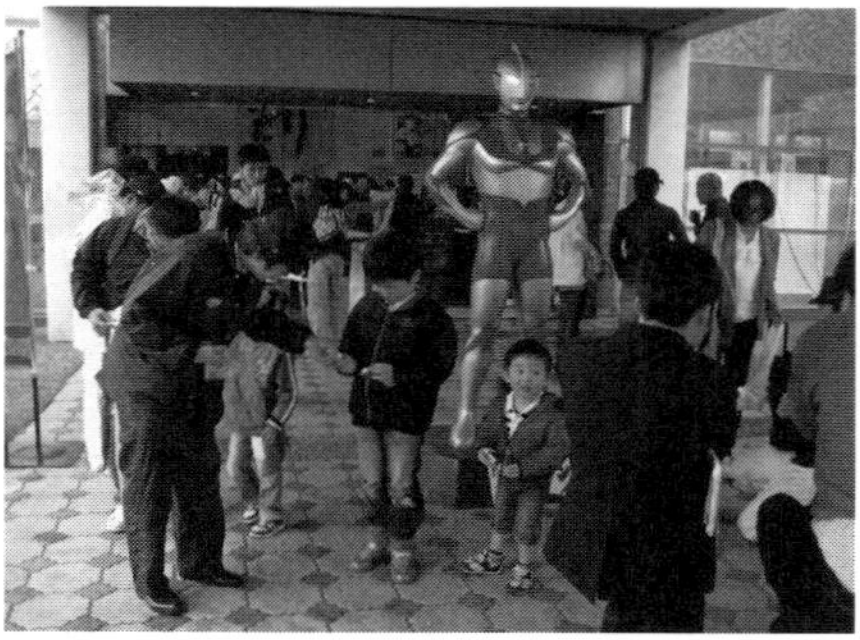

コラム 20

菊池先生と私

横澤保●社会保険桜ヶ丘総合病院

〈一本の電話〉

震災から4カ月過ぎた2011年7月の暑い昼間の一本の電話が、小児科の医師である菊池信太郎先生との出会いのきっかけでした。その電話の相手は、現在世界中の甲状腺疾患の専門医師の誰もが第一人者と認める百渓尚子先生でした。「横澤君、郡山のことを頼むわね」の一言に、もちろん「はい、頑張ります」と即答したのです。

福島など大震災の惨状に、おそらく日本の甲状腺疾患の専門医師の全員が、同じ日本人として何か少しでも役に立ちたい、と考えていたに違いありません。僕に白羽の矢が立った理由は、臨床の現場で30年も甲状腺疾患の超音波診断と治療に従事していることを評価してくださったのでしょう。百渓先生の心温かい目配りに深く感激したことを覚えています。

〈小児科の菊池先生の来院〉

僕が勤務している静岡市（旧・清水市）の病院の甲状腺外来には、1年間に約6000人（バセドウ病1200人、結節性甲状腺腫約4000人など）が受診しています。当病院に着任してからの9年間に250人の手術を行いました。しかし、小児科の無い当院においては当然ですが、5歳以下の小児は極めて希です。医業の細分化と専門化が進んだ現在の日本では、このような受診状況はどこも似たり寄ったりと思われます。

8月ごろ、郡山市の小児科の医師である菊池先生は甲状腺疾患の治療と診断の見学のため当病院に来られました。小児科と甲状腺疾患の専門医師という異色の組み合わせは、この大震災で初めて出会った〝コラボ〟なのです。僕にとって、小児科は医学生時代の臨床実習以来とんと経験がなかったので、最初数回は、僕の方が戸惑う場面が多くありました。今となっては笑い話ですが、僕は、菊池先生の来院はせいぜい2～3回だと予想していました。

〈菊池先生の熱意に感服〉

しかし、実際、菊池先生の熱意は驚くべきものでした。郡山と清水の往復8時間の新幹線乗車も何のその、ほとんど毎週（!!）見学に来られたのです。そして、この18カ月の間、自ら検査機器の探触子を操り、主要な甲状腺疾患の超音波診断は言うに及ばす、あらゆる甲状腺疾患の診断や検査の手順を習得し、さらには甲状腺疾患の医師が最も苦手とするエコーガイド下細胞診もあっという間に上達されたのです。

この間に菊池先生が習得された検査機器の操作技術と甲状腺疾患の診断能力は、小児の甲状腺疾患を診察するうえで最も重要な要件でした。なぜなら、1～2歳の小児は、成人と違って血液検査が極めて難しく、CTを含めたレントゲン検査も被ばくの問題があるため、できる限り避けたかったからです。

〈郡山での診療〉

僕自身も菊池先生の熱意に感化され、1年前から月に1度、既に13回も郡山の菊池先生の小児科病院にお邪魔して一緒に診療するようになりました。

僕にとっては困ったことに、そのほとんどが5歳以下の小児だったのです。僕が診療している成人と違って仰向けにするだけで、つまり検査前に泣き出すことが少なくありませんでした。たとえ、検査の椅子に座ってくれたとしても、じっと我慢しているのはせいぜい1分で、その間に検査を終了させなければなりませんでした。当初はかなり苦労しましたがよくしたもので、10カ月が経過した今、小児をあやす技術をマスターし、菊池先生と2人で1日に4～10人の小児と5～10人の成人を診療しています。現在、小児のお父さんやお母さんが安心していただける甲状腺疾患の診療を行っています。

〈郡山の若者たちに思うこと〉

人間である以上、目に見えない放射線に恐

怖を覚えるのはしかたありません。放射能汚染による多難な事態は続いたままです。そのような現状において、大人が感じる未来への漠然とした不安は、子どもたちに敏感に伝わってしまいます。しかし、人類の200万年の歴史をひもとくと、人類はそういった脅威や苦難を何千回、いや何万回と経験してきましたが、その度に、苦労しながらも克服してきたのです。だから、今日の人類の繁栄があるのだと思います。

郡山の幾度の訪問から、僕は、郡山の今の若者たちに〝内に秘めた熱い闘志〟（不撓不屈の精神）と〝希望に満ちた未来〟を感じています。これから先、彼らの目の前に立ちはだかる大きな問題を十分に解決できると思っています。同時に、彼らは大きな不安も抱えています。彼らの心と身の健康を守るため、じっと我慢しながら育てている親たちなどが醸し出す高度な「愛情」と「教育への情熱」を〝濃密〟に感じています。ゆえに、この現在の逆境をバネにして、2012年のノーベル賞受賞者である山中伸弥教授のような偉業を成し遂げるのではないかと、そういった近未来を想像しています。

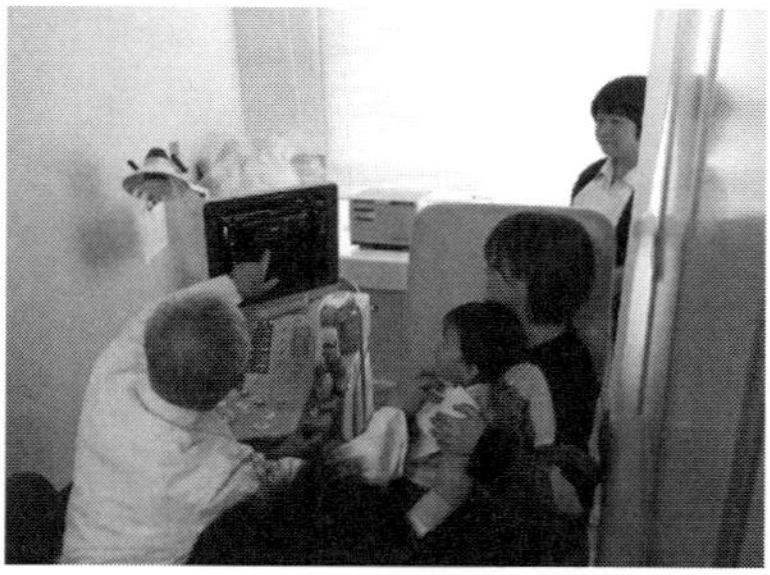

コラム21

夢と希望と情熱と

伊藤清郷◉陸奥測量設計株式会社代表取締役社長
NPO法人郡山ペップ子育てネットワーク副理事長

福島第一原発の事故発生から2カ月が経過した2011年5月下旬、私は被災者への直接的な支援から次のステップへの方向性を模索していました。そんな時、菊池信太郎医師から連絡をもらったのが、この壮大なプロジェクトの始まりでした。

6月初め、郡山市朝日「味心すず木」のカウンター。開口一番「郡山にドームつくりたいんです！　子どもの遊び場です！」。少年のような目の輝き、勇気と使命感に満ち溢れた凛々たる表情、その気迫に圧倒され考えもせずに「ぜひつくろう！」と反射的に言ってしまったことを鮮明に覚えています。その後は日本酒を酌み交わしながら、震災後の郡山・福島県の子どもたちの未来のために、地域の大人として何ができるのか、そして何をすべきかを熱く語り合いました。

多くの方々がこの震災と正面から向き合い、

そして誰もが自分に何ができるのかと自問自答を繰り返していたに違いないこの時期に、菊池信太郎医師から大きな夢と希望を与えられた私は、本当に幸運であったと感じています。

寄付を募り、子どもの遊び場をつくろうとしていた私たちに大きな転機が訪れたのは、8月下旬のことでした。外で遊べない子どもたちのために大型遊具を設置し、郡山市震災後子どもの心のケアプロジェクトが主催した「夏のキッズフェスタ」が大盛況であったことがニュースで報道されたのです。それを見たヨークベニマルの大髙善興社長が「全面的に支援するから若い人たちで子どもの遊び場をつくりなさい」と一言。それによって、菊池信太郎、野口雅世子、阿部直樹、菊池亮介、橋本陽子、佐藤祐子、今泉壮規、太田善雄、小林宇志、伊藤清郷による「屋内遊び場設置準備委員会」が発足したのです。

このメンバーは、仕事が終わってから夜な夜な集まり、子ども目線で夢を膨らませてくれました。私の役割は専ら議事進行でしたが、メンバー各自が自費で東京・神奈川へ研修や視察に行くこともあり、若者のエネルギーを感じるとともに、夢や希望があるからこそモチベーションが高まることを実感しました。このメンバーの情熱がPEP《ペップ》 Kids《キッズ》 Koriyama《こおりやま》の誕生を支えたことは言うまでもありません。

PEP《ペップ》 Kids《キッズ》 Koriyama《こおりやま》は、誕生から1年を待たずして2012年10月4日現在、30万人を超える利用者が訪れています。行政の施設でありながら、これほどまでに市民から愛され、必要とされている施設は他にありません。だからこそ、常に進化し続けるPEP《ペップ》 Kids《キッズ》 Koriyama《こおりやま》でなければならないと考えています。

震災から2年を迎えようとしている今、この震災をどう解釈して未来につなげるべきなのか、答えを探しています。同時に時間の経過とともに風化していくことだけは避けなければならないと思うのです。震災で多くの人々の命が奪われた中で自分が生きているということは、何らかの役割を果たすためであると思うのです。亡くなられた方々は、生き残ったわれわれに未来を託したはずです。かつて先達は皆そうであったように、子どもたちの未来にどんな社会を遺すのか、今を生きるわれわれも胸を張って次の世代へバトンタッチできるような、そんな社会を一人ひとりが意識をもってつくらなければなりません。

子どもたちの真の復興は、失ったものを元通りにするのではなく、夢や希望が持てる世の中、そして震災前よりも素晴らしい国を、次代を担う子どもたちのためにつくることだと思います。

私たちＮＰＯ法人郡山ペップ子育てネットワークは、郡山の子どもたちを日本一元気に、そしてその子どもたちが故郷に誇りと自信を持ち活躍できる人間になれるよう、これからも地道な活動を続けて参ります。

おわりに

鴇田夏子◉財団法人ライフ・エクステンション研究所付属 永寿総合病院小児科部長

郡山市震災後子どものケアプロジェクトで司令塔として活躍している、われらが「キクチャン」こと菊池信太郎医師に出会ったのは、1996（平成8）年5月でした。慶應義塾大学小児科同期生11人は胸に希望を膨らませ、大学病院で小児科医師としての第一歩を一斉に踏み出そうとしていました。

信太郎医師の実家、仁寿会菊池医院は、郡山市にある今では珍しいベッドを有する小児科開業医院です。現在、お父様の辰夫先生が院長を務めています。一方、私の父は福島県いわき市で90床の病院を営んで37年になります。辰夫先生と私の父とは大学時代の同期生、つまり「親子とも同期生」だったのです。

小児科入局後の2年間の研修中、信太郎医師と同じチームで働いたことはありませんが、それでも同期生は「われらが運命共同体」です。夜遅くに少し休憩、と当直室へ行けば、同期生がすでにひと一息ついていたりします。信太郎医師とも「今、自分の受け持ちの子はこんな状態で大変なんだ」など、互いの状況を語り合いました。

3年目、同期生はそれぞれ、別々の研修病院へ出張に出ます。「みんな頑張っているはず」という思いを心の支えにして、個々の道を進み始めます。

5年目、2年間の出張を終えた私は「子どもの心の問題に取り組みたい」と考えていました。大学病院に戻り、児童精神保健班での研修が始まりました。

心のケアに関わる医師にとって、とても大事なことがあります。それは治療者になるためには、自分自身の中にある葛藤や心の問題を整理できていることがまず先決だ、ということです。研修も2年目が終わりに近づいたとき、私は崩れました。自分の問題が整理できていないままに患者さんと向き合っていたため、限界が来たのです。それを見抜いた指導者、渡辺久子医師から「時間をかけていい。現場から離れ、自分と向き合う時間を作りなさい」と指導を受けました。

30歳。井戸の底に落ち、見上げても光は見えず真っ暗闇でした。同期の仲間は自分の夢に向かって進んでいるのだろうと思えば私の気持ちは焦り、それなのに石のように動けないのです。自分が嫌で仕方がありませんでした。そんなとき、信太郎医師からメールが届きました。「自分を好きになれなければ、人のことを思えないよ。今は海の底かもしれない。でもいつか必ず波に乗って上がれる。大丈夫」。

2011（平成23）年。10年の時が流れていました。信太郎医師は前年に菊池医院副院長となり、お祖母様、お父様を引き継ぐべく3代目開業医としての道を歩き始めていました。一方、私は本当に地道で温かな周囲の応援を受け、海の底から焦らずに上がってくることができ、東京都の永寿総合病院小児科で常勤医8年目を迎えようとしていました。

3月11日の東日本大震災。いわき市の父の病院が気に掛かりながらも自分の勤務を離れるわけにいかず、落ち着かぬ日々を過ごしました。1週間経ち、「キクチャン」とはっと思い、電話をしました。電話口からは、沈痛で重い信太郎医師の声が聞こえてきました。

「子どもたち、まずいよ……」

今もこの声が耳に残っています。

電話を切り、一人でじっとしていました。聞こえてきたのは「今度はあなたが、彼の力になりなさい」というメッセージでした。

児童精神科の仕事は、「寄り添う」ことだと思っています。傷ついた子どもや家族の痛みを感じ、じっと寄り添い歩むことなしにいい展開は望めません。10年前、窮地に追い込まれた私を陰で助けてくれた信太郎医師を前に、今の自分に何ができるのだろうとあらためて考えたとき、一つの家族に寄り添う姿勢は「これからの福島に寄り添う」ことと同じなのだと気づきました。自分が人々に寄り添ってもらった体験、患者さんに寄り添ってきた経験の意味するところがすっと理解できた貴重な瞬間でした。

県外からこの活動を支援するに当たり、渡辺久子医師が強調したのは「黒衣《くろこ》の精神」でした。この活動に携わって驚いたことは、プロジェクトの核となった菊池親子、郡山市子ども部をはじめ、現地のコアメンバーの方々がまず「黒衣」に徹していたということです。自分たちも被災者でありながら、止まることなく黙々と動き続けるみなさんの姿に触れたなら、「どんなに些細なことでもいい、みなさんの助けになれば」と誰もが感じると思います。

震災から1カ月後の4月9日に郡山市震災後子どもの心のケアプロジェクトが立ち上がり、そこからの展開はまさに「物語」でした。5月5日のこどもの日、「子どもは堂々と遊んでいいんだ」との考えからキッズフェスタを開催、続く8月の夏のキッズフェスタでは、子どもたちはボーネルンド社の遊具に大歓声を上げ、汗だくで飛び回りました。NHKのニュースを見たヨークベニマル社長の大髙善興さんは「自分にできることを」と声を上げ、スーパー一つ分の土地と資金を提供。12月23日、郡山市の子どもたちへのクリスマスプレゼントとして、ボーネルンドの遊具で満たされた夢の遊び場「PEP Kids Koriyama〈ペップキッズこおりやま〉」が3カ月ででき上がったのです。

ボーネルンド社は、かねてから慶應児童精神保健班とのつながりがあり、ヨークベニマル社長大髙さんは辰夫先生の地元の同級生でした。そしてNHKでのご自分の最初の仕事が「広島原爆」だった作家・評論家の柳田邦男先生は、渡辺久子医師と以前から交流がありました。柳田先生はかねてから絵本の読み聞かせを推進しており、２０１２（平成24）年4月9日、郡山で絵本のもつ力について講演をされました。このとき先生は「私がこれまでにしてきたことはすべて、このときのためだった」と話されました。振り返ると、今回の震災後、かねてから絵本の読み聞かせ活動が根付く街、郡山市で読み聞かせ活動が始動し、子どもの遊び場PEP《ペップ》 Kids《キッズ》 Koriyama《こおりやま》ができ上がるまでの流れには、なにか運命的に導く力が働いたように思えてなりません。

２０１２（平成24）年3月から、少しでも信太郎医師が対外的な活動をできればとの思いから、菊池医院の外来を月に一度お手伝いしています。診療の場で子どもたちや親御さんに出会い、新鮮な驚きがありました。親御さんは地域にしっかりと根づいた菊池医院を受診し、見知らぬ私に子どもの診療を委ねなくてはならないわけですが、みなさんから感じるのは「控えめだけれど芯の通った強い心」と「礼儀を尽くす誠実さ」でした。これが郡山市の、そして東北の姿なのだと思います。

本を出版させていただくこととなった福村出版にうかがう道中、「ぼくはね、自分がこんなに図々しくてふてぶてしい人間だと思わなかったよ」と、信太郎医師が笑いながら言いました。確かにこの2年間、それまで私がみてきた「穏やかな信太郎医師」からは想像がつかないような勢いを見たのでした。もちろんそれは、彼が仕事をしてこなかったということではありません。それまでに「黒衣の精神」を貫いてきた彼だからこそ、ここぞというときに表舞台で力を発揮し、それは走り出したらとまることを知らぬ力だったのです。

プロジェクトは立ち上げに当たり、三つの目標「統一性」「構造性」「継続性」を掲げました。三本柱を意識するようになりわかったことは、これらはプロジェクトに限らず、何を行うに当たっても大事な概念だということでした。自分の現場においてもこの三本柱を意識するようになってから、仕事の渦中に巻き込まれることなく、全体像をより遠くからみられるようになりました。

この活動に携わらせていただいたことは、今まで自分を支え、育てて下さった方々への恩返しとなり、同時に自分にとっての人生の財産となっています。これからも一つの家族に何年、何十年と寄り添うのと同じ気持ちで、福島と共にありたいと思います。

最後に、後世を担う子どもたちが『郡山物語』を読み、人々が支えあって生きていくことの素晴らしさを感じ、さらに後世に残していってくれることを願ってやみません。

謝辞

昨年、百一歳で他界した私の祖母　菊池壽子は、65年前の昭和23（1948）年に郡山の地で小児科を開業しました。当時、開業の小児科医院は非常に珍しく、ましてや女医という存在も数少なかったことでしょう。「すべては患者さんのために」という一途の思いで、日々患者さんと向き合っていたといいます。

祖母は震災に際し、

明日といふ　思ひもよらぬ事もあり　人間の知性など　取るにも足らず

放射線を案じ　外で遊ぶを禁じしとふ　子らをおもひ空を仰げり

と歌を詠み、この地域に暮らす子どもたちを憂いていました。

この物語は、その意思を継いだ父（菊池辰夫）と私が、震災を契機に「この地域の子どもたちを守り育てたい」という一心からタッグを組み、そして徐々に多くの人を巻き込みながら進んできた活動にまつわる物語です。

震災以降、人と人のつながりの重要性が叫ばれ、また日本人の絆の強さがアピールされました。

しかし、時間が経過するにつれて、震災そのものの記憶と、多大なる影響を受けた子どもたちのことは、急速に忘れ去られようとしています。一瞬芽生えた絆や連帯感も徐々に薄れてきています。しかし、この物語に登場する多くの方々は、今もなお子どもたちのことを心の底から心配し、それぞれの役割のもとで多くのことに携わり続けてくださっています。渡辺久子先生が、震災後わずか10日後の3月21日に私たちに灯《とも》してくださった小さな種火が、少しずつ周りの人たちの心に火を灯し、そして沢山の薪をくべられた結果、郡山や福島の子どもたちを温める大きな炎へと育ちました。

日本の現代の子どもたちを取り巻く環境は、日に日に悪化の一途をたどっていると言われてきました。しかし、いくら問題提起がされても、なかなか世論の場で活発に議論されることはありませんでした。皮肉にも今回の震災は、子どもたちの成育環境（子どもたちが生まれ、その次の世代を育むまでの生きる環境）の問題点を浮き彫りにし、ようやく新聞など報道の場でもその話題を目にする機会が増えました。震災と原子力発電所事故という前代未聞の大災害を被ってしまいましたが、福島の子どもたちのみならず日本全国の子どもたちを真に健やかに育める成育環境を創りあげるには、この機会を逃してはなりません。その最初の第一歩が郡山から始まっていると信じています。

渡辺久子先生、柳田邦男先生、鴇田夏子先生には、震災後間もなくから私たちを強力に牽引してくださったことに改めて感謝を申し上げます。また、私が時としてくじけたり、意気消沈する度に元気と勇気を与えてくださった、中村和彦先生、吉川和夫先生、野口雅世子氏、池上貴久氏、伊藤清郷氏、阿部直樹氏をはじめ多くの方々、また、私の活動へ多大なるご支援をくださった大高善興氏、郡山医師会の諸先生、そして私の留守をしっかりと守ってくれた医療法人仁寿会菊池医院の職員の皆さん、そして私の家族にこの場を借りて心より感謝申し上げます。活動3周年の記念として、このような物語を世に誕生させる事が出来たのは福村出版・宮下基幸氏のおかげであり、無理難題を突きつけてしまったことに心よりお詫びいたしますとともに、氏との偶然かつ必然の縁に感謝しています。

菊池信太郎

平成26年1月

「郡山市震災後子どものケアプロジェクト」活動の記録

2011（平成23）年	
3月11日	午後2時46分　マグニチュード9・0の巨大地震発生（東日本大震災）
3月21日	東京から慶應義塾大学小児科学教室児童精神保健チームがニコニコこども館に来る 渡辺久子（慶應義塾大学医学部小児科講師）・鴇田夏子（永寿総合病院小児科部長）と菊池辰夫（郡山医師会長）・菊池信太郎（菊池医院副院長）の4人が会談
3月29日	郡山市、郡山市教育委員会、郡山医師会が一体となり「郡山市震災後子どもの心のケアプロジェクト」を立ち上げる。第1回会議開催 構成メンバー：佐久間卓（郡山市こども部次長）／野口雅世子（こども支援課長）／安司美代子（母子保健係）／助川由紀江（子育て支援係）／齋藤義益（郡山市教育委員会学校教育課課長）／吉川和夫（郡山市教育委員会総合教育支援センター長）／渡辺悦子（郡山市保健所地域福祉課主任技査）／中島京子（金森和心会クローバー子供図書館館長）／大森洋亮（針生ヶ丘病院居宅介護支援事業所所長）／成井香苗（福島県臨床心理士会スクールカウンセラー委員会委員長）／宗形初枝（郡山医療介護病院看護部部長）／渡辺久子（慶應義塾大学医学部小児科講師）／鴇田夏子（永寿総合病院小児科部長）／菊池辰夫（郡山医師会会長）／高田大三（郡山医師会事務局長）／菊池信太郎（菊池小児科医院副院長）
4月9日	第1回震災後子どもの心のケアプロジェクト講演会開催 会場：ビッグハート　時間：午後1時30分～4時　講師：渡辺久子／柳田邦男　参加者：100人
5月5日	元気なこおりやま・キッズフェスタ開催（＊乳幼児精神保健学会のメンバーを中心に相談会も実施） 会場：ニコニコこども館　時間：午前10時～午後3時　来場者：1000人

5月11日	支援者支援のための研修会実施 　会場：ニコニコこども館 第1回臨床心理士による支援者支援のための研修会開催 5月19日（第2回）／5月23日（第3回）／5月24日（第4回）／5月26日（第5回）／5月27日（第6回）／ 5月28日（第7回）
5月12日	郡山市私立幼稚園協会研修会 　講師：菊池信太郎「震災後の子どもの心のケアについて」 ※菊池信太郎の講演活動が始まる
6月29日	第2回震災後子どもの心のケアプロジェクト講演会開催 　会場：ビッグハート 　講師：ジョイ・オソフスキー／渡辺久子
7月3日	すこやか子育て講演会 　会場：ニコニコこども館　時間：午前10時～11時 　講師：いわむらかずお（絵本作家）「絵本と自然とこども」　参加者：72人
7月7日	震災後子どもの心のケア支援者のための講演会 　講師：菊池信太郎（プロジェクトマネージャー）
7月12日	特別子育てセミナー 　講師：菊池辰夫（郡山医師会長）「子育ての基本を見つめて」
7月15日	特別子育てセミナー 　講師：菊池辰夫（郡山医師会長）「子育ての基本を見つめて」

7月22日	震災後子どもの心のケア支援者のための講演会 講師：大森洋亮（針生ヶ丘病院居宅介護支援事業所所長）
8月11日	特別子育てセミナー 講師：菊池辰夫（郡山医師会長）「子育ての基本を見つめて」
8月25日	子どもの遊びと運動に関するワークショップ（＊支援者支援事業） 講師：中村和彦（山梨大学人間科学部教授）／森田倫代（子ども番組ディレクター）／早川たかし（ＮＰＯ法人富山・イタズラ村・子ども遊ばせ隊） 演題：屋内遊びと運動について
8月26～28日	夏のキッズフェスタ開催―こども達に明るい笑顔を呼び戻すために 場所：ハーモニーステーション　参加人数：３日間で３５００人
9月12日	屋内遊び場設置準備委員会発足
9月25日	親子のニコニコ教室・ニコニコ相談会開催　会場：ニコニコこども館 ＊臨床心理士による相談会の実施。午前＝集団遊び・午後＝個別相談会 第１回目開催／10月14日（第２回）／10月30日（第３回）／11月６日（第４回）／11月22日（第５回）／12月11日（第６回）／12月22日（第７回）
10月16日	平成23年度運動実技講演会および研修会開催（以後、翌年の3月25日まで毎月1回開催される） 講師：中村和彦（山梨大学教授）ほか　参加人数：３４２人
11月12日	秋のこどもまつり開催（郡山市主催事業） 会場：ニコニコこども館　時間：午前10時～午後3時
12月23日	郡山市元気な遊びのひろば「PEP Kids Koriyama〈ペップキッズこおりやま〉」オープン！ ＰＥＰは〝元気〟という意味。コンセプトは「遊び・学び・育つ」

12月24日	第1回読み聞かせ研修会（＊読み聞かせのボランティア研修会） 会場：ニコニコこども館 講師：得永幸子（四国学院大学教授）　参加者：33人 ＊プロジェクトでは、読み聞かせチームによる「おはなし会」を開催 平成23年度は計198回実施　参加者5352人（子ども3368、おとな184）
2012（平成24）年	
1月28・29日	ニューイヤーズフェスタ開催　会場：ニコニコこども館
3月10日	震災後子どもの心のケアプロジェクト1周年記念フォーラム 会場：郡山女子大学建学記念講堂小ホール　時間：午後1時〜5時 挨拶（原正夫市長）、プロジェクト活動報告（菊池信太郎）、郡山医師会活動報告（菊池辰夫）、 市の報告（箭内研一こども部長）、教育委員会報告（岡崎強学校教育部長） 記念講演：柳田邦男「悲しみと生きなおす力」／渡辺久子「子どもと寄り添う」 フォーラム2日目　時間：午前9時30分〜午後5時 読み聞かせグループ活動報告 講演：いせひでこ「絵本の読み聞かせと心のケア」 ランチョンセミナー：百渓尚子「甲状腺を知ろう」 シンポジウム：「震災後心のケア活動における成果と課題」 シンポジスト＝大森洋亮／成井香苗／大上律子／佐藤エイミー コメンテーター＝柳田邦男／渡辺久子
3月11日	黙禱：午後2時46分（＊郡山駅西口駅前広場でも追悼式が行われる） 講演：阿部直樹／中村和彦／笠間浩幸「ＰＥＰと体のケア（遊び）」 討論会「今後に向けて」

4月15日	春のキッズフェスタ開催（市主催事業） 会場：ニコニコこども館　時間：午前9時50分～午後3時　来場者数：1600人 平成24年度運動実技講演会および研修会開催（以後、翌年3月10日まで毎月1回開催される） 講師：中村和彦（山梨大学教授）／武田千恵子・眞砂野裕（東京動きの会）参加人数：12回合計535人
4月	臨床心理士による子育て相談会（～翌年3月　毎月第1週・3週の月曜日開催） 会場：ペップキッズこおりやま ＊平成24年度相談件数：531件 郡山市震災後子どものケアプロジェクト　読み聞かせチーム「おはなし会」（～翌年3月） 会場：ニコニコこども館 ＊平成24年度は139回実施　参加者3260人（子ども1949、おとな1311）
5月10日	NPO法人郡山ペップ子育てネットワーク発足（前身は屋内遊び場設置準備委員会）
7月8日	すこやか子育て講演会（市主催事業） 会場：ニコニコこども館2階多目的ホール　時間：午前10時～11時30分 講師：菅野純（早稲田大学教授）参加者：67人
7月23日	大型遊具巡回事業（市主催事業） ＊各公民館に出向いて遊び場の提供をする（～翌年3月31日まで19回開催＝開催日数：137日間） 参加者：9910人（子ども6191、おとな3719）
8月11日	郡山市震災後子どものケアプロジェクトチーム実務者会議委任状交付 会場：サンフレッシュ郡山　時間：午後3時 ＊プロジェクトの名称が「郡山市震災後子どものケアプロジェクト」となる
9月8日	第1回ペップキッズこおりやまの運営に関する検討会開催 会場：身障者福祉センター　時間：午後2時

10月27日	第2回読み聞かせ研修会（＊読み聞かせのボランティア研修会） 会場：ニコニコこども館 講師：汐崎順子（慶應義塾大学非常勤講師）　参加者：40人
11月10日	ニコニコこども館まつりプレイベント
11月11日	ニコニコこども館まつり２０１２ 会場：ニコニコこども館　来館者：４５００人
11月20日	第2回ペップキッズこおりやまの運営に関する検討会開催　会場：ペップキッズこおりやま
12月22日	ペップキッズこおりやま1周年記念フォーラム 会場：ニコニコこども館 記念講演：渡辺久子「子どものこころの健康」 特別講演：百渓尚子「子どもの体の健康」
12月23日	フォーラム2日目　会場：郡山女子大学建学記念講堂小ホール 記念講演：柳田邦男「子どもの未来、大人の責任」 基調講演：菊池信太郎「子どもの時間は誰のもの？」 ニコニコこども館2階多目的ホール「大型遊具がやってくる！　みんなでジャンプ！」遊びのひろばのイベント開催 ペップキッズこおりやま「1周年記念イベント」開催（23・24日の2日間） オープン1周年記念セレモニー／ＰＥＰ大運動会／ＰＥＰキッチン特別メニュー
２０１３（平成25）年	
1月27日	第3回読み聞かせ研修会（＊読み聞かせのボランティア研修会） 会場：ニコニコこども館 講師：汐崎順子（慶應義塾大学非常勤講師）　参加者：30人

3月9日	郡山市震災後子どものケアプロジェクト2周年記念フォーラム 会場：ニコニコこども館2階多目的ホール　時間：午前10時～午後4時 読み聞かせ：千葉晶（ひょうしぎ）／柳田邦男 映画上映：『傍～3月11日からの旅』（伊勢真一監督作品） シンポジウム：柳田邦男／渡辺久子／伊勢真一
3月10日	子どもを元気にするイベント 会場①：ニコニコこども館2階多目的ホール 時間：午前9時30分～午後1時30分 挨拶：原正夫市長／菊池信太郎／大内嘉明市議会議長 親子で楽しむ室内運動遊び講座：中村和彦／眞砂野裕／武田千恵子／ケイン・コスギ／ガチャピン 会場②：ペップキッズこおりやま サンドアート（砂の芸術）をたのしもう：笠間浩幸

【編者紹介】

菊池信太郎（きくち・しんたろう）
医療法人仁寿会菊池医院副院長。菊池記念こども保健医学研究所副所長。専門は小児科一般、小児呼吸器。3.11の震災が幼い子どもに与える影響の大きさと、そのケアの必要性・重要性をいち早く訴え、震災後間もなく、郡山医師会と郡山市、市教育委員会などと連携した「郡山市震災後子どもの心のケアプロジェクト」を立ち上げマネージャーとしてプロジェクトの活動、PEP Kids Koriyamaオープンに尽力。現在NPO法人郡山ペップ子育てネットワーク理事長として、教育者や保育者に対する講演会や親子支援のイベント、子どもたちの運動や肥満調査など精力的に活動している。政府復興推進委員会（復興庁）委員も務める。

柳田邦男（やなぎだ・くにお）
ノンフィクション作家。1936年、栃木県生まれ。「いのちの危機」をテーマに執筆活動50年。『「想定外」の罠―大震災と原発』『終わらない原発事故と「日本病」』『災害と子どものこころ』など事故・災害の「クライシス・マネジメント」に関する著書のほか、『言葉が立ち上がる時』『生きる力、絵本の力』など、心と言葉の危機、生と死に目を向けた作品も多い。『犠牲―わが息子・脳死の11日』で菊池寛賞。『でも、わたし生きていくわ』など絵本の翻訳も手掛ける。

渡辺久子（わたなべ・ひさこ）
慶應義塾大学医学部小児科講師。小児科、精神科、神経内科、精神分析を学び、専門は小児精神医学、精神分析学、乳幼児精神医学。現在、慶應義塾大学病院小児科で、思春期やせ症の患者、被虐待児、人工授精で生まれた子ども、発達障害児、PTSD児など、工業化社会の複雑な葛藤に生きる子どもたちを支援している。2008年夏にアジア初、世界乳幼児精神保健学会11回世界大会の日本組織委員会会長を務める。現在同学会日本支部会長とFOUR WINDS乳幼児精神保健学会会長。

鴇田夏子（ときた・なつこ）
東京都出身。小児科医。1997年昭和大学医学部卒業後、慶應義塾大学医学部小児科学教室入局。2012年永寿総合病院小児科部長を務め、2013年より慶應義塾大学医学部小児科学教室小児精神保健班部長として帰室。菊池信太郎医師とは慶應義塾大学病院小児科同期、父親同士は福島出身の医学部同期。郡山市震災後子どものケアプロジェクトに慶應義塾大学医学部小児科渡辺久子医師とアドバイザーとして支援に参加。

郡山物語――未来を生きる世代よ！震災後子どものケアプロジェクト

2014年3月21日　初版第1刷発行

編　者　菊池信太郎
柳田邦男
渡辺久子
鴇田夏子
発行者　石井昭男
発行所　福村出版株式会社
〒113-0034 東京都文京区湯島2-14-11
電　話　03（5812）9702
ＦＡＸ　03（5812）9705
http://www.fukumura.co.jp/

組版　有限会社閏月社
題字　鈴木瑞之
装丁　臼井弘志（公和図書デザイン室）
印刷・製本　シナノ印刷株式会社

ISBN978-4-571-41050-5　C0036
Printed in Japan